马烈光

养生新悟

编著 马烈光

人民卫生出版社

图书在版编目（CIP）数据

马烈光养生新悟 / 马烈光编著 . —北京：人民卫生出版社，2016

ISBN 978-7-117-23079-7

Ⅰ.①马… Ⅱ.①马… Ⅲ.①养生（中医）– 基本知识
Ⅳ.①R212

中国版本图书馆 CIP 数据核字（2016）第 192016 号

| 人卫智网 | www.ipmph.com | 医学教育、学术、考试、健康， 购书智慧智能综合服务平台 |
| 人卫官网 | www.pmph.com | 人卫官方资讯发布平台 |

马烈光养生新悟

编　　著：马烈光
出版发行：人民卫生出版社（中继线 010-59780011）
地　　址：北京市朝阳区潘家园南里 19 号
邮　　编：100021
E - mail：pmph @ pmph.com
购书热线：010-59787592　010-59787584　010-65264830
印　　刷：北京盛通印刷股份有限公司
经　　销：新华书店
开　　本：710×1000　1/16　印张：27
字　　数：402 千字
版　　次：2016 年 9 月第 1 版　2016 年 9 月第 1 版第 1 次印刷
标准书号：ISBN 978-7-117-23079-7/R·23080
定　　价：69.00 元

打击盗版举报电话：010-59787491　E-mail：WQ @ pmph.com
（凡属印装质量问题请与本社市场营销中心联系退换）

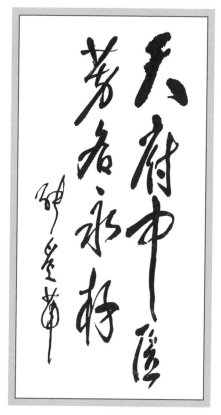

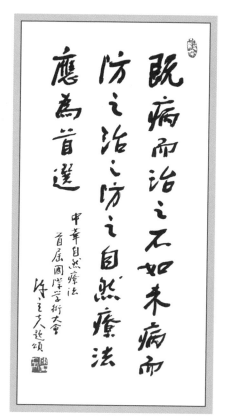

张爱萍:

　　原国防部部长张爱萍上将为马烈光总主编的《巴蜀名医遗珍》系列丛书题词:"天府中医　芳名永存　张爱萍"。

陈立夫:

　　台湾国民党元老陈立夫先生为马烈光担任秘书长的中华自然疗法首届国际学术大会题词:"既病而治之不如未病而防之治之防之自然疗法应为首选　中华自然疗法首届国际学术大会　陈立夫题颂"。

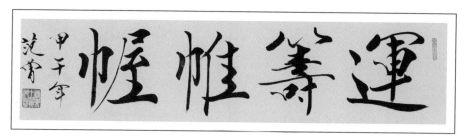

范曾:

　　书画大家范曾教授为马烈光题词:"运筹帷幄　甲午年　范曾"。

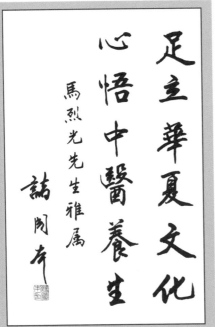

诸国本：

　　原国家中医药管理局副局长诸国本教授题词："足立华夏文化　心悟中医养生　马烈光先生雅属　诸国本"。

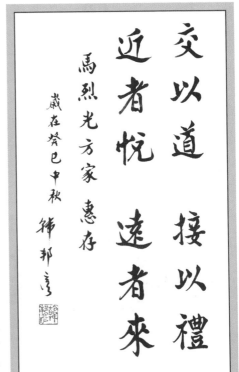

韩邦彦：

　　原四川省政府副省长韩邦彦同志题词："交以道　接以礼　近者悦　远者来　马烈光方家　惠存　岁在癸巳中秋　韩邦彦"。

CONGRATULATIONS TO THE ESTABLISHEMENT OF YANGSHENG SPECIALTY SOCIETY OF WFCMS

Dear Prof. Ma Lieguang
Dear friends of all health related fields of the world,

I would like to express my warm congratulations to the Establishment of Yangsheng Specialty Society of WFCMS.

In the current era, peace and development is the world's common theme. Human beings are eager to quest for health and longevity. I have heard in several occasions that, the oriental culture, especially traditional Chinese medicine, has a long history in the maintenance of health and longevity, and also have made remarkable achievements, formed the broad and profound theoretical system, accumulated rich practical experience, and have achieved good results. I have been told by Dr. Jiang Yong Sheng that those academic achievements on health and longevity have focused on Yangsheng. The academic development in this field is a great inspiration and mirror to the world.

The establishment for Yangsheng Specialty Society of WFCMS, will contribute to spread of health and life preservation in the globe. As Chairman of the Joaquim Chissano Foundation, an organization which promotes peace in Mozambique, in Africa and in the world, as a whole, I believe this will be helpful to the world peace.

Wish your conference a complete success!

Yours Sincerely,

Chissa

Joaquim Alberto Chissano
Former President of the Republic of Mozambique
Chairman of the Joaquim Chissano Foundation

FUNDAÇÃO
JOAQUIM CHISSANO

Maputo, May 13th, 2015

希萨诺：

　　莫桑比克共和国前总统、联合国希萨诺和平基金会主席若阿金·阿尔贝托·希萨诺应邀担任世界中医药学会联合会养生专业委员会名誉会长，并向会长马烈光及专委会成立致贺词。

李经纬：

　　中医经史研究大家李经纬教授题词："马烈光教授：您好！夫导引疗未患之疾，通不和之气，动之则百关气畅，闭之则三官血凝，实养生之大律，祛病之玄术矣。 录自晋·葛 洪《抱朴子》 秦都 李经纬 书于 中国中医科学院 2016.春节"。

邓铁涛

　　悠悠几千年的中医药学是健康长寿的医学,始终强调"上工治未病",强调养生重于治病。从中医未来发展趋势来看,中医新的医学应以养生保健为中心,坚持"上工治未病"的最高战略。使人人生活过得更愉快、舒适、潇洒,生存质量更高。

　　其实,我本人就是养生的受益者,正因为我数十年来坚持施行养生,才触获百岁寿命。因此,不论从专业判断还是个人感情,我十分看好中医养生学的未来发展。

　　说到养生,成都中医药大学马烈光教授在目前国内的养生界当属翘楚。他与我相识几十年,虽然见面次数不多,但神交已久。多年来他"咬定青山不放松",执著中医养生的学术研究,可谓成果丰硕,已有"青出于蓝"之势,我很欣慰啊! 尤其近些年来,他非常重视并积极参与养生科普,真与我不谋而合。我始终认为,医者必须做好科普宣传,让群众在日常生活中掌握简单、方便、有效、不花钱或少花钱的方式方法,才能达到不生病、少生病的健康长寿的目的。此次马教授将自己的养生感悟汇集成册,著成《马烈光养生新悟》,是对中医养生的又一大贡献,对宣传科学正确的养生,尤有裨益。

我相信,21 世纪,是中医文化的世纪,是中医腾飞的世纪。中医腾飞,要靠养生。希望《马烈光养生新悟》一书能承载养生,走近普通大众,甚至飞向海外,让中医健康之花在世界开遍。对此我十分期待,乐为之序。

邓铁涛

2015.12.11.

邓铁涛,1916 年生,首届国医大师,广州中医药大学终身教授,博士生导师,全国著名中医学家、教育家、享受国务院特殊津贴专家、广州中医药大学邓铁涛研究所所长。

序

李克光

马烈光同志,是我在 20 世纪 70 年代早期教过的学生,我们之间有很深的师生情谊。因为成绩优秀,毕业时我力劝他留成都中医学院《内经》教研室任教,以恢弘"医家之宗,奉生之始",他亦欣然应允。如是,师生之情,一直延续迄今,不觉"白驹过隙""逝者如斯",倏忽间四十余载矣。知徒莫如师,烈光其人,尊师重教,治学严谨,踏实认真,颇有古风。我曾主持国家中医古籍整理重大课题"《黄帝内经·太素》整理与研究",马烈光既是课题主研之一,也是课题秘书。"十年磨一剑",终顺利完成课题研究,出版《黄帝内经太素校注》及《黄帝内经太素语译》两部立言之作。

烈光之学术研究,尤重养生,然其缘起尚与家父有关。曾记得在 20世纪 70 年代,家父李斯炽先生健在之时,对《内经》养生研究,颇有心得。烈光那时经常到我家,向家父请教《内经》及养生,兴趣渐生。在家父百岁诞辰纪念时,他还以《聆听李老论养生》为题著文,总结了家父的养生经验,积累渐厚。其后,《内经》养生之道,对他触动益甚,故几十年来,潜心研究,多有建树。尤可贵者,主编《养生杂志》,传播养生,有"良医治世"之志行。他精心撰写的"主编心语",我每期必看,"文章合为时而著",其文洵乃面对新时代养生的肺腑之言,我亦有诸多共鸣。今他将"心语"百篇,辑而成册,书名《马烈光养生新悟》,实为其长期养生研究的成果总结。"度人金针",授人以渔,良为可贵。

剞劂之际,以序托我。感于烈光,师生情笃;感于今世,老病渐著;感于养生,中华瑰宝;谨志数语,康寿共葆。

李克光

二零一六年元月

李克光,1922年生,四川省中医药研究院名誉院长、原四川省政协副主席、四川省中医学会名誉会长、中华中医药学会理事、内科学会常务理事、《中国中医年鉴》及多家医药杂志的编委、四川省科技顾问团顾问、四川省高级职称评审委员会副主任委员、中国农工民主党第十一届中央常务委员。

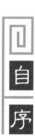

自序

　　人，皆欲"长生久视"，恐惧横伤夭折，故"奉生之始"的《黄帝内经》中言："人之情，莫不恶死而乐生。"中国从夏商至秦汉，历唐宋元明清，"人命至重，有贵千金"之重生思想深植人心；"君王众庶，尽欲全形"之长生追求渗透血脉；"养怡之福，可得永年"之摄生行为贯穿始终。养生也为中华民族的繁衍昌盛作出了不朽贡献。迨至现今，盛世和平，健康为本，养生之道，全球关注。千古养生，又被赋予了新的意义和使命。

　　然而，养生领域，乱象纷呈，令人颇有东汉张仲景所言"举世昏迷，莫能觉悟"之感。欲正本清源，当高屋建瓴，恢弘大道。故在《养生杂志》担任主编，于今已近七载。期间，为传养生之道，每期必撰"主编心语"，累至六十余篇矣，皆为新时代个人养生感悟。"知其要者，一言而终，不知其要，流散无穷"。约而言之，"新悟"关键在三悟。

　　悟在"闻道"。养生之难，首在闻道，"非长生难也，闻道难也"。现代之人，欲知其然，而不欲究其所以然，故多喜搜集、学习养生方法，甚少深思养生道理。实则，理论知识乃实践根基，一旦实践脱离理论指导，犹无源之水、无本之木，仅可称"经验"而已。养生尤其如此，提升理论，纠正观念，则可事半功倍也。另外，现代养生"真经"难遇，精粗互见，良莠共存，真伪难辨,令普通大众颇感茫然。"伪"养生之术,每"崇饰其末,忽弃其本""华其外"而实"悴其内"。辨识之法,根于性命,以利害取舍之。故战国《吕氏春秋》就谆谆告诫:"是故圣人之于声色滋味也,利于性则取之,害于性则舍之,此全性之道也。"

悟在"慎微"。"祸患常积于忽微",故养生当于微细之处格外谨慎,勿受其伤。葛洪于《抱朴子》中说:"凡言伤者,亦不便觉也,谓久则寿损耳。"人之一生,所遭伤身损命的因素,多在微处。积微而成巨,积伤而成疾,积损而消寿。譬如一烟、一酒,偶一为之,似不觉伤,经年累月,疾病缠身,寿损难回。养生若能尽力规避、防范、减少伤损因素,"伤人之徒,一切远之",则生命自能长久,寿逾天年。此即南宋大诗人陆游之"养生如艺木,培植要得宜。常使无夭伤,自有干云时"一诗中所含至理。"慎微"尚需注意,养生是种享受,但"当于快意处发猛省"。《礼记》曰:"欲不可纵,志不可满,乐不可极。"极是!许多养生法,其中有大乐。如沐浴、旅游、琴棋书画,皆能令人大畅,至于房事养生,闺房之乐,更不待言。然而,"大凡快意处,即是受病处"。大快之时,人易失控,或因忘形而损身,或因乐极而生悲,此中案例,不胜枚举。"爽口物多终成疾,快心事过必为殃。"因此,志得意满,或形神大畅之时,恰须养生自省。敛而制之,则养生矣;纵而过之,则伤成矣。至精至微,当须慎之。

悟在"持恒"。庄子言:"善养生者,若牧羊然,视其后者而鞭之。"羊时有后者,则需时时鞭之,非一鞭可成;养生时有后者,则需持之以恒,非一蹴而就。养生之初,即当先立三心:信心、专心、恒心。养生方法虽多,必因人施之,合于己乃取,取则须专一精炼,切忌见异思迁,朝秦暮楚。"法无优劣,契机者妙",养生须遵循各种方法自身的规律,循序渐进,坚持不懈,"咬定青山不放松"。反之,若养生常怀疑虑,常作踟蹰,缺乏恒心,终将无所适从,难收养生成效。诚所谓"贵有恒,何须三更起五更眠;最无益,只怕一日曝十日寒"。

我一生研习《黄帝内经》，于养生小有心得，特将近年来在《人民日报》《中国中医药报》《健康报》《环球中医药》《华人时刊》《养生杂志》《养生大世界》、我国香港《紫荆养生》、日本《传统医学》、德国《中医学》《气功养生》等众多报刊所发养生感悟，遴选百篇，辑而成册。尚将我与当代长寿名家及海内外保健专家，如邓铁涛、饶宗颐、朱鹤亭、朱良春、程莘农、李克光等前辈，共话养生的《养生杂志》报道稿，略加整理，收入书中，以资纪念。此皆我在新世纪中，对养生新形势、新理念、新发展的新体会，故名《马烈光养生新悟》。恰逢由科技部、国家中医药管理局等十五个部委主办的"第五届中医药现代化国际科技大会"在成都隆重召开暨成都中医药大学60年华诞，双喜临门，盛事"重庆"，愿以是书为贺，尤可贻飨同道，不亦快哉！

最后，诚冀是书像"润物无声的春雨，越品越醇的香茗"一样，带给读者清新的养生知识，让您在轻松的阅览中，快乐地获得身心健康和幸福。若大家果能取是书之"一瓢饮"而践行养生，同登"寿域"，则善莫大焉！

马烈光

二零一六年孟春

于成都中医药大学

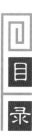

中篇　养生贵在谨于微

下篇　名家共话养生

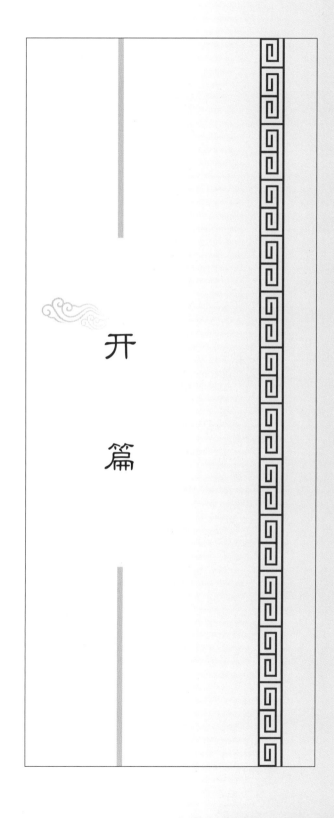

开

篇

马烈光:开出中医养生一片天

张伟　冯春富 / 文

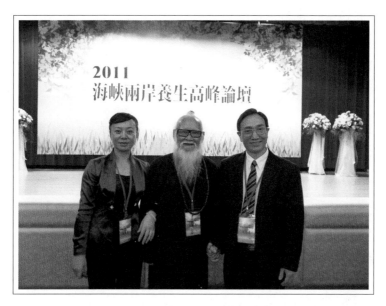

马烈光与道家养生大师朱鹤亭(中)在我国台湾圆山饭店合影

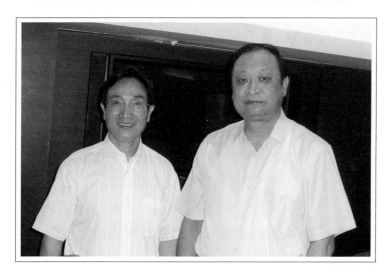

国家卫生计生委副主任、国家中医药管理局局长王国强与马烈光合影

马烈光是个大忙人，忙得应接不暇！

作为成都中医药大学教授、博士生导师、养生研究中心主任，《养生杂志》主编、国家自然科学基金委员会评审专家、国家中医药管理局中医药文化科普巡讲专家、四川省中医药学术与技术带头人……他的工作日程总是排得满满的：教学、门诊、参加学术与社会活动、外出讲学、举办讲座、撰写教材与科普文章、应对约稿、应邀出访……他就是长出三头六臂，恐怕也应付不过来。今年二月记者与他通过几次电话，深感他的忙碌强度之大：三月下旬将应邀去南京办讲座，四月上旬将应邀赴美国传养生，还有许多邀请没法应约，只得一一解释、道歉！

让我们走进他的世界，探寻他的历程与精彩！

奋力攀登中医典籍之山

去年 10 月，马烈光来南京参加第三届生活方式与健康国际论坛，他的精彩发言引起海内外代表赞赏。在第三次世界健康生活方式促进会联合总会会员大会上被选为总会名誉会长。记者便在会议间隙采访了他。不料，采访一开始就"很不顺利"，他出口就是名言警句，中医典籍里的、古今名人的、自己创编的，信手拈来，妙语如珠。"大珠小珠落玉盘"，记者难以记下，不断请他写清楚。这使记者十分惊讶：他怎么能记那么多？！ 怎么能记那么熟？！ 便请他谈谈这方面情况……

马烈光是四川都江堰市人，20 世纪 50 年代初诞生在一个"家徒四壁少吃穿"的穷人家里。父母为了使他长大后学有所长，能过上好日子，就让还在读小学的马烈光拜当地名医方玉祥为师学习中医。在那段时间里，他完成学校课程之余，就在师傅那里学习。方玉祥读过私塾，懂四书五经，就让马烈光从背《大学》开始学国学，然后要他背中医经典，还要求抄方剂、识药性。虽然很紧张，但马烈光从不偷懒，从小学到中学，他都按要求完成两种学习任务，为他打下了扎实的中医药基础。

后来，马烈光考入成都中医学院。毕业留校时，基础教研室主任李克光劝他到内经教研室，还说，你现在可能不乐意，几十年后你会感谢我的。本想早点参加教学及临床的马烈光，听从了。他重新读经典、打基础。他按要求先背《黄帝内经》。记者请他背一段听听，他当场背了起来，背得如行云流水、抑扬顿挫！

"旧书不厌百回读，熟读深思子自知"，那几年，马烈光看啊背啊，书山上登，学海里游，历代中医经典不知诵读了多少，记下了许许多多经典论断论点，把中医基础打得扎扎实实。随着时间的推移，马烈光越发感激恩师李克光。在李老 90 岁的时候，马烈光专门为他写了篇颇有感触、表达感激的文章。

养生思想之光照亮奋斗方向

在钻研国学及中医经典的过程中，马烈光逐渐地感觉到养生思想的强烈亮光。从易经里"君子思患而豫防之"，未病先防、居安思危的预防为先的思想，到中医典籍里"上工治未病"，再到其他众多非医界人士的著作中，都贯穿着这条光线，各部分相互融汇、相互辉映，形成了博大精深的养生思想！

马烈光在钻研中还发现一个有趣现象，许多懂养生者高寿，如历算家张苍 105 岁，医学家孙思邈 101 岁、王冰 94 岁、孟诜 92 岁、杨济时 98 岁，等等。他在报刊上看到不少因不懂养生而英年早逝的案例，比如企业家王均瑶去世时 38 岁、小品演员高秀敏逝世时 46 岁、香港艺人梅艳芳逝世时 40 岁、爱立信（中国）有限公司总裁杨迈去世时 54 岁、著名演员傅彪逝世时 42 岁……高寿者、早逝者都让马烈光震惊，使他进一步看到中医养生思想对人类保持健康、延年益寿、提高生活质量的极端重要性。

马烈光在门诊中目睹许多患者为"看病贵、看病难"所困，小病拖重、治病缺钱，住不起医院、吃不起好药的窘境，心情十分沉重，更加深切地感到懂得养生、预防为主对于普通百姓健康与生活的迫切性，养生问题还事关人类财富的大幅度节省与更合理分配。

马烈光下定决心，扑下身子在中医养生领域开拓一片天！

为形成中医养生学体系呕心沥血

马烈光虽然中医理论根底深厚，但真要建起一座养生学大厦，他自感力不从心。他明白，建树养生学离开中华文化的国学思维方式与术语系统，根本无法表达、无法思考。可以断言，无国学则无国医，遑论养生！

马烈光开拓思路，着力在儒释道等国学经典中继续挖掘。他博览群书，古代天、地、生、文、史、哲广泛涉猎。随着文献整理范围的不断扩大，不少非中医书籍列入了他的研读书目中。诗歌也在他的研究范围，他从中发现了不少养生佳句，如唐朝大诗人白居易的诗句"自静其心延寿命，无求于物长精神"；北宋思想家邵雍的诗句"爽口物多终成疾，快心事过必为殃。知君病后能服药，不若病前能自防"；南宋陆游的诗句"吾身本无患，卫养在得宜。一毫不加谨，百疾所由兹"。还有"遇事始知闻道晚，抱疴方悔养生疏"等。他还从民间谚语俗语中汲取养生思想营养。

他还研究各类高寿者。上自帝王将相，下至平民百姓、文人哲士，很多人都是养生有成的高寿者，也都有养生经验记录。远如春秋战国时的老庄与孔孟，近如清朝乾隆、曹庭栋等。马烈光大量搜集和研读这些高寿者的资料，从中挖掘他们的养生精髓。他还到四川彭祖山实地考察研究，了解据称活了八百岁的彭祖的养生术。在遮天绿阴中拾阶而上，呼吸着清新的空气，琢磨实物、图画、文字，他从环境、饮食、房事、导引等多方面得到了启示。

马烈光十分留意养德养心对于健康长寿的重大作用，认为这是中医养生的一大特色。他搜集了许多这方面的论述及名言。如庄子说的：有修养的人"平易恬，则忧患不能入，邪气不能袭"；荀子说的"有德则乐，乐则能久"；孔子指出"大德必得其寿"。孙思邈认为"德行不充，纵服玉液金丹，未能延寿""道德日全，不祈善而有福，不求寿而自延，此养生之大旨也"。他告诉记者，世界卫生组织的健康概念，就从中国文化中汲取了养德养仁养心的内容。中华养生学是对人类身心健康的一大贡献。

马烈光像是当代徐霞客，在国学、中医领域里踏破铁鞋，跋山涉水，探险寻宝。随着思路的逐渐清晰和资料的不断丰富，马烈光开始撰写养生方面论文与讲义。他的成果逐渐引起上下各方关注。

竖起一座中医养生学大厦

成都中医药大学于 20 世纪 80 年代建立中医养生康复学科，马烈光当时已是学科创始人之一。大转折发生在 2003 年。当时，国家中医药管理局决定在护理专业范围内，编写一本《养生康复学》规划教材，这个任务落在了成都中医药大学内，指派到马烈光身上。经过一番艰苦努力，《养生康复学》在 2005 年 8 月出版并在当年新生中使用。这本书汇聚了马烈光几十年来研究成果，也汇聚了编委们的心血。2006 年，该教材被评选为"普通高等教育'十一五'国家级规划教材"。从此，马烈光在校内外声名渐著，先后又主编出版了《中医养生保健学》《汉英双语·中医养生学》等规划教材。

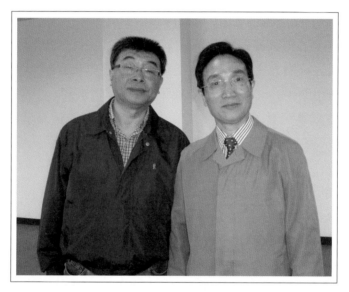

马烈光与我国台湾名嘴邱毅教授（左）在南京生命科学与健康国际论坛上合影

2011 年秋，供本科使用的"十二五"规划教材《中医养生学》编写任务再次落在马烈光身上。此时的中医养生学，又经过了近十年的快速发展，成果十分丰富，教材内容急需更新。因此，马烈光启用了许多年轻教师，倡导将符合生命规律、切合中医理论、适合实际运用的新养生理论及方法补充入新教材中，强调要对学生和读者负责，对社会负责。

《中医养生学》第一页第一句话是："中医养生学是中华民族的一大创造。"这句话是马烈光经过深思熟虑后新加入的内容。世界上没有任何一个民族像中华民族这样，从古至今一直延续着对养生的热烈追求，汇集至今形成了世界上独一无二的中医养生学。为了更准确地表述"养生"概念，马烈光付出了极大的精力。他说："当时只要有空，就会想这些定义应如何更加精确表述，有时候躺下了都在思考，真有那种'吟安一个字，捻断数茎须'的感觉。"他还多次与自己的研究生开会讨论，最终经过大家的"头脑风暴"，将养生概念确定下来："养生是人类为了自身良好的生存与发展，有意识地根据人体生长衰老不可逆的量、质变化规律，所进行的一切物质和精神的身心养护活动。"虽然与以前比改动不大，但更加精炼准确。

他还主编出版了《黄帝内经读本》《黄帝内经通释》《黄帝内经养生宝典》《中医养生学大要》《中华实用养生宝典》等学术专著 30 余种；主持、主研 10 余项国家级和部省级科研项目；多次主持召开国际、国内养生学术研讨会。马烈光主编的教材，一直受到学界的欢迎，更为许多普通养生爱好者争相购买。记者发现，有人还在百度留言求索。

有这些成果积累，争取到了国家中医药管理局的重点学科和重点实验室，建立了独立的中医养生学学科。

传扬中医养生思想不遗余力

马烈光深知，中医养生学应成为大众的常识与工具，才能真正起作用。为此，他首先在教学上下功夫。

自从 20 世纪 70 年代毕业留校以来，马烈光一直从事《黄帝内经》和《中医养生学》的教学工作，平均每年在校内承担《内经》及《中医养生学》教学任务 200 余课时。他善于因材、因人施教，无论本科生、研究生、进修生、外国留学生，在听完他的课之后，都有如沐春风受时雨之化的感受。马烈光说："教书不看对象，无异痴人说梦；治学不明方向，犹如盲人夜行。"如讲到春季养生应该多接触自然时，他先讲授这一养生方法的根据和来源，即《黄帝内经》中所说的"夜卧早起，广步于庭，披发缓形，以使志生"，然后用白居易的"最爱湖东行不足，绿杨阴里白沙堤"，孟浩然的"岁岁春草生，踏青二三月"等诗句来形象说明，提高大家的学习兴趣。他曾总结说："教学与治学之道，既要知于文，还要工于医；既要深入于内，还要浅出其外；既要有相当的博，还要有相当的专；既要有卓越的识，还要有精湛的术；既要有深厚的学，还要敢大胆地问。"多年来，他共带出了十余名硕士、博士研究生,他们不仅基本功扎实,在养生方面也颇有造诣。

积极撰写、编辑养生科普著作,也是马烈光传扬养生思想的着力点。2007年岁末,成都中医药大学与人民卫生出版社联合提出要编撰一套《养生保健丛书》,分为"食、乐、浴、居、性、动、静、火、药、摩"10本分册,最终确定马烈光担任丛书的执行总编和《食》《乐》两本分册的主编。该丛书已于2010年12月由人民卫生出版社出版。2012年初,马烈光去北京参加会议,化工出版社杨骏翼编审希望马烈光编写几本养生科普书籍,希望马烈光担任主编。他经过一年多的努力,于2013年2月在化学工业出版社主编出版了《看体质喝汤》《茶包小偏方速查全书》两书,共54万字。马烈光撰写的论文、文章、著作,大约有几百万字,有力地弘扬了中医药与中医养生思想。

引导患者走好养生保健之路

马烈光是"四川省名中医",慕名找他看病的自然不少。但他从仁爱出发,从不给患者过度检查、过度开药,让患者多掏钱。相反,总是耐心介绍养生知识,尽量少用药、少花钱,或花小钱把病治好。遇到慢性病患者,除了开药,还会讲许多养生知识,鼓励患者开阔心胸,乐观心情,树立信心。

2009年,马烈光门诊接诊了一位早期肝硬化伴脾肿大的患者,是一个集团的董事长,年近40岁。他曾多方医治,自知病情较重,颇觉了无生趣。马烈光除开药外,给他讲了许多养生知识。并叮嘱他坚持实行,告诉他虽然药物只能缓解症状、延缓发展,但只要坚持平日保养、带病延年、带病长寿也是有极多先例的。这位董事长因病情需要,平常就十分注意搜集养生知识,此时再经马烈光点拨,顿时对生命重燃信心。再加上马烈光所开药物有效缓解了症状,他渐渐涌起崇敬之心,病情趋稳好转。

由此,对方产生了合作的想法。恰巧集团准备创刊一份《养生杂志》,董事长便趁复诊时,盛邀马烈光出山,聘为杂志主编;并利用杂志平台,共同推广养生之道,做大养生事业。马烈光本就很忙,但考虑到这是一件利己利人的善举,就欣然应允了。合作至今已4年,《养生杂志》也逐渐成熟,为业内外各界人士广知,也使得更多人通过杂志了解养生、喜好养生、践行养生，一步步实现了合作初衷。马烈光甚为欣慰。

身边簇拥着朋友、"粉丝"群

马烈光名气越来越大，找他演讲、参会的人和团体愈来愈多。他经常在电视、电台作养生专题演讲，还应邀在多个报刊开辟养生科普宣传专栏。他待人接物方式近于儒，且用之实践，不喜名利角逐，身上带有一股儒雅之风，总是一副乐呵呵的恬愉状态。他的演讲、文章又风趣实用，广受欢迎，因此拥有了众多"粉丝"，结交了许多专家学者乃至大师级人物，与不少人成了朋友。

2011年，广东与台湾联合举办的第二届"海峡两岸养生高峰论坛"在台湾圆山饭店召开，马烈光应邀参加。作大会主旨演讲时，他借两岸实现"三通"的话头，提出"养生贵在三通"的题目，顿时引起听众好奇。他引经据典，诗词歌赋和历代养生名家名言信手拈来、恰到好处，将养生当"观念通、气血通、思想通"的"三通"内容讲得淋漓尽致。在台下就座的年近九旬的香港道教养生大师朱鹤亭老先生十分震惊。待马烈光演讲完毕，朱老便拉住他的手兴奋地说："马先生，我终于找到真正懂养生的人了！"两人交流中，十分投缘，结成忘年交。此后，一直电话、书信、邮件往来不断，朱老还将平生所著悉数发来，也为马烈光多次题字。书信中常以"愚兄""贤弟"相称，非常客气。

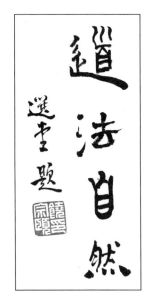

2012年8月13日，马烈光应邀赴香港参加世界中联国际药膳食疗研讨大会，正逢朱鹤亭老先生为国学大师饶宗颐祝寿。经朱老引荐，马烈光见到了饶宗颐老先生。面对年届97岁高龄的国学大师和长寿老人，马烈光求解若渴，请教养生问题。饶老以手指心，马烈光便说："您是说养生重在修心吧？"饶老点头同意。马烈光接着感慨地说："饶老，养生重在修心，也难在修心啊！"饶老立即伸出大拇指表示十分赞同。两人也是十分投缘。

2011年5月20日，在北京大学博雅苑召开了"第一届诚信大会"，特邀请马烈光参加。北京

国学大师饶宗颐的题词

大学儒学研究院院长、中央文史馆员、中华孔子学会会长汤一介先生受邀作了题为"诚实守信，返本开新"的主旨演讲。会议休息时间，马烈光专寻汤先生攀谈，两人谈得十分投机。汤先生对于马烈光给予了赞赏，更对他主编《养生杂志》表示了肯定和支持。谈到养生的文化性和存在的社会问题，两人共识颇多。汤先生欣然手持《养生杂志》，与马烈光合影留念。之后，汤先生还派人主动联系马烈光，为文史馆及多个中央部门订阅了《养生杂志》。

折服海外众多听众、专家

马烈光多次公派出国讲学，把中医养生思想撒播到了异国他乡，产生了重要影响，赢得了广泛赞誉，吸引了众多听众与合作者。

日本专家破惯例

日本对中医十分珍视与喜爱，时常邀请中国各大中医院校的知名专家去讲学交流，但同一学者一般不连续邀请两次。1998年10月，马烈光应邀赴日讲学。除讲临床经典方剂的运用心得外，还涉及不少合理运用养生和治未病的知识。这一领域，引起了日方的极大兴趣，打破惯例请马烈光翌年再访日本讲养生，并希望专讲孙思邈的养生术。归国后，马烈光仔细整理孙思邈的养生经验，还原出一套"真人关节导引术"，亲自表演，制成录像。1999年10月，马烈光在日本既作演讲，又放录像，还当场演示导引动作，现场气氛热烈非常。

已逾八旬的日本中医学泰斗小川新、主办方代表小高修司会长听后激动不已，均表敬佩。日本东洋学术出版社社长和日本自然疗法协会会长专程前来，希望马烈光能担任学术顾问。马烈光成为这两家特邀学术顾问，与他们结下了深厚友谊。至今，马烈光还时常收到日方发来的电子邮件和节日贺卡。

欧洲友人求合作

马烈光每年作为学术顾问参与主办"中华养生健康国际论坛"，并作主旨演讲。法国白鹤养生学院院长何雁多次受邀参加，对马烈光的学识

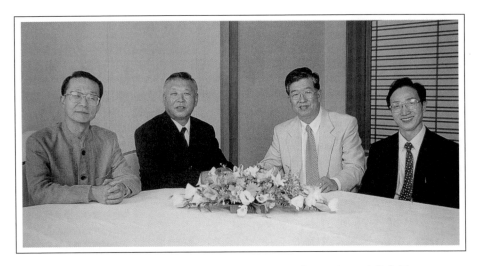

马烈光(右一)在日本与日本中医学会会长小高修司(左一)等合影

十分钦佩。2011 年,何院长带队来到成都中医药大学拜访马烈光,希望指导她参观考察。马烈光陪同参观成都"国际医学城",为她们讲解中医养生知识,使考察行程非常圆满。2012 年,何院长又来成都寻求合作,就亚健康问题求医于马烈光门诊,服药后效果十分理想,更对老师的医技十分赞叹。考虑到华人在国外开办学院十分艰难,何院长力邀马烈光去法国考察讲学,并进行学术指导。目前仍在商谈具体行程。

2010 年 9 月,由欧洲医学联盟国际抗衰老学会主办的亚洲美容抗衰老学术会在新加坡召开,特邀马烈光参加。马烈光在会上发表了"《黄帝内经》性衰的超前认识与对策"的专题演讲。与会欧美抗衰老专家,对中医学在两千多年前就已经深刻地认识生命衰老感到惊叹。国际抗衰老学会希望能与中国中医相关学会合作,搭建起一座中西医抗衰老学术的沟通合作桥梁。马烈光非常赞同。当年 11 月,四川召开了中华养生健康国际论坛,特意邀请会长参会,商谈合作事宜。

2012 年 4 月,在马烈光的一次养生科普宣讲中,台下有 20 多位德国学者听讲,引起他们极大兴趣。德国中医学会常务副会长英伍德女士得知此事,便于 2012 年 9 月初借率队来成都考察的机会,约马烈光面商合作。两人交流十分理想,达成互访共识,还互赠杂志。英伍德当即决定 2013 年 9 月初将带 30 余人的德国医师来成都听马烈光讲养生,并希望由其主编的德国《中医学杂志》能刊载马烈光的学术经验。不久，马烈光《研内经术，创养生业》一文交其发表。

与美华人互借力

本文开头提到的马烈光将应邀赴美宣传养生一事，是由马烈光与美籍华人张元明先生联合发起的。张元明从事的领域是气功与养生，2010年来访时经青城掌门刘绥滨介绍与马烈光相约见面。两人畅谈养生，甚是投缘，有了合作想法。此后双方远隔重洋，仍保持联系。2012年9月，张元明从美国回中国练功长住。两位学者在多次思想碰撞中突发奇想：何不在联合国总部召开一个世界养生大会，将养生真正推向世界呢？经多次商谈论证，终于签订了合作协议，决定在联合国总部召开世界养生大会。届时马烈光还将在联合国总部发表《世界养生宣言》。

马烈光，果真开出了一片中华养生学新天地；这天地，已在向世界迅速扩展……

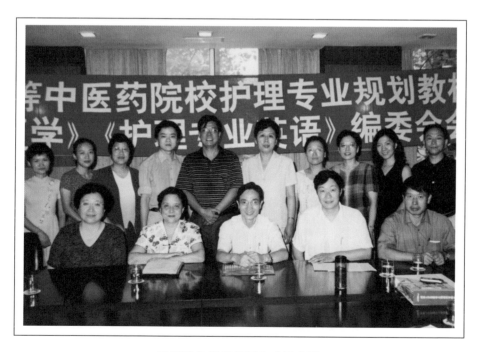

马烈光与教材编写会成员合影

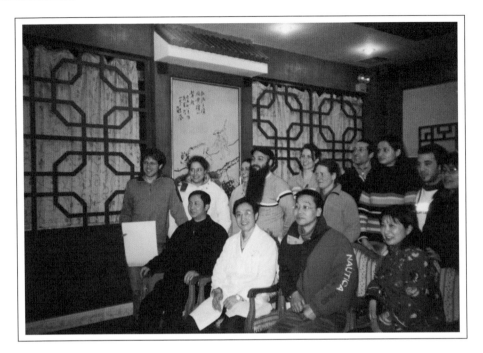

马烈光与外国留学生在一起

马烈光的养生座右铭

清心为治本,四大尽空虚;一笑容天下,顿然无所居;

流水户枢鉴,顺时风寒却;醪馔勿求丰,寿域方可期。

（本文刊载于《华人时刊》杂志 2013 年第 3 期）

不善养生　难为大医

中医仁人既从医道，无不欲为杰出者。杰出医家之气象则无出药王孙思邈千古"大医"一论。"大医"非止时医之"名医""神医"等。"名医""神医"者，一时医名隆盛者也，少数尚有商业炒作之嫌。然德之厚薄决定术用之善恶。古人云："德之不成，艺多何益？"若其失德，挟技以傲世，非可济世活人，犹且祸害苍生，术之越精，害之越深，则离"大医"远矣。故《千金要方》"大医"一论概以"至精至诚"，即医理医术至深至精，医风医德至诚至善，缺一不可，乃为"大医"。仔细推来，医者无论精"艺"，或是诚"德"，非"善养生"，洵难达矣。

一、从医学本身来看

尝有所思，医疗之基本目的是维护健康还是消灭疾病，医生这一职业最终目标是保健还是疗疾，抑或有更高的目标？不言而喻，答案当然应为健康，健康才是医学的根本着眼点。

对此问题，先贤之认识深度超过今人。就医生的基本目标来看，《素问·八正神明论》曰："上工救其萌牙，必先见三部九候之气，尽调不败而救之，故曰上工。下工救其已成，救其已败。"所谓"萌牙"，即"萌芽"，乃"三部九候之气尽调不败"之时。"尽调"，说明人体器官及功能均正常不乱；"不败"说明有不适感，但不适感较轻，尚未成"病"。可见，中医经典《黄帝内经》实际上是将高明医生的临床实践着眼点定位在"欲病"的非病状态上。这一状态下的人，可称之为"健康人"，或套用更准确些的现代名词曰"亚健康人"，但总不离"健康"二字。

然而，何为"工"？匠人、技术也。若是将"大医"定位为"掌握高明医技的医工"，实难堪"大"之一字。再以先贤论，古人崇尚的最高标准实为"道"，故尚"技近乎道"。推之于医，大医之目标不止于"医技"，当明"医道"。"提挈天地，把握阴阳""合同于道"者，为"圣"、为"贤"、为"王"，故古今公认的"大医"，总被后人加以"医圣""药王"等崇敬之语。

　　然则如何为医之"圣"？《素问·四气调神大论》明确指出："圣人不治已病治未病。""病"相未现如何去"治"？维护健康,提高健康水平。何种学术能达此目标？唯有养生！所以,医学终究应以"生命健康"为核心,"健康不病长寿"乃是医学之终极追求。故而观《素问》开篇即列真、至、圣、贤的境界,真人提挈天地,独立守神；至人去世离俗,积精全神；圣人举不欲观于俗,外不劳形于事；即使是最低层次的贤人也是辨列星辰,将从上古,合同于道。由是观之,圣人之"圣",圣在养生！推而广之,大医之"大",大在养生！当代国医大师陆广莘先生云："上医治未病之病,谓之养生；中医治欲病之病,谓之保健；下医治已病之病,谓之医疗。"此为经典的最佳注脚。赘而言之,欲为大医,当明养生；不明养生,实难当"大医"二字啊！

二、从医生之素养来看

　　世人皆知养生治未病,而中医仁人不可不知"养生"何只囿于病前。养生实贯穿于出生前、出生后,病前、病中、病后,养生之学何止仅研究病前摄养、预防保健这一小小范畴。合则谓养生学,散则在几乎所有中医其他分支学科之中。即使是专注临床之医工,不论从事何科,若缺乏相应的养生学素养,都是不全面的,何以为大医？曾有预言"未来之医学,将是在中医整体框架下的综合医学""未来医学是健康医学"。欲成未来医学之大者,更需自"养生学"沃土中汲取精华、启迪思维。

　　然德艺双馨方可谓大医,医德素养与养生更息息相关。自古养生旨归,形神共养,养神为先,养神之要,养性崇德。健康之境界,形体健康最基本,而后精神心理,而后社会适应之完美与道德健康。其修养之道,先养其身形,而后精神,而后社会、道德则事倍功半,先养其德恰能事半功倍。《论语》曰"仁者寿""大德必得其寿"。孙思邈则谓："德行不充,纵服玉液金丹,未能延寿""道德日全,不祈善而有福,不求寿而自延。"盖"君子坦荡荡,小人常戚戚",德既善,则自然"恬淡虚无""于名于利,若存若亡,于非名非利,亦若存若亡"。与人交往谦逊态度,诚恳宽容,"美其食,任其服,乐其俗,高下不相慕"。如此,精神无所扰动,则精神健康,并与社会环境和谐适应。精神既健,"内无眷慕之累,外无伸宦之形",自然行为端正,气机调和,形气无损,形体亦自康健。形体、心理、社会、道德皆健康,焉能无寿? 故养生先养德,修德寿自延,养德养生非二术。可见善养生者,其德必厚,医之真善养生者,其医德素养自不薄矣。故不明养生,医德、医技皆有所缺,实难为大医。

三、从大医对健康的需求来看

大医难为,在于不仅要有精湛的医术,还要有高尚的医德和兼济天下的胸怀。然而,古人言"一屋不扫何以扫天下",诚为良言! 对于医者来说,欲为大医,须不断反问,"将身不谨",何以"治天下"? 自身的身体健康,乃至寿数的绵长,对医家来说,尤为重要,更是大医的一项重要特征。

古今成大事者,皆需从己身做起。医者所为,乃性命攸关之事,当有遵生之心,遵生首当尊重、爱护自身生命,然后才可得病家以至于天下的"性命相托"。儒家所谓"正心诚意,修身齐家,治国平天下",其实,从普通医者直至大医,其次第即如此。成大医,首在修养己身。老子言:"故贵以身为天下,若可寄天下;爱以身为天下,若可托天下。"圣人要想治天下,首先要爱惜自己的生命,爱护自己的身体,才能被托以天下之责。大医可谓医中之圣,尤当先贵己生、爱己身。

高明的中医医技形成,要经过长久的临床实践经验积累。因而,为医者若自身健康不佳,甚至早夭,何谈医技的高超,遑论大医! 实际生活中,患者选择中医,常喜"老"中医,就是对这一经验的自发运用。可以想象,在同样的年门诊量下,行医 20 年与行医 30 年、40 年乃至 50 年、60 年的中医,医技必然有所差别。在现代,"国医大师"的评选标准中重要的一条便是"医龄 50 年以上",这不是没有道理的。可以说,中医医师生命长久,才能有更大的机会成为大医;反之,"不道早夭"的中医师,几乎必然与大医无缘。何种学术致长寿? 唯养生也!

四、从古今大医之龄来看

今人喜数据说话,先列一些名医的年寿数据。葛洪 81 岁、巢元方 81 岁、孙思邈 101 岁、孟诜 92 岁、王冰 94 岁、钱乙 82 岁、陈自明 81 岁、万全 97 岁、杨济时 98 岁、张景岳 77 岁;清代几大名医中,薛雪 89 岁、喻昌

81岁、叶天士79岁、徐大椿79岁、吴鞠通79岁、傅青主77岁、赵学敏76岁、张石顽74岁、陈修园70岁等。

可见，中医成名何其难也。"吾生也有涯，而知也无涯"。庄子虽谓"以有涯随无涯，殆已"，但正因为"生有涯"而"知无涯"，个人穷一生精力亦难完全"博极医源"，则更应意识到"身体是革命的本钱"。为中医者，即使天资再高，条件再好，若不善养生，过分耗散精力，也将最终损命折寿而落得一场空，何以为大医？历代中医学大家多高寿，唯因善养生得康寿，才有更多时间和精力汲取更多知识，而登大医境界。验之今世，国医大师多长寿，已故者如：朱良春98岁、李玉奇94岁、程莘农94岁、何任91岁、陆广莘88岁、任继学85岁、王绵之76岁、方和谦76岁等。健在者如：邓铁涛99岁、李辅仁96岁、李克光93岁、张琪93岁、王玉川92岁、李振华91岁、吴咸中90岁、张灿玾87岁、李济仁84岁等。看来，古今名医欲成其"大"，必有高寿啊！皆因命久才能学久；善养才能艺长；保身才能医人；形健才能服人；寿长才能名扬。

总之，为医者由于专业的便利条件，在养生方面有着得天独厚的优势，先贤更给我们留下了无穷的养生宝藏。欲为大医者，必当先保己身，正养生之心态、究养生之学术、行养生之实践，终得健康之身心，同时精求医道，爱己及人，发"拯黎元于仁寿"之心，乃至兼济天下，积累功业，不觉间大医成矣！切不可轻忽养生，"崇饰其末，忽弃其本，华其外而悴其内"，则"皮之不存，毛将安附焉"。

不善养生，岂可得寿？欲成大医，何其难也！愿共诚之！

（原文刊载于2014年7月23日《中国中医药报》
第六版《马烈光养生心语》专栏）

马烈光：一位老中医的"江湖"

（茹晓／文）

提起老中医，想必很多人都会贴上这样的标签：保守、学究、不谙世故……而在成都，有一位颠覆常人印象的名老中医——马烈光。他有诸多头衔：成都中医药大学教授、四川省名中医、世界中医药学会联合会养生专业委员会会长、美国《中华医学杂志》（中文版）第一副总编……这些头衔都集于马老一身。

一套行装见"江湖"

初见马老，是他来我们编辑部讲课。其时已是初夏，他身着中式上衣，一排盘扣整齐地直系颈下，气色与神采俱佳，我想：果然是一派老中医的气质。

然而一开口就惊到在场的诸位编辑了，您听听："读万卷书，不如行万里路；行万里路，不如阅人无数；阅人无数，不如高人点悟。"我们开怀大笑，这倒像出自行走江湖的"高手"之口。"看来不仅仅是一位学术派啊！"我在心里嘀咕着，也多少有些忐忑：这样的采访对象，以我有限的文笔，如何驾驭？

"可怕"的是，这样的不安并没有随采访的深入而减轻，反倒更加严重，因为——马老真真是出口成章得厉害："昔在黄帝，生而神灵，弱而能言，幼而徇齐，长而敦敏，成而登天"（《黄帝内经》），"外物以累心不存，神气以醇白独著，旷然无忧患，寂然无思虑，又守之以一，养之以和，和理日济，同乎大顺"（《养生论》）……马老说，刚才所引述的"成而登天"一语中，"登天"二字，现在流行的解释为"登天子位"，实为误解，《黄帝内经》不啻为"医家之宗"，亦为"奉生之始"之养生大作，故此处"登天"应是"养生得道，羽化成仙"之意。由此可见，中华民族自古就注重探究养生之道，不仅医家如此，文人、史学者亦然，庄子的《养生主》，吕不韦组织编撰的《吕氏春秋》、嵇康的《养生论》等，或以史事见养生，或以养生喻治国……讲起中国传统文化对于养生的论述，马老滔滔阔论，古文信手拈来。

"江湖高手"固然厉害，学富五车更需积淀，而如果是学富五车的"江湖高手"，恐怕要分分钟"秒杀"一大片人，马老就是这样的高手。于是乎，在他为我们答疑的同时，我仔细打量了马老的行装。"外表体现内在，总能找到一点线索，让我从与众不同的角度了解马老。"这样想着，我还真发现了他不寻常之处：他的中式服装下，配了一双西式的黑色皮鞋。如此中西合璧，不正是他"行走江湖"的佐证吗？

成就养生天地宽

2015 年 5 月 23 日，世界中医药学会联合会养生专业委员会成立大会在人民大会堂召开，200 余名来自海内外养生领域的政府领导、专家、企业家和知名人士参加了会议，世界中联主席佘靖为养生专委会授牌，马老当选首任会长。尽管事情已经过去一年，提起当时的情景，马老仍然有些激动："我作为会长，在受牌、受证的时候，确实非常激动。人到老年，情绪本不宜波动，也不易波动，但看着苦心准备的养生专委会能在人民大会堂办成最高规格的会议，心中的激动和感动无以复加。"在大会致辞中，马老讲到，中国从夏商至秦汉，历唐宋元明清，"人命至重，有贵千金"的重生思想深植人心，"君王众庶，尽欲全形"的长生追求渗透血脉，"养怡之福，可得永年"的摄生行为贯穿始终。尤其到了现代，养生越来越受到国际关注，其国际化已经有了实质性的进展。可以说，时代需要养生，世界需要养生，人类健康需要养生。最后，马老号召同道同心同力，借助世界中联养生专业委员会的力量，携手光大"养生仁术"。

当被问起成立这样一个组织的初衷，马老答到："随着世界医学对健康问题的重视，来华求取养生真经，进行健康学术交流的外国友人越来越多，养生可谓'笑迎八方客'。这也让人深切感觉到，需要建立一个国际性的学术组织，使养生走向国际舞台。"

其实，在此之前，在养生的国际舞台上，马老早已行走得风生水起。早在 1998~1999 年，他连续两次应邀赴日本讲学，分别发表了"《内经》养生，博大精深"和"孙思邈之真人关节导引术"学术演讲；2010 年 9 月，新加坡召开的亚洲美容抗衰老学术会议上，马老发表了"《黄帝内经》性衰的超前认识与对策"的专题演讲；2011年，法国白鹤养生学院院长何雁带队来成都中医药大学拜访马老；2012年9月，德国中医学会常务副会长英伍德率队来成都考察，马老为他们讲解中医养生知识；2013年4月，马老赴美国开展养生学术交流，并在纽约州立大学进行养生文化个人专场演讲，同年，在联合国总部发布《世界养生宣言》；2014年，英国牛津布鲁克斯大学公共健康学院院长等人来成都与马老商谈养生健康领域的合作事宜；2015年，马老一行远赴英国、德国、法国及荷兰交流访问……

欲行走江湖，必要修炼真经。四十年来，马老在成都中医药大学，一直从事《黄帝内经》及《中医养生学》的教学、科研工作，强调欲彻悟中医真谛，就必须首先精研《内经》，"思求经旨，演其所知"。否则，犹如无源之水、无本之木，也就难成大器，难医大病，难为大医。

此外，马老还主编了四部中医类国家规划教材：《养生康复学》《中医养生学》（"十二五"本科生国家规划教材）、《中医养生保健学》《汉英双语·中医养生学》。如今，他又忙于"十三五"本科生国家规划教材之《中医养生学》卫生部"十三五"研究生规划教材《中医养生保健研究》的最终修订，"交稿时间紧迫，我现在大多数精力都放在这上面。事关教育，马虎不得。"颇善幽默的马老，谈及此事，一脸严肃。

国医妙手"马先生"

古语曰"大隐隐于市"，老百姓说"高手在民间"，何谓高手？马老说，能治病才叫高手，文雅一点讲，应该称"妙手"。妙手回春，是中国人对医生的最高褒奖，无论理论水平如何高，中医最终还是要关怀到人身上的。也许是出于这样的考虑，即便早已过耳顺之年，无论交流活动多忙，马老依然坚持坐诊。在他看来，这才是医者之根本。

为何会走上从医之路？说起来，多少有些无奈的色彩。20世纪50年代初，马烈光出生于四川灌县（现都江堰市），与很多励志故事的开头一样，马烈光家境贫寒，父母皆不识字，兄妹五人，他为家中男丁，承载了家人的期望。幸运的是，马烈光的母亲独具慧眼，她看到在整个人民公社中，数医生生活得最好，于是便领着儿子拜当地名老中医方玉祥为师。那一年,马烈光十岁。学徒的日子不好过,先生教他的第一课便是明代医家龚廷贤的《寿世保元·药性歌括四百味》,并要求他在短期内通篇背诵,否则便是长板子打在手上,热辣辣地疼。奉行"严师出高徒"的方先生,真令马烈光受益匪浅,至今,这首长篇药性歌,马烈光依旧烂熟于心,出口成诵。

此后,马老的经历虽有起伏,但都没有离开中医行业。"文革"初期,他在卫校学习针灸。1969 年参加医疗卫生工作,1977 年于成都中医药大学毕业留校,任教至今。

采访过程中,满耳文言文,尽管偶有不懂,却也亲切悦耳。我想起一直困惑于心的问题:"有些中医比较排斥西医疗法,甚至要求病人保证放弃西医治疗,对此,您怎么看?"马老说,其实医学的目的就是救死扶伤,不管中医还是西医,都应该以临床疗效为衡量标准。具体而言,中医的真正优势是养生,"因为临床治病,中医和西医各有所长,唯有养生,中医独具特色和优势。而且养生是中国独有的,才是中华文化和传统医学之魂!"

在门诊中,马老目睹了许多患者为"看病贵、看病难"所困,导致小病拖大,医生也无力回天。他心情十分沉重,更加深切地感受到养生对于普通百姓的迫切性。

力行独特养生经

养生的道理有很多,晋代葛洪在《抱朴子内篇·黄白》中说:"我命在我不在天,还丹成金亿万年。"这句话在道教中指通过修炼而达到极高的境界后,人可以"羽化成仙",从而"长生久视",生命不再受天地的约束。马老说,这虽然带有一定的迷信和幻想色彩,但从养生角度来看,"我命在我不在天"有其科学之处,可谓养生箴言。

那么,这句话如何落实在养生实践之中呢?马老认为,首先应正确面对"先天因素"。不可否认,生命终究还是要受到一定的"先天因素"影响,但绝不能为之消沉,当奋起养生,呵护生命。其次,养生尤当重视"后天",活出"养生"态。世界卫生组织明确提出:人类长寿的因素中,医疗因素占8%,气候因素占 7%,社会因素占 10%,遗传因素占 15%,还有 60% 是自己个人的生活方式、心态对生命的影响。我们应当尽量减少接触各种伤生损命的因素，此即东晋葛洪所谓"伤生之徒，一切远之"的道理所在。归结起来，要积极调控后天因素，让其有利于生命的延续。

"不善养生，难为大医"，医者若自身健康堪忧，怎能获得高超医技，更不用说成就"大医"。马老说，欲为"大医"者，当善保己身，正养生之心态，究养生之学术，行养生于毕生；同时精求医道，爱己及人……那么问题来了，精通中医养生学的马老，平日里是如何养生的呢？他提出了"养生三宝"：运动、饮食、养心。

马老首先强调运动的重要性："一身动则一身强，一家动则一家强，一国动则一国强，天下动则天下强。"而具体做法呢？马老这样说："拳不离手，曲不离口。宁可三日不吃饭，不可一日不锻炼。"他还有一个独特的"摇摆抖动"锻炼法：摇头摆尾百病消，百练莫如抖动妙。怎么个"抖法"？马老为我们做了示范，真真是摇头晃脑，抖手摆腰。看着马老精神矍铄的样子，我们不禁感慨：生活中，许多不经意的"小动作"，真的会给我们的健康带来意想不到的益处！

对于饮食，马老又有什么讲究？他说："饮食有'十不厌'，食不厌节，食不厌细，食不厌精，食不厌土，食不厌粗，食不厌丑，食不厌慢，食不厌时，食不厌杂，食不厌少。"综合来说，就是：饮食要细嚼慢咽；若有条件，最好能吃有机食物；多吃粗粮；对于外形丑陋的食物，如苦瓜，不可因外表丑而弃之不食；要吃时令蔬果；要讲究均衡营养，食物搭配必不可少；饮食要有节制，无论吃什么，都勿过饱；等等。马老还尤其提到要多喝粥，并引用了陆游的养生名言"我得宛丘平易法，只将食粥致神仙"。但马老熬粥有一套自己的"功夫"：需用砂锅，慢火炖，有时用薏仁、白扁豆、百合、山药及少量枸杞，有时则用麦仁、小米、红米、芝麻等，每顿食材皆有变化。

对于"养心"的论述，马老引用了《黄帝内经》中的名言："静则神藏，躁则消亡。"马老说，养生必要养神，而养神重在养心，养心就要调节七情。一个人如果终日思前想后、欲望不止、情绪不宁，难免会百病丛生。而要消除不良情绪，重要办法之一，就是要保持"心静"，即追求平淡宁静、乐观豁达、凝神自娱的心境。心静则神清，心定则神宁，心虚则神浮，心安则神全，有利于身体健康。还要"少私寡欲"，即减少私心杂念，降低人们对名利和物欲的奢望。还要在学习工作时专心致志,设法克服困难,不断进取,消除名利欲望,保持思想清净,心神内守。如此,"自静其心延寿命,无求于物长精神",方能真正体会养生的妙处。

后记:对于中医的印象,非科班出身的我,一直停留在"晦涩难懂"的阶段。而与马老两个小时的交谈,我似乎感受到了古人"闲坐小窗读周易,不知春去已多时"的境界,仿佛找到了与中医学对接的线索,不再一头雾水地"傻傻不明白"。我想这不仅仅是我个人的收获,更是世界范围内,所有受益于中医养生学的人们的感怀。马老长期致力于中医养生学科的建设和发展,奔走于世界各地,宣传中华医学的养生之道,更不忘倾其心力,培养后学。他是专家,是医生,是教师,而说到底,他是一位悬壶济世的行走者。

（本文刊载于《养生大世界》杂志 2016 年第 7 期）

宝岛台湾　论道养生

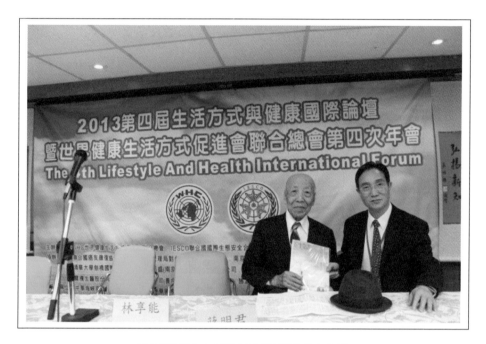

马烈光在会上与我国台湾百岁老人合影

2013 年 11 月 22 日至 24 日，我应邀参加了在我国台湾举行的、由世界健康生活方式促进会联合总会（WHC）、国际生态安全合作组织（IESCO）共同主办的"第四届生活方式与健康国际论坛暨世界健康生活方式促进会联合总会第四次年会"，并作了首席大会主旨演讲。会议期间，见到许多新老朋友，尤其遇到了一位 105 岁的当地寿星，实在是幸甚！两年未来台湾，此次"既来之，则安之"。会议之余，应邀去慈济大学讲养生，还在台湾游览了几处胜境，自感得养生真趣多啊！

健康生活，贵在"三通"

"群经之首"的《易经》早在两千多年前就指出："穷则变，变则通，通则久也。"几年前，两岸最常提起的话题便是"两岸三通"，于是此次台湾之行演讲的题目就定为"健康生活,贵在'三通'"。"三通",即二便通、气血通、思想通。现将演讲略作整理,以飨两岸三地养生同道及读者。

健康生活之——二便通

二便通即指大便、小便要保持正常的排泄功能。《黄帝内经·素问·阴阳应象大论》指出:"浊阴出下窍。"二便,是排除人体新陈代谢的废物的主要渠道。二便正常与否,直接影响到人体健康。汉代王充在《论衡》中指出:"欲得长生,肠中常清;欲得不死,肠中无滓。"苏东坡在《养生杂记》中说:"要长生,小便清;要长活,小便洁。"二便不通是人体脏腑功能失调的表现。

大便通畅,健康有保障。大便通畅,能将肠中的残渣、浊物及时地排出体外,从而保证了机体正常的生理功能。如果经常大便秘结不畅,可障碍胃肠的消化功能,使浊气上扰,气血逆乱,致使整个机体的生理功能失调,并同时诱发许多疾病。为了保持大便通畅,必须养成定时排便的良好习惯。饮食上注意多吃蔬果及含纤维素多的食物,辛辣上火之物易致大便结燥,应尽量少吃。老年人因为全身的功能活动衰减,胃肠的运转功能亦减慢,加之多静少动,所以很容易出现大便秘结不畅,除了饮食调养外,可采用腹部按摩法来增强肠蠕动以助排便。

小便通利,才能保健康。小便是排除水液代谢之废物的主要途径,小便通畅与否,与人体肺脾肾膀胱等脏腑的关系极为密切。小便通利,则人健康,反之,则说明已经发生了某脏腑的功能障碍。对于年轻人来说,只要注意足量饮水,保持小便通利,量、色、质正常即可。而老年人由于肾气渐亏,肾与膀胱的气化功能减弱,常出现排尿异常,除了到医院查明原因外,可服用一些补肾壮阳之品以增强肾与膀胱的气化功能,同时可配合按摩小腹或热敷,加强气化以助小便排出。另外,有尿时要及时排除,不要有意识控制小便,否则有损肾与膀胱之气,引起病变的发生。唐代孙思邈《千金要方·道林养性》中即有"忍尿不便,膝冷成痹"之说。因此,排小便一定要顺其自然,强忍不排或努力强排,都会对身体健康造成损害。

健康生活之——气血通

气是由先天之精气、水谷之精气和吸入的自然界的清气所组成。气具有很强的活力,不停地运动着,中医学以气的运动来解释生命活动。而人体的血液,运行在脉中,随着脉络而遍布全身、滋养全身。当血液流速减慢,就出现滞涩、瘀堵,甚至凝固,人的健康就面临危险。所以,喜欢养生的人,一定要重视自身气血的充足和运行的正常,这是身体健康的基础。

常用补气食物主要有:栗子、山药、百合、黄豆、蚕豆、刀豆、苹果、樱桃、荔枝、红枣、粳米、小米、大麦、鲫鱼、泥鳅、黄鳝、鳜鱼、鲳鱼、蛋类、乳鸽、鹌鹑、鸡肉、兔肉、牛肉、黄羊肉、驴肉、海参等。补气类食物常与补气类药物配成药膳,以增强补气功能。这部分药物主要有:人参、党参、太子参、西洋参、黄芪、白术等。常用补血类食物主要有:胡萝卜、菠菜、荔枝、葡萄、乌贼、黑豆、黑芝麻、动物肝脏、瘦肉、鸡蛋、羊肉、牛肉、鱼、黑木耳、牛奶、红枣、桂圆、花生、红豆、红糖、白果、枸杞子等。

另外,运动是直接、简单、有效的促进气血流动的方式,因此历来受到养生者的关注,成为养生必须进行的一种方法。但是,不论采用哪种运动方式,舞蹈、跑跳、游泳、拳术、操术,甚至极限运动、野外生存等,都必须掌握运动时间和运动量。

健康生活之——思想通

一个人要想长寿,精神情志必须时时保持通畅、条达。精神经常处于负面状态,甚至于精神紊乱的人,很难获得长寿。因此,养生必须重视思想的通达,尽量减少负面情绪的产生。

其实,面对同样一件事,有的人高兴,有的人悲伤,这完全取决于个人自身的认知和修养。胸怀宽广的人,遇到坏事也能想得开;心胸狭窄的人,别人帮助他,他都可能会怀疑别人是不是有什么目的。养生,就要学会做到在一定程度上调控自身情绪,保持思想的通达、畅遂。当然,我们也并不要求养生者能像庄子一样,老伴过世了还能击盆而歌,但是最起码,在一般的事情面前,能保持乐观豁达。

凡尘俗世,要想不惊不喜不怒不忧,谈何容易,遇到不顺心的事情,产生了不好的情绪又该怎么办呢? 最好的方法只有两个:一是修炼自己的心胸,不要为了点滴小事而情绪波动;二是不让负面情绪对身体造成伤害,也就是产生了负面情绪的时候,及时将注意力转移或采用健康的方法将它疏导出去。就和大禹治水的道理一样,情绪也是宜疏不宜堵。本来只是虚无的东西,堵久了,就变成实实在在的病源。

养生文化,慈济两岸

大会论坛结束之后,剩下的时光如何打发呢? 正在踌躇之际,突然接到台湾慈济大学学士后中医学系主任林宜信教授的电话,邀请我去讲课,于是欣然赴约。其实,对于慈济大学,我"虽不能至,然心向往之"久矣,对其创建和办学理念早有所闻。一到慈济大学,就受到了林宜信教授和师生们的热烈欢迎。徐徐前行,见慈济大学宽敞洁净宁静的校园到处充满祥和之气,还有多条干净而可爱的猫狗在校园内自在悠然。林教授告诉我,这些都是野猫野狗,跑进校园有吃有喝,脏了还有人为其洗澡,更无人伤害,时间一长便与人和睦相处,再也不走了。师生们盛邀我讲一场,不得不讲,可是来台湾时只准备了"三通"的讲稿,这里又该讲什么呢? 思索间看到如此有文化氛围的校园,遂决定讲"博大精深的养生文化"。

中医养生文化的渊源可追溯到先秦的诸子百家。其中,以中国传统文化为主线的儒、道家最具代表性,两者在探讨自然规律及生命的奥秘中,提出了许多养生思想和观点。

文化根源之——道家养生

春秋战国时期的道家以老子、庄子为代表。道家的宗旨之一就是通过养生、避世、清心、寡欲等方法而却病延年、长生不老。因此,道家学术思想对中医养生学的形成产生了很大的影响,甚至有人认为就是道家开创了养生学。

道家认为精气是构成宇宙万物的基本元素,万物的生成与毁灭是"精气"的凝聚或消散的结果;并指出精气充盛是人体健康长寿的关键所在,人体只有精气充足才能"神旺";神则与精气相互依存、相互影响,神由精气化生,反过来,又支配着精气的活动。道家所提出的"精、气、神"概念,为中医养生理论的创立奠定了基础。道家崇尚自然,提倡"返璞归真""清静无为"。这种哲学观念反映在养生方面,形成了道家以静为主的养生思想。强调精神的超然与人格的独立,渴望人生的自由。要求人的思想要安静、清闲,不要有过多的欲望,这样就能使神志健全,精气内守,而致益寿延年。其根本目的,就是要摒除一切外来因素对生命活动的干扰,求得身心的解脱与复归。

文化根源之——儒家养生

以孔子、孟子为代表的儒家思想是中国传统思想文化的主流,对中国传统文化的各个方面都产生了极其深远的影响。它采取面向现实世界的态度,以积极治理人生与控制社会的思想特征区别于其他各个学派。儒家养生思想是其基本学说的折射,并对中国古代养生理论和方法都产生了不可忽视的影响。儒家所倡导的"仁爱""中庸"等观念,既是他们自我完善的核心内容和行为准则,也是修身养性,延年益寿的有效途径。孔子所说的"仁爱"思想,包含了一系列行为准则,强调人们要努力自我完善,为人要"忠恕",待人应"宽厚",处事要刚毅、果断等等,并提出了"仁者寿"的观点,反映了修身养性与健康长寿的内在联系。《论语》一书十分重视"礼",虽然此处的"礼"主要是对人们行为的约束准则,但其中包含了丰富的养生思想。总之,儒家的丰富养生经验和养生学术思想,促进了养生学的形成,为历代医家所遵循,时至今日仍有实用价值。

体系建立之——医家

使养生文化、养生理论体系真正成型的,当属《黄帝内经》一书。创建中医学理论体系的《黄帝内经》的问世,是养生史上的一块里程碑。《内经》既是"医家之宗",也是"奉(养)生之始",它吸取和总结了秦汉以前的养生成就,建立了养生的科学理论体系,奠定了养生学理论基础,对养生学的形成和发展起到了承前启后的作用。《内经》充分吸取了诸子百家有关养生的认识并加以发挥,奠定了中医养生文化的理论与实践基础,并广泛应用针刺、灸焫、气功、按摩、温熨,以及阳光、空气、饮食、体育、时序、色彩、音乐、香气等手段以却病延年,对后世养生产生了深远的影响。

(本文刊载于《养生杂志》2014年第1期)

养生有了世界舞台

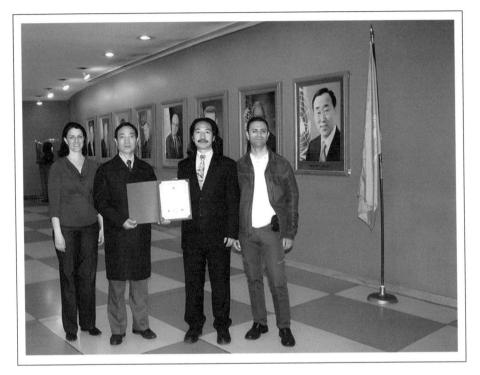

马烈光在美国纽约联合国总部发布《世界养生宣言》

经世界中医药学会联合会(以下简称"世界中联")批准、国家民政部登记注册,世界中联养生专业委员会将于 2015 年 5 月 22~24 日在北京人民大会堂召开成立大会暨首届国际养生学术交流大会。此次大会的召开及世界中联养生专委会的成立,标志着养生界终于有了自己的世界平台,养生终于以独立的姿态走上世界舞台。为此,本期特撰文以记,并感谢同仁的大力支持。

一、养生迎接八方客

随着世界医学对健康愈加重视,来华求取养生"真经"、进行健康学术交流的国外友人越来越多,养生可谓"笑迎八方客"。这也让人深切感觉到,需要建立一个国际性的学术组织,以使养生走上世界舞台,促进国家和地区之间的交流,传播养生文化。

加强养生的国际交流,对养生的发展也颇为有益。随着现代医学及公共管理的发展,国外在健康管理、健康服务及养老领域也积累了非常丰富的经验,都值得养生加以借鉴,这种借鉴必然建立在广泛的国际交流与合作的基础上。因此,为了加强国际间的养生保健合作,体现学术交流的多样性与多维度,引领国际传统医学与养生事业健康发展,推进传统医学与养生保健最新研究成果的转化与利用,规划养生保健事业发展战略,促进养生健康产业的繁荣发展,并带动养生文化的深入普及,世界中联养生专委会筹备组每年都会接待很多来中国考察养生的外宾。

2013年6月21~23日由成都中医药大学与美国世界养生学会等共同举办的"首届国际养生与健康产业高峰论坛"在成都中医药大学胜利召开,来自中美的100余位养生健康领域的专家及养生爱好者参加了交流会,交流会上还展示了健康领域最新的保健器械,让与会者了解了中美健康领域的最新发展成果。德国中医代表团于2013年9月及2014年9月两次来成都中医药大学及《养生杂志》编辑部参观并商谈合作事宜,还参观了成都中医药大学建设的中医药文化博物馆。2014年9月23日,马来西亚驻广州总领事馆投资处、马来西亚投资发展局和马来西亚绿野集团一行9人在马来西亚投资发展教育局教育医疗与酒店业处处长丁悦珍带领下到成都中医药大学访问交流,共同探讨了合作的领域和渠道。

就在今年3月份,我们还接待了英国牛津布鲁克斯大学公共保健学院院长Keith Moultrie教授的来访。他来中国考察,就是想了解我们在养生养老方面有无可资借鉴的经验。随着工业化和都市化的深入发展,老龄人口的不断增多,加之近年来的经济危机,英国在实施社区照顾的过程中,逐渐显露出一些问题。未来5年内,英国年满75周岁的老人总数预计将增加50%~60%,而相对来说政府投入的养老资金就愈显不足。同时,受到培训的专业人员亦日显短缺,家庭照顾的能力减弱等等因素,从诸多方面对于英国的养老制度都是一项巨大的挑战。当他了解到中国人自古追求健康长寿,不分老幼均有主动养生的动力和习惯时,颇受启发,这种主观意识的缺乏正是现今英国民众养老问题的关键所在,提高健康主动意识也是英国政府正在急切寻找的解决办法之一。他同时提出,希望将来进一步的合作,将中医的文化,尤其是养生文化带到英国,探索出一种适合英国民众的养生方式,成为两国人民相互学习与交流的桥梁。而 Keith 教授所谈的英国养老经验,对我们也帮助很大,双方顿觉建立一个国际养生交流平台十分重要,其实,世界中联养生专委会就是最好的平台。

二、养生走向全世界

近些年来,养生也在不断走出国门,走向世界,宣传养生文化。世界中联每年在国外各大城市召开的年会,几乎都少不了养生健康主题。我也曾多次被邀请出国作养生交流与讲座。

其中记忆最深者,当属 2013 年 4 月上中旬,我应邀赴美主持和参加多项养生学术活动,传播来自遥远东方的养生文化。邀请方安排我首先在纽约州立大学发表题为"《黄帝内经》性衰老的超前认识"的专场演讲。演讲以中医经典《黄帝内经》为理论源头,以《素问·上古天真论》为基础,兼及《黄帝内经》其他篇章,同时引经据典,务求言之有理、持之有据,系统宣讲了《黄帝内经》对人体性衰老的认识,并与现代认识相比较,指出其超前之处和防治对策。这一演讲,题目新颖、内容翔实,引起了州立大学众多老师和学生的热议和一致好评,演讲获得了圆满成功。

其后在康奈尔大学演示了"当归生姜羊肉汤"药膳的烹饪制作。这个药膳方由中国东汉时期的"医圣"张仲景首创,在中国已经流传千余年,有非常好的养生效果。该药膳经精心烹饪制作,不仅汤鲜肉嫩,而且色香味俱佳。现场观众品尝之后都对汤的味道赞不绝口,对中国药膳产生了浓厚的兴趣,并在互动环节中提出了许多问题,我都一一耐心作了回答。

在美国活动期间,还出席了在联合国总部召开的"世界养生大同修"活动,并亲自现场指导气功爱好者的养生功法修炼。学员们学习养生动功,体会气功调息、调形、调心的妙处,并且在修习功法之后均感身体轻健、神清气爽,对来自东方的养生文化有了感性的了解,对这种强健身体、延年益寿的知识方法十分向往。

可以看出,养生已经受到来自全球的关注,大家面临相似的健康问题,有相同的健康需求,自然会对历史悠久、手段丰富而有效的中华养生产生兴趣。世界中联养生专委会的建立,能让各国健康与养生领域的专家、学者、爱好者、企业家等在同一平台共舞,促进全球大众的健康提升。

总之,风雨之后,才有彩虹;辛苦尝尽,甘甜自来。不论经历多少坎坷,世界中联养生专业委员会在 2015 年 5 月 23 日这个历史性日期,宣告成立。其实,到此时刻,方才明白,真正的工作才刚刚开始,弘扬养生,任重道远。愿四海宾朋,携手共舞,扩展平台,恢弘养生,护卫健康,同登寿域。

会期在即,感慨由生,特撰文以记。

（本文刊载于《养生杂志》2015 年第 5 期）

四海共襄养生盛会

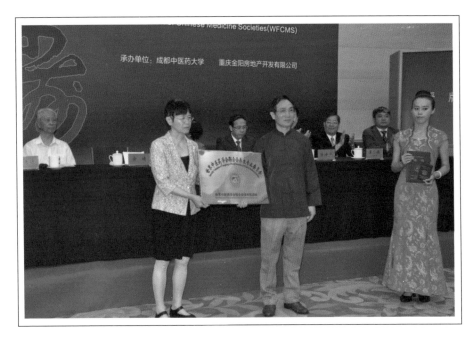

世界中联佘靖主席在人民大会堂向马烈光授牌

　　2015 年 5 月 22~23 日，"世界中医药学会联合会养生专业委员会成立大会暨首届国际养生交流大会"在中国北京举行,200 余名来自海内外养生领域的政府领导、专家、学者、企业家和知名人士参加了会议。世界中医药学会联合会(简称"世界中联")养生专业委员会是经世界中联批准、国家民政部注册登记成立,挂靠成都中医药大学的非营利性学术团体,是世界养生领域最具权威性的国际性组织。这次会议,会期虽只两天,却让人真正感受到了养生的蓬勃生机和世界对健康、对中医养生的强烈关注。藉此对会期琐事略作小记。

成立大会,规格最高

　　5 月 23 日上午,大家移步人民大会堂,隆重召开了成立大会,共同见证了养生专委会的正式成立。成立大会的参会人数比预备会多出近一倍,有

200 余人参会,原因在于预备会带有闭门会议的性质,更受场地限制,多数会员并未获邀。而成立大会是开放性的,报名参会者都可入场。世界中联主席佘靖,中国工程院院士李连达,国医大师刘敏如,973 项目首席科学家、成都中医大学校长梁繁荣,南京中医药大学党委书记陈涤平,香港著名武术气功名家朱鹤亭等出席成立大会并致辞。成立大会也吸引了近 20 家媒体参与,对大会进行了报道。专委会的成立标志着中医养生有了世界舞台。这是养生界最高规格的会议,我相信对养生的未来发展将有极为重要的意义。

令人欣慰的是,养生专业委员会经过细心筹备,有明显的国际性、广泛性和代表性。国际性体现在副会长、常务理事、理事及会员等各个层次都吸纳海外人员加入,成员覆盖中国大陆、美国、英国、德国、印度尼西亚、中国香港、中国台湾、中国澳门等 20 多个国家和地区;广泛性除了体现在覆盖多个国家和地区外,还体现在大陆 31 个省、市、自治区的覆盖面及覆盖层次,会员覆盖了东、南、西、北、中,发达地区和欠发达地区,涉及一线、二线及中小城市,甚至下探到区县层面,保证了养生事业的梯队建设和平衡发展;代表性体现在理事以上成员中,境内外知名专家有 60 余位,具有高级职称的成员有 90 余人,占 60% 以上。兼具学术代表性和区域代表性。

上午九点,成立大会准时开始。大会首先宣读了国家民政部对养生专委会成立的批复及前一天预备会选举结果,并由世界中联主席佘靖为养生专委会授牌、为养生专委会首任会长授证书。我作为会长,在受牌、受证的时候,确实非常激动。人到老年,情绪本不宜波动,也不易波动,但看着苦心准备的养生专委会能在人民大会堂办成最高规格会议,心中的激动和感动无以复加。

随后,佘靖主席致辞,介绍了世界中医药学会联合会及其专业委员会建设情况。她说,养生是中华民族的一大创造,是我国传统文化中的瑰宝,也是中医学宝库中的一颗璀璨明珠。随着世界经济持续稳定发展、医学模式的转变及老龄化社会的到来,健康成为全球的关注目标和追求热点。养生以维护健康、祛病延年为目标,适应当前疾病谱和医学模式的改变,符合医卫服务重心前移的要求,将为社会和谐持续健康发展提供有力保障,具有极为重要的时代意义。佘靖主席希望养生专业委员会能够更广泛地调动海内外专家和学者的积极性,发挥好桥梁和纽带作用,把养生专

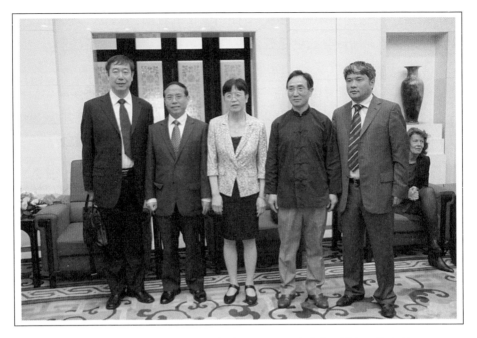

从左往右：关涛主任、梁繁荣校长、佘靖主席、马烈光会长、刘达平董事长

业委员会办成一个促进中医药事业发展，有影响、有特色的专业委员会，为中医药在全世界的广泛传播作出新的贡献。

会上，成都中医药大学校长梁繁荣表示，作为挂靠单位，成中医将以养生专委会为支点，大力弘扬中医养生，不断赋予其新的时代内涵，推动养生向更加规范、科学的方向发展，推动更加广泛的养生领域国际交流与合作，推动构建新常态下养生健康产业发展的新模式，更好地守护健康、造福人类。梁繁荣倡议：以世界中联养生专业委员会的成立为契机，进一步加强中医养生理论和方法的继承与创新，进一步加强中医养生的推广与普及，进一步促进养生健康产业的发展。

作为会长，我也在会上致辞中讲到，中国从夏商至秦汉，历唐宋元明清，"人命至重，有贵千金"的重生思想深植人心；"君王众庶，尽欲全形"的长生追求渗透血脉；"养怡之福，可得永年"的摄生行为贯穿始终。尤其到了现代，养生越来越受到国际关注，其国际化已经有了实质性的进展。可以说，时代需要养生，世界需要养生，人类健康需要养生。最后，我号召同道同心同力，借助世界中联养生专业委员会的力量，携手光大"养生仁术"。

海外会员代表、德国中医药协会副会长英悟德，国内会员代表、南京中医药大学党委书记陈涤平也在会上发言，祝贺专委会成立。这次大会还有幸邀请到中国工程院院士李连达、国医大师刘敏如两位老前辈，他们也分别致辞，除对专委会成立的意义大加赞赏之外，还语重心长地提出许多希望。

专业不能脱离产业，因此会议还为专家与企业的交流发展搭建了推广平台，举行了健康长寿、养生保健产业合作签约仪式，由成都中医药大学、世界中医药学会联合会养生专业委员会、重庆市南川区人民政府、重庆山水都市旅游开发有限公司、重庆金阳房地产开发有限公司等五方共同签署了中医药养生合作框架协议；由成都中医药大学、世界中医药学会联合会养生专业委员会、云南省腾冲县人民政府、重庆金阳房地产开发有限公司等四方共同签署了中医药养生合作框架协议。

成立仪式上，著名青年歌唱家常思思还专门为成立大会献唱由我作词的歌曲《养生颂》。一曲歌罢，成立大会进入高潮，也标志着大会的圆满成功。

四海宾朋，共襄盛举

此次大会，有来自海内外20多个国家和地区的代表参会，可谓四海宾朋齐聚，共襄养生盛举。其中有两位嘉宾值得一叙。

其一是香港道家养生大家朱鹤亭老先生的莅临，令我十分感动。朱老视我为忘年交，我却不敢以此自居，再加朱老毕竟寿高，有些活动我一直不敢劳烦老人家。这次会议，作为最高规格的养生会议，我盛邀老人家出席。朱老闻讯，慨然应允，并提出要为大会题词，还特意赴香港拜见国学大师饶宗颐，请饶老为大会题字，并声明要为大会送特别礼物。于是大会组委会在成立大会上专门留出时间，以便请朱老展示，也是为大会助兴。果然，朱老亲自将此三样礼物携至会场，当场展示。朱老亲笔题写的"福"字文，饶老先生题写"仁心"二字，特别礼物玉石是朱老特别赶制，亲自设计外封，并以木盒盛放，附以收藏证书，皆精美异常。朱老还手持话筒，即兴引经据典，从中华文化的高度，对养生文化作了精辟总结，并对养生专委会成立的意义大加赞赏，其思维敏捷，语言毫无停顿，条理清晰，真是几人堪比啊？！至少我接触过的耄耋老人中，似朱老这般神思不衰者几无。本是稳坐台下的嘉宾们，目睹朱老神采，见识了朱老广博的中华文化底蕴，都离座前拥，手机、相机闪烁不停，群情激动。献礼在会议中段，所给时间只有5分钟，又未安排发言，本预计是一带而过、无甚波澜的仪式，却掀起了不亚于献唱《养生颂》的会议高潮，大大出乎意料，却大慰我怀。本来嘛，没有养生家充分展现风采，以树立榜样，坚定"道心"，养生怎能让人信服，养生专业委员会又怎能体现出养生添福添寿的特色呢？！

其二是阿尔及利亚驻华大使的夫人的到来，让人颇感意外。人民大会堂作为国家代表性的会议中心，其审查非常严格。早在会议召开的一个月之前，就必须将入场人员的名单、所乘车辆全部报大会堂管理处审批备案，且入场安检与机场安检同级别。然而，就在22日上午，遽然接到阿尔及利亚驻华大使的夫人要求参会的通知，只能临时与人民大会堂管理局沟通，所幸大使夫人最终顺利入场，也为大会增色不少。会后闲时，我总觉惊奇，会期筹备如此之短，大使夫人从何得知大会召开的讯息，更觉惊奇的是，原来养生的影响已如此之大，真是中华文化之幸甚啊！

（本文刊载于《养生杂志》2015年第7期）

同宗同根，传播养生

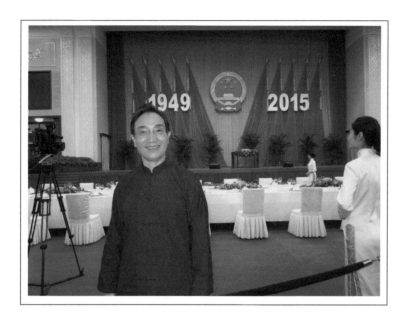

马烈光在北京人民大会堂出席国庆宴会

2015 年 9 月 28~29 日，国务院侨务办公室、中国侨联、全国政协办公厅等国家部门及组织，邀请海内外侨胞、侨眷，分别举行了国庆庆祝活动。我有幸受邀出席活动，与各位侨胞侨眷畅谈养生，共溯中华文化之根。在活动期间，还受到国务院侨办主任裘援平及中国侨联主席林军等领导的会见，他们对中医养生文化在世界范围内的传播与发展提出了殷切期望，希望我能积极参与侨办、侨联举行的活动，利用侨办、侨联搭建的平台，为传播和弘扬养生文化作出更大的贡献。有感于活动盛况及养生发展的壮大，特将见闻及所感记以成文，以飨养生同道。

同一种文化，同一种梦想

养生文化是中华传统文化的重要内容。从古到今，中华大地的人，受到中华文化的长时间熏陶，及中华悠久历史的影响，对养生情有独钟。可以说,养生已经渗透入每一个华人的骨髓,成为了一种基因记忆。每一个炎黄子孙,都有长生的梦想和养生的追求。近代以来,随着华人的足迹遍布世界,华人的地位逐渐提升,中华文化中的养生、医疗等与健康相关的元素,在世界的传播范围越来越广,也越来越受到世界的关注和喜爱,如功法、针灸、推拿、美食等。甚至一些理论和哲学性的文化元素,都令世界着迷,如太极、八卦、周易等。而对于广大侨胞、侨眷而言,世界华人同宗同根,同受中华文化影响,因而,在健康方面,我们都具有同一种文化,同一种梦想,即长生的梦想缔造出的灿烂养生文化。

这种同宗同根,同样的追求,在这次国庆活动中,给我带来了不少惊喜。原本,我参加活动的初衷是想见识国家级庆典的规模和组织方式,以增长见识,毕竟古人云"读万卷书,行万里路"。然而,宴会之上,迎送之间,交谈之余,一旦自我介绍到养生学教授一职,即能感受到海外同胞们明显高涨的热情,话题随即转向养生,并且热烈起来。还有来自阿根廷、比利时、荷兰等国的不少华侨同胞,当场发出讲课邀请。不禁让人感叹,血脉的烙印,文化的熏陶,都让养生深入华人的心啊!

2015 年 9 月 28 日,国务院侨务办公室在北京举办"庆祝中华人民共和国成立 66 周年海外侨胞专场活动",来自世界各地约 500 位侨胞出席

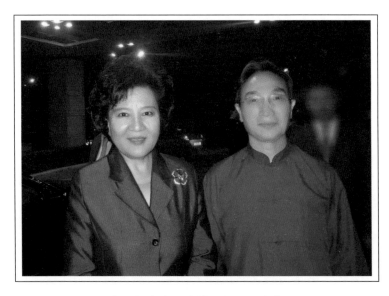

国务院侨办主任裘援平与马烈光合影

活动。中国国务院侨务办公室主任裘援平出席并致辞。

2015 年 9 月 29 日，中国侨联也在北京友谊宾馆举行"庆祝中华人民共和国成立 66 周年招待会"，来京参加国庆活动的 17 个国家和地区的 450 余位海外侨胞和国内归侨侨眷代表出席。中国侨联主席林军、副主席董中原、李卓彬、乔卫、康晓萍、朱奕龙以及中国侨联各部门、各单位负责人出席招待会。

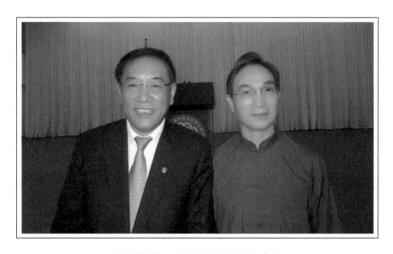

中国侨联主席林军与马烈光合影

为庆祝中华人民共和国成立 66 周年，全国政协办公厅、中共中央统战部、国务院侨务办公室、国务院港澳事务办公室、国务院台湾事务办公室于 2015 年 9 月 29 日下午 5 时 30 分共同在人民大会堂宴会厅举行国庆招待会，中共中央政治局常委、中央书记处书记刘云山致辞，并与 2800 余名港澳台侨各界代表欢聚一堂，共同庆祝中华人民共和国成立 66 周年。招待会由中共中央书记处书记、全国政协副主席杜青林主持。部分在京中共中央政治局委员、书记处书记，全国人大、国务院、全国政协领导同志出席招待会。

借力华侨，传播养生

华侨，长期居住海外，大多已经很好地融入了当地，对居住国的社会人文特点有相当的了解。同时，作为炎黄子孙，他们还留有深深的中华文化烙印，对养生文化也能很快理解。进而，侨胞能用更加地道的和符合居住国文化思维特点的语言,对养生文化进行转译,用更贴近当地人的方式,对养生进行传播。侨胞所具有的这种养生文化的传播优势和特色,国内的多数养生专家不具备,甚至许多留学生、翻译工作者,都不具备。所以,从文化传播的角度来看,侨胞应当是养生走出国门最好的"形象大使"和"翻译官"。

"回首向来",我和我的团队之所以这些年得以不断与外宾接触,甚至在国外宣讲养生文化,其中的牵线搭桥人,多是海外华侨同胞。有了华侨同胞,真如"一桥飞架南北,天堑变通途"啊! 此次参加北京国庆活动,有此收获,已不虚此行。未来若能通过侨办、侨联搭建的各种平台,更好地为侨胞服务,与侨胞合作,共同恢弘养生,相信必能在世界范围掀起养生高潮,让养生在健康领域大放异彩。

（本文刊载于《养生杂志》2015 年第 11 期）

养生交流欧洲行

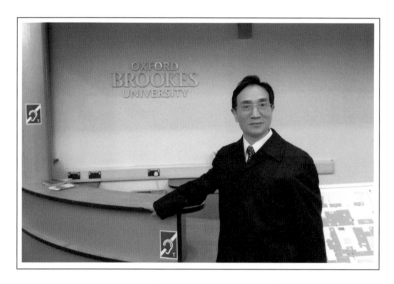

马烈光在英国牛津布鲁克斯大学讲学

2015年10月31日至11月11日，应英国牛津布鲁克斯大学公共保健学院、德国国际中医协会、法国巴黎东方文化中心等的邀请，我与世界中联养生专委会秘书长刘达平、成都中医药大学党委书记马跃荣、国际合作与交流处处长姚洪武、外事项目科科长舒薇等领导和同事，一同赴英国、德国、法国、荷兰等欧洲四国进行了交流访问。期间，我们参观考察了当地的风土人情和名胜古迹，尤其令我欣慰的是，在与各国医疗、健康领域领导和专家的探讨中，深感他们对养生文化和开展养生合作充满了极大的兴趣。今将参观访问的所见、所闻与所得，整理成文，以飨读者，并作纪念。

北宋大文豪苏洵曾说，"夫功之成，非成于成之日"。养生与欧洲各国的交流合作，其实这并非第一次。2010年至今，德国、法国、英国等国的医疗健康领域专家就经常来成都参观，每次我都亲自接待，并与他们商谈养生合作。只是碍于远隔重洋，一直未做回访，甚为遗憾。但有了这几年愉快交流的铺垫，方有今日欧洲四国的成功之行。

一、英国行

赴欧时间定在 10 月 31 日,恰是西方万圣节,首站英国。之所以让我这个对西方节日一窍不通的老朽至今记得,原因在于一下飞机便感受到的那种异域风情和热闹而古怪的节日氛围。当晚,我们一行游览了伦敦的华人街区,得知我们到来的中医界华人侨领,准备了盛宴为我们接风洗尘,略解了我们身在异域倒时差的不适。宴后回到宾馆不久,英国新成立的"健康新概念学会"会长便携其秘书长登门来访。会长是位医学家,也是华人,自然交流甚为顺畅,原来她要与我商谈健康新概念学会与世界中联养生专委会合作的事宜,并诚邀我担任他们学会的终身名誉会长。前贤曰"星星之火可以燎原",新生事物的力量决不可小觑,健康领域亦如此。我们彼此相谈甚欢,我亦欣允出任其名誉会长。初次接触,即能投缘,议定养生健康合作,可谓双赢。

次日,即 11 月 1 日,英国接待方颇为人性化地安排我们整日参观伦敦著名景区及大英博物馆。11 月 2 日中午,我们乘车来到已建校 150 周年的牛津布鲁克斯大学,受到了该校有关领导的热情接待,然后参观千年古城牛津,感受了这里厚重的历史感和浓郁的文化氛围。晚宴由一位在此开餐馆多年、颇有影响的台湾同胞做东,品味美食,养生大趣!

11 月 3 日一整天,是养生主题日。《养生杂志》2015 年前几期时,曾作报道,全球人口老龄化冲击下,英国虽然福利待遇很好,但也面临严重的健康隐患。政府对其民众无病时不喜保养,导致医疗负担很重的社会现状非常焦虑。因此,作为政府政策制定的咨询谏议机构,牛津布鲁克斯大学公共保健学院对此状况也在四处寻找解决思路。院长基思教授听闻中国有养生传统和养生之术,还亲赴中国,与我商谈合作。无怪乎英国方面为我们这次回访,为养生,安排了一整天时间。

3 日上午,我们一行参观了牛津圣莫妮卡养老中心及瑞奇蒙德退休村,进一步了解英国社会医疗保健制度、老年人口状况及养老现状。按照行程安排,我在养老中心以"真人关节导引术"为题,向在场老年人介绍了我国唐代大医学家、养生家孙思邈所创的导引功法,并作了现场演示。这套导引术动作舒缓,身、心、息配合甚妙,适合老年人使用。演示完毕,还指导听众现场学习,同时也感觉到他们很喜欢来自东方的这种锻炼方式。看来中国的养生,至少在英国老年群体中,大有推广的必要和前景。正因为如此,演讲活动一结束,就被养老中心的领导引至会议室进一步交流。养老中心的领导具体介绍了英国当前的养老状况和方法,当然,他们更关心的自然是中国还有多少这种"神奇而健康的运动",能否进一步挖掘并在英国推广。其实,这些年为国外所熟知的中国"功夫"、"气功"等都源于导引术,只是前者加入了技击动作或以技击为目的,特别讲究刚柔开合、攻防转换、发力收力等,并需要艰苦训练;后者在国外的传播,主要以养生为目的,可说是导引养生术的别称。中国几千年来,发明的导引术不计其数,古人养生尚有"旬月导引"之说,每个月的导引内容都不同,可见其丰富程度。养老中心领导听完之后,合作意愿尤增。而我从他们的介绍中也发现,我国的养老和社会福利现状,确实与英国有不小的差距,作为发展中国家,需要迎头赶上。但同时,如何处理高福利待遇带来的社会负担问题,也是决策者应当考虑平衡的,英国就是前车之鉴啊。

3日下午,我们一行在布鲁克斯大学与其公共保健学院、健康与生命科学院、建筑环境学院、国际交流处、研究和商业开发部等院系部门的负责人座谈。我在会上进行较长时间的发言,介绍了中国的养生历史文化,当前中国的养生发展状况,世界中联养生专业委员会的情况和未来规划等。2015年是牛津大学建校150周年,访问期间他们正在进行庆祝活动。乘着庆典的"春风",我提出希望未来能与牛津布鲁克斯大学开展养生健康方面的深度合作,如人才培养、学术交流及产品开发等,并提出我最大的愿望,就是合作建立国际养生学院。布鲁克斯大学各学院院长听完之后,对于这些规划和想法都表示了赞赏。相信这次在英国的交流合作探讨,给在座的各院长心中,种下了一颗养生的种子,只等将来进一步浇水发芽,破土成苗。果能如此,英国一游,当不虚此行了。

二、德国行

11月3日晚间,我们从英国飞到德国,这是此次考察的重点之一。4日开始正式交流考察行程。德国人做事确实严谨,我们尚在国内时,德方就已将行程以小时为单位做了安排。在德国的整个考察期间,各项活动

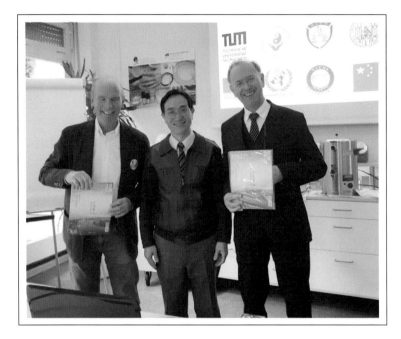

马烈光（中）在德国与韩鹏教授（左）、梅尔哈特教授（右）合影

也是严格按照行程表展开，令人赞叹。

　　整个德国行程安排得很满，我们先后访问了慕尼黑工业大学、国际中医协会及几位名医的诊室，并与慕尼黑工业大学韩鹏教授、梅尔哈特教授、岳瑟甫教授、英悟德博士等深入交流。德国是欧洲各国中，中医发展得最好的国家，中医氛围自然也很好，他们对中医的了解很深。德方每年都会固定派代表团来中国访问交流，尤其近些年，在养生方面的交流甚为密切。英悟德博士和田丽思医生是世界中联养生专业委员会的两位副会长，韩鹏教授是成都中医药大学客座教授，岳瑟甫教授于 2015 年曾与我在养生杂志社促膝长谈，他们都是我任主编的《养生杂志》的特邀专家，已是老朋友了，所以养生在德国大有可为啊！

　　座谈时，欧洲自然医学会梅尔哈特教授希望能与世界中联养生专委会合作，在德国举办 2017 年国际养生大会，还希望以后能长期固定在德国举办活动。此事正合我意，因为世界中联为了激励各专委会增强国际性，要求每个专委会每两年必须在国外召开一次学术大会。这次来德国，发现中医在德国氛围很好，又很受欢迎，养生专委会完全可以在德国固定开展活动,增强德国的养生气氛,并带动整个欧洲普及养生。因此,我向梅尔哈特教授了解德国召开学术会议的相关规定和注意事宜,梅尔哈特教授也一一进行了解释。通过他的介绍,我才明白,事情远没有想象得那么容易。德国休假较多而且严格遵守制度,休假期间,天大的事情也要等休假结束才能处理,平常双方相互通信主要靠电子邮件,交流时有不畅。要想举办会议,至少一年之前,就需要进行准备。梅尔哈特教授对此也很无奈,一再强调要提前动作。不过,我相信,只要双方认识到养生的重要性,愿意通力合作,这些困难都顺利克服。德国方面,有养生专委会的两位德国本土副会长从中斡旋,合作事宜会顺畅很多。此次考察,月余时间就能将德国行程安排妥当,也是两位副会长之功,其协调能力可见一斑。我同时向梅尔哈特教授及在座各位德国专家发出邀请,请他们2016年来成都参加养生专委会第二次国际交流大会,届时再进一步敲定合作办会的细节,他们均非常高兴。经过商讨之后,他们确定于2016年9月上旬率团来成都向我学习养生,与成都国际养生大会的会期相近,可一并参会交流。

在我介绍到近年来我在养生方面的成果时,英国和德国的各位专家,对《养生杂志》十分感兴趣,纷纷提出,希望能将《养生杂志》转换成外文,在英国和德国两国同步出版发行,至于发行的细节,他们可以全部代办和设法沟通。我猛然醒悟,《养生杂志》,在国内竞争激烈,但其内容对国外读者而言,十分新鲜。中国美食、中国式健身运动、中国的"异域"风情,都对国外读者具有吸引力。出版合作,前途光明啊!梅尔哈特教授和英悟德博士还一再向我游说,希望我能将养生专业文章发来,由他们翻译并发表在德国《中医药杂志》和《气功养生》杂志上。此为促进养生传播交流的大好事,我即欣然允之。尤其英悟德博士毕业论文方向就是中国养生文献的研究,其中国文化功底令人放心。

三、法国行

6日晚,从德国慕尼黑飞到法国巴黎,在巴黎访问了2天。法国国际气功协会会长、巴黎东方文化中心主席柯文,专程接待了我们。与柯文的交流,令我明白,中国的气功,在国外有多么地受欢迎。

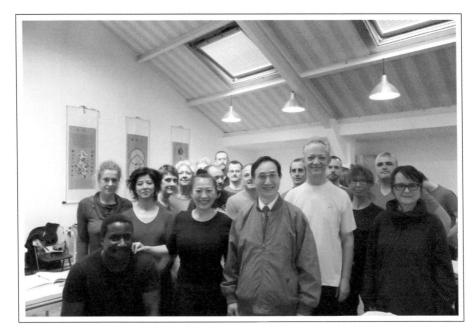

马烈光在法国与柯文主席（中左）等合影

柯文向我们介绍，她初到法国时，颇为苦恼，也经历过一段困窘的时期。后来随着苦心经营，"咬定青山不放松"地传播气功，更随着中国气功在国外的市场越加开阔，柯文的东方文化中心方有了相当的规模。每个月开班时，报名者颇多，影响很大。这次我们来到法国，恰好有几个班百多位学员正在修炼气功。我在柯文的安排下，即兴给几个班的学员讲授养生知识和养生文化，深受学员的欢迎，纷纷要求与我合影留念。随后，她带我们参观了东方文化中心。中心皆木板铺地，体现自然风格，四壁悬挂道、气等中国书法大字，及"内经图"等气功经典图画，若不是座下学员都是金发碧眼，恍若已回到中国，文化味道浓郁啊！我与柯文还单独进行了交流，我向她进一步介绍了养生在中国文化和中医中的重要地位，并介绍了自己的养生研究成果，与她商讨养生合作。柯文也深感，通过养生，可以将她近年来在法国传播的文化及健康方法熔于一炉，将更上一个层次，也更符合中国文化特点。她当时就与我约定，于 2016 年 4 月 20 日，率法国电视台及一部分学员约 20 人，来成都专门造访我。此诚"着意寻不见，有时还自来"，法国养生，大事定矣！

　　8 日深夜,我们又应邀赴荷兰阿姆斯特丹访问,在参观和学术交流一番之后,于 11 日返回成都,从而结束了此次欧洲四国之行。"回首向来",古人言"读万卷书行万里路",诚不我欺也! 四国之行,让我对养生在海外的传播更具信心,此次交流考察收获颇丰,令我十分满意。连日的交流考察,仿佛并不是我来到了欧洲,而是中国养生插上健康的双翼来到欧洲。养生"空降"欧洲,甚妙、甚慰啊!

（ 本文刊载于《养生杂志》2016 年春季刊 ）

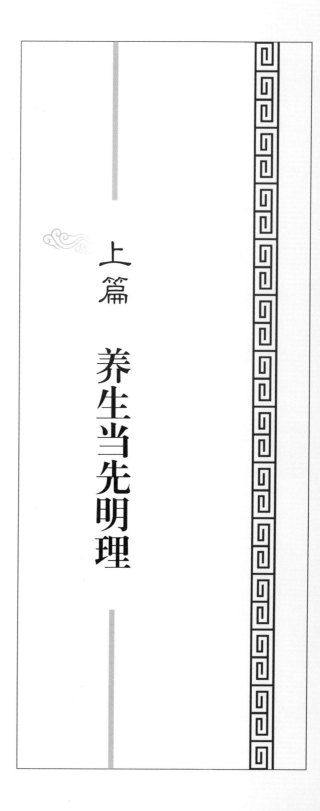

上篇

养生当先明理

健康是幸福的根基

　　时下，在媒体的带动下，社会兴起了对"幸福"的热论。那么，什么才是"幸福"？词典将其定义为"一种持续时间较长的对生活的满足和感到生活有巨大乐趣并自然而然地希望持续久远的愉快心情"，也就是一种纯粹的感觉。现代将其简单概括为精神和物质的双重满足感。实际上，"幸福"一词最早来源于中国古人的"五福"说，《尚书·洪范》将"寿、富、康宁、攸好德、考终命"五者齐备视为"福"。也就是说，幸福的人，必须长寿、富足、健康安宁、有美好的品德、无疾而终。这一定义，要比"满足感"更加具体而直观，更符合我国的文化特点。细究之，"健康"不仅是"五福"之一，也是其他四福的基础。为什么呢？且来一一分析。

　　首先，健康是"寿"的基础。"寿"即长寿，寿命长久。我国传统中，人年过五十可"做寿"；但考虑到随着社会的发展，60岁者才被称为"老人"；而现代我国人均预期寿命已超过70岁。因此，养生者之"寿"，应遵循古人所说"上寿百二十，中寿百年，下寿八十"。即，达到80岁才可称"寿"。要达到这一寿命，老人必须有较高的健康水平，至少生活可自理，且身无重病，老年慢性病控制效果良好而稳定，家庭和睦，其乐融融，老有所为融入社会。放眼我们周围，长寿老人莫不如此，反之，也正因为有这样的健康基础，才能让他们幸福而长寿。

　　其次，健康是"富"的基础。"创业艰难百战多"，一个人要想事业有成，得到超乎常人的物质财富，必须经过一番艰苦的奋斗。财富的背后，是时时的殚精竭虑，如履薄冰，是对生命的损耗，现代人形象地称之为"拿命换钱"。这种情况下，必须是具有强壮身体和强大心理的人才能胜任。否则，可能会事业正兴而人"中道崩殂"，留下的是家人的悲恸和他人的扼腕。这种用生命换来的财富还有何意义呢？现代"文明病"，甚至许多中青年企业家的猝死，均源于此。可见，健康才是财富的基础，没有健康的财富，只是一场镜花水月。

　　健康,也是"攸好德、考终命"的基础。健康的身心与美好的品德,两者有相互促进的关系。身心健康的人,相对来说,更容易获得仁爱长存、乐善好施、豁达开朗等美好品德,而身有疾病的人,相对要困难一些。"考终命",即无疾而终,或谓之"尽享天年",或可称之为"善终"。人要想无疾而终,不受痛苦地离开人世,必然要有健康的身心,至少,一些衰老导致的慢性病不会发展为严重影响生命的大病、重病。

　　可见,要想获得五福齐备的幸福,必须有一个健康的身心。健康,诚为幸福的根基!

人有寿限曰天年

天年，即天赋的年岁，是人们的寿命上限，或者可以理解为人出生后，在生命不受任何损伤的情况下，应该获得的最高寿命。《黄帝内经》认为人们活到的岁数约在百岁以上，如《黄帝内经》中说："尽终其天年，度百岁乃去。"

那么，人类的"天年"，即寿命上限究竟是多少？这是个比较复杂的问题，它与先天禀赋的强弱盛衰以及后天营养、居住条件、公共卫生和个人卫生、医疗预防措施等多种因素的影响有关。东汉哲学家王充在《论衡·气寿篇》中曰："若夫强弱夭寿，以百为数，不至百者，气自不足也……人年以百为寿。""百岁"，《礼记》曰"期颐"，在俗语中也常用"百岁"作为人享高寿的一个专用词汇，但这绝非指人的标准寿限就是一百岁。《尚书·洪范篇》以一百二十岁为寿限；嵇康之《养生论》认为，"上寿百二十，古今所同"。说明古人认为人的自然寿命可以活到百岁以上，实际上，上寿"百二十岁"，这个寿限常可在高寿人中达到。

那么，为什么现在许多人往往活不到百二十岁，甚至活不到百岁呢？《黄帝内经》认为，这和懂不懂得、执行不执行养生之道有关，如《素问·上古天真论》中说："余闻上古之人，春秋皆度百岁，而动作不衰；今时之人，年半百而动作皆衰者，时世异耶？人将失之耶？"从而指出了能否身体健康、益寿延年的关键，在于人们是否懂得养生之道。上古时代的圣贤，由于掌握养生之道，年纪到了100多岁，而形体、动作不显得衰老，但现在的一些人，因不注意养生，往往活不到50岁，形体便衰老了。当然，人不可能不死，但是可以通过后天调养，逐渐增强体质，提高康复能力、抗衰能力，从而达到延年益寿，"百岁而动作不衰"的目的。

医学的最终目的不外指导和帮助人们达到寿命上限。中医认为，人的寿命一方面决定于天赋，即父母赋予后代的身心基础之强弱，另一方面决定于后天的各种影响因素。张景岳说："夫人生器质既禀于有生之初，则具一定之数，似不可以人力强者。第禀得其全而养能合道，必将更寿；

禀失其全而养复违和,能无更夭。"说明了先天与后天因素对人的生命的影响。随着社会的发展,科学的进步,人民生活与健康水平的提高,人类平均寿命越来越接近"天年"了。

但是,要想寿近天年,就需要在养生方面格外细致。当前,随着人们物质生活水平的不断提高和精神文明生活的日益丰富,健康与长寿已经成为举世瞩目的问题。但如何养生才能健康长寿? 不少人并不清楚,甚至错误地认为,现在工作繁忙,待退了休再去养生吧! 殊不知,养生是没有年龄界限的,人老时应该保养身体,年轻时、中年时,即使是幼年,也都应珍惜身体。真正到了老年,再去研究和遵循养生之道则为时已晚。想达到天年,就必须时刻注意自身的生活方式。世界卫生组织(WHO)认为,健康长寿有多种因素,其中 60% 取决于自己。大量事实证明,不良的"生活方式"对健康的摧残是很严重的,现代人类所患疾病中约有 45% 与生活方式有关。

总之,人是有寿命上限的,即中医所谓"天年",约为 120~150 岁之间。天年寿限,虽然不可能人人都达到,但是,通过适当的保养,每个人都可以无限接近天年,得享高寿。

寿夭只在一念间

改革开放 30 年来，国家富强、社会安定，就生活条件而言，确如歌中所唱"我们的生活充满阳光"。但在这么好的条件下，仍然经常听到高层领导、名人明星、普通大众中有人过早夭亡的消息，甚至其中不乏一些年轻人突然夭折的报道。我认识一位姓黄的先生，他十八岁就投身商界，素有"工作狂人"、"拼命三郎"之称，十多年下来，成就颇大。然而，就在事业兴旺之时，才三十几岁，本当年富力强的他，却突发脑出血而撒手人寰，实在令人扼腕痛惜！

老话说得好，"一念之差，万劫不复"，有些时候，决定一个人的寿夭，往往就在一念之间。譬如，美酒当前，觥筹交错，在喝多喝少之间犹豫时，"大家这么高兴，这次就喝个尽兴吧"，一念之间，举杯见底，酩酊大醉，殊不知生命已经受到了损伤；情人当前，美体横陈，媚眼勾魂，在沉迷与清醒之间犹豫时，"放纵一次吧，你情我愿，何必拒绝"，一念之间，失德乱性，从此不可自拔，"因而强力，肾气乃伤"，髓枯精竭，生命已经受到了损伤；名利当前，舞台铺就，众星拱月，迎来送往，在蝇营狗苟与淡泊超然之间犹豫时，"再忙再累，能名利双收，值了"，一念之间，形劳体困，伤思耗神，生命已经受到了损伤；年轻当前，精力旺盛，游刃有余，不眠不休，虽身体疲惫，精神仍觉亢奋，在劳逸之间犹豫时，"这么年轻，累就累吧，身体垮不了"，一念之间，疲劳作业，长此以往，起居失常，生命已经受到了损伤。以上事例，日常生活中随处可见，不胜枚举，一言以蔽之，都是"一念之差"造成的。

就前面提到那位黄先生来说，在他暴毙前两年，其实已经检查出血脂异常、脂肪肝、血压偏高，可他毫不在意。甚至在他出事前半年，还在想着："趁年轻，有身体本钱，就要好好打拼打拼，等哪天不想干了，再好好保养吧。"说明在他心目中，这三十年的时光里，钱比命重要。俗话说，观念决定成败，在这种想法的影响下，他的一生，为了钱，喝酒来者不拒，做事恣意妄为,生活中不注意起居规律,不顾性命,只图爽快。正如《黄帝内经》中警告的一样:以酒为浆,以妄为常,不时御神,务快其心,起居无节。《黄帝内经》在警告之后紧接着就指出这样的生活方式是"逆于生乐",其结果必然是"半百而衰",最终伤生殒命,可以说这位先生的例子就是现实中对《黄帝内经》这段警告活生生、血淋淋的注解。唐初时的药王孙思邈说过"人命至重,有贵千金",如果黄先生早点认识到生命的宝贵,他就不会那样"要钱不要命",也不至于年仅三十几岁便离开人世。

或许有人要说,这些道理毋庸置疑,可人活在世上,压力无处不在,困扰纷至沓来,怎么可能在争名逐利的时候还能照顾到性命?这样的疑问似乎很实际,但何不反问一句:人活着的标志,是拥有生命还是拥有名利?命重要还是钱重要?众所周知,争名逐利的目的是为了提高生活质量,更好地活着,可它的前提是"活",如果生命都不存在了,那要名利还有何用?

寿夭只在一念间。我们每一个人都应该认真地权衡生命的价值,保持对生命的敬畏、重视、爱护之情,清醒地认识到生命其实是脆弱的,很容易受损伤,甚至生命的火花稍纵即逝。晋代葛洪曾说:"凡为道者,常患于晚,不患于早。"养生保健应该越早越好,不要再有"年轻伤身老来养,亡羊补牢犹未晚"这种轻忽性命的想法,毕竟,物欲是没有止境的,生命却是有限的。所以,欲要养生,应先端正观念,不要再犯一念之间的错误。当"诫之诫之"!

生死必然，处之泰然

如果有人问：你怕死吗？想来多数人会回答：怕！所以《黄帝内经·灵枢·师传》中说："人之情，莫不恶死而乐生。"人的生命毕竟只有一次，"贪生怕死"是很正常的。也正由于怕死，人们才会珍惜生命，也才会有养生的动力。但时常也可以见到如东汉医圣张仲景所说的"猝然遭邪风之气，婴非常之疾，患及祸至，而方震栗"，有人一得知自己患有重病，立刻面色惨白，两目无光，甚至萎顿于地，不几日便被"吓死"了。

那么，如何看待生死呢？其实，这不仅是养生的根本问题，也是人类永恒的话题。

首先应该明确的是，自然界的新陈代谢，人的生老病死，这是谁都无法逃避的客观规律。晋朝著名诗人陶渊明早就写过："天地赋命，生必有死。自古圣贤，谁独能免？"毕竟，只要有新生命降生，遗传因素就决定了这个生命画卷必然以发育、盛壮、衰老的方式徐徐展开，最后终结于死亡。这是一个自然且必然的过程，虽可以有限延缓，但不可逆、不可止。宋代大文豪欧阳修说："死生，天地之理，畏者不可以苟免，贪者不可以苟得也。"由于死亡的约束，个人的生命就像历史长河中的一朵毫不起眼的浪花，灿烂而短暂，可悲复可叹！但正因为有死亡带来的新老更替，"长江后浪推前浪，世上新人赶旧人"，人类才能保持不断地向前发展。同时，由于有死的威胁，才更加衬托出生的可贵。这样看来，死亡，又多么可敬啊！

那么，应该如何面对必然到来的死亡呢？其实，中华民族在长期的生命奥秘探索中，已经形成了特色鲜明且成熟合理的生死观。无论儒家的重视生命、直面死亡，还是道家的与道合真、超脱死亡，抑或是佛家的生命轮回、看破死亡，面对死亡时，都从容不迫。生是偶然，死是必然，生生死死，处之泰然，这才是正确的生死观。需注意的是，泰然处之并不是浑浑噩噩。泰然处之，是让我们更加重视生命，活出洒脱而灿烂的人生。虽然死亡不可避免，但是生命的长度却有不同，养生正是延缓衰老、延展生命长度的手段。所以，泰然面对死亡，就应倍加珍惜、呵护可贵的生命。生命，护之养之唯恐不及，岂能轻易放弃。另外，"死有重于泰山，有轻于鸿毛"。即使古之贤者，从医学角度看，与普通人没有太大区别，"自古贤愚同一丘"。但是他们死得流芳百世大异于普通人死得"如灯灭"。所以古人欲求"立德、立功、立言"，就是追求生命价值的最大化。生如山花之烂漫，死犹落叶之静美。

　　看了以上文字，请问，死亡能够避免吗？ 不能！ 整日为死亡而忧心忡忡有用吗？ 没用！ 寿近期颐的国医大师裘沛然教授有诗云：养生奥旨莫贪生，生死夷然意自平；千古伟人尽黄土，死生小事不须惊。面对生老病死，不如泰然处之，珍视生命，珍惜时光。你看，春天来了，新生命又诞生了，"风乎舞雩"，踏春去也！

我命在我不在天

先秦道家，对养生有很多深刻的认识和体会，后世养生学都曾予以借鉴，如晋·葛洪《抱朴子内篇·黄白》中说："我命在我不在天，还丹成金亿万年。"此句话在道教中原指通过修炼而达到极高的境界后，人可以"羽化成仙"，从而"长生久视"，生命不再受天地的约束。这虽然带有一定的迷信和幻想色彩，但从养生角度来看，"我命在我不在天"有其科学之处，可谓养生箴言。

中医养生学认为，人在母体中孕育之时，胎儿得自父母的先天之精，其数量和质量决定了个体一生的生命延续方向，新生命在母体中只有被动接受，无从干预。而出生之后，个体生命受到的各种扰动，无论来自于自身还是周围环境，我们可以称之为"后天因素"。"百忧感其心，万事劳其形。"这些因素都会影响先天之精作用的正常发挥，从而使生命出现个体化的发展特征。若善于养生，这些内外因素大多我们可以调控。"先天之精"与西医所谓"基因遗传"有些相似，而其对生命的决定性作用，又像是主宰生命的某种"天命"。那么，是"基因"之"天命"对人长寿的影响大，还是"后天因素"对寿命的影响大呢？换言之，我们的生命主要受"天"控制，还是由"我"主宰呢？

"兼听则明"，让我们听听中医养生学之外的声音。三国时魏国曹操早就指出"盈缩之期，不但在天；养怡之福，可得永年"。当今世界卫生组织更明确提出：人类长寿的因素中，医疗因素占8%，气候因素占7%，社会因素占10%，遗传因素占15%，还有60%是自己个人的生活方式、个人心态对生命的影响。可见，"我命在我不在天"，洵乃真实不虚之言。

那么，这句话如何落实在养生实践之中呢？首先，当正确面对"先天因素"。不可否认，生命终究还是要受到一定的"先天因素"影响，但绝不能为之消沉，当奋起养生，呵护生命。宋太宗赵光义曾有诗曰："升降自然随我命，莫教虚度几光阴。"人生本就苦短，"一寸光阴未可轻"。养生尤当重视"后天"，活出"养生"态。前述世界卫生组织的结论，已经明白地告诉我们，后天因素对长寿的影响，占主要地位。那么，及时发挥"我"的主观能动性，积极调控后天因素，让其有利于生命的延续，就是"我命在我"的精髓。至少应当尽量减少接触各种伤生损命的因素，此即东晋葛洪所谓"伤生之徒，一切远之"的道理所在。南宋文学家陆游更说"吾身本无疾，卫养在得宜"，突出"卫养得宜"。明代宫廷御医龚廷贤指出"人之寿夭，在乎调摄"，一丝一毫不可轻忽。

中医养生学虽然借鉴了道家"我命在我不在天"的养生思想，但从生命科学角度更赋予了其新的科学内涵，是养生中当谨记和遵循的重要原则。养生就在当下生活，就应该从细节做起；养生不靠天，不靠地，全靠自己，要将生命牢牢掌握在"我"的手中。

人活百岁不稀奇

名医多长寿，不善养生者难成名医，这已为中医学的发展历史所证实。为何名医能长寿？皆因他们多能深刻理解《内经》的养生原理，笃行其养生方法，故多享有大寿，甚至享有百岁的高龄。

中医学及现代医学均认为，人的自然寿命在 120 岁至 150 岁之间，即使由于后天的各种损耗，一般人难以享受这么高的寿命，但活到百岁，绝不应当成为一件"难于登天"的事情。不过，要想得享百岁，养生必不可少。

所以，与其羡慕名医长寿，不如研究和学习名医的养生长寿经验。《三国志》载，东汉名医华佗"晓养性之术，时人以为年且百岁而貌有壮容"。唐代著《脉经》《针方》的甄权善养生，活了 102 岁。当然，历史上百岁名医中，最为人熟知的，当属唐代"药王"孙思邈。孙思邈百岁尚能看病、著述，达到了《黄帝内经》所言"百岁而动作不衰"的境界，皆得力于其善养生之道。

孙思邈的养生经验，可总结为陶冶性情，静养精神；生活有常，起居规律；饮食有节，善用药养；动静结合，合理用脑。仅以合理用脑为例，孙思邈在长期行医治病的实践中积累了丰富的临床经验，从而在他 70 岁前后总结写成了《备急千金要方》一书。冬去春来，在此书问世的二三十个春秋后，年近百岁的孙思邈为弥补《备急千金要方》的不足，又夜以继日，挥笔疾书，写成了《千金翼方》30 卷。他自著《备急千金要方》和《千金翼方》这两部医学巨著各 30 卷，分论 232 门，方 5300 余首，被称为中医临床"百科全书"。两书不仅对祖国医药学作出了杰出贡献，在世界上也有很大的影响，这是他去世两年前完成的。孙思邈的出生年月有争议，若以低界认为 102 岁，高界认为 168 岁。《千金翼方》最后完成时间介于 100 岁至 166 岁之间，即使以低界计算，也可谓百岁著述了。

人的寿命过百岁，而且在百岁仍保持一定程度的智力脑力，能著书立说，现代也十分罕见。但是，随着医学科学的发展，人类的进步文明，人的寿命会更加提高,老年智能发展水平也可以不断提高。中华文化以五十而知天命,六十花甲,七十古来稀,八十、九十为耄耋,但人们养生的最终目标是"尽终其天年,度百岁乃去"(《素问·上古天真论》),这是理想的长寿境界。能达到百岁者,古代十分稀少,现代亦少见,但人们正向这个目标努力。这一目标绝不是高不可攀,总有一天会成为人类的现实。这一目标,孙思邈达到了,甄权达到了,许多名医达到了。我们生活的时代,物质条件比古人优越得多,人均寿命更大大超过古人,更应该有信心享寿百岁。对于医学来说,研究古往今来百岁老人的个案,找出经验,从而找到突破百岁寿命的方法,是我们的任务之一。

研究百岁名医养生经验,也是时代的呼唤。当前,随着时代的发展,人们生活水平的不断提高,老龄人口的比例不断增大。人口老龄化是世纪性难题,也是世界性难题,中国的人口老龄化形势更是非常严峻的。目前,中国的老年人口已经达到 2 亿以上,是世界上唯一一个老年人口超过 1 亿的国家。老年人的生活节奏加快,心理疾病及心理问题日益突出。随着生理功能的衰退,大脑细胞逐渐衰老和死亡,身体各器官的功能也渐下降,出现智力、记忆力下降,反应迟钝,躯体运动欠灵活等,易导致老年人的情绪不稳定,产生孤僻、易怒,甚至产生抑郁、悲观的情绪。因此,研究老年养生,让更多的老年人保持身心健康,活过百岁天年,具有十分重要的意义。

1200 多年前,我国唐代大诗人杜甫曾经写过"人生七十古来稀"的著名诗句,可是在 1200 多年后的今天,活到 70 岁的人比比皆是,我国人平均寿命已达 70 岁以上,而有的发达国家平均寿命已接近甚至超过 80 岁。可以预见,随着养生的发展和普及,未来人们必然会普遍享有天年,必然是"人活百岁不稀奇"!

"形与神俱" 养怡百年

　　形与神是生命活动整体不可分割的两个方面。形，是人体一切有形之质的概括，又称形体；神，是指人的精神活动及功用。明代大医学家张景岳在《类经》中说："形者神之体，神者形之用。无神则形不可活，无形则神无以生。"形与神，两者相辅相成，不可分离，形健神旺是正气充沛、身体健康的标志，中医经典《黄帝内经》中把这种关系称为"形与神俱"，并提出了要达到这种健康状态的许多具体法则。

　　首先，养神全形。神对人体功能起着主宰和调节的作用，精神活动的异常变化会影响人体功能，使气机发生紊乱，从而造成精神和躯体的疾病，因此，养生要特别重视精神的调养。《素问·上古天真论》就说："精神内守，病安从来。"养神的具体方法，是要做到"恬淡虚无""无恚嗔之心""以恬愉为务"，即减少过度的欲求，保持精神愉快，情绪乐观，从而达到"形体不敝，精神不散"的目的。另外，还要"志闲而少欲"，增强抵御外界不良刺激的自控能力。不良的精神刺激会危害形体健康，甚至会导致"五脏空虚，血气离守"的严重后果。只有"不惧于物"，维持良好的心理状态，精神情志少受外界扰动，才能促进形体的健康。

　　其次，养形安神。形健则神旺，在这方面，中医养生提出了很多行之有效的方法。其一，慎起居，适劳逸。起居关系到形神的调节，"起居有常"才能保证健康，精力充沛，精神旺盛。"常"除了指注意作息有规律外，养生尤其不能忽视人体的作息时间对四时气候变化的适应性调整，做到内外环境相统一。养生的"劳逸结合"，要做到的是"形劳而不倦"，就是适当劳动或运动而不至疲倦，不超过常度地劳心、劳力。所以，起居有规律和劳逸适度是保持精充气足神旺的不可缺少要素。其二，注意饮食调节，尤其注意防范饮食不节、五味偏嗜对人体健康的危害。近年来，饮食与健康的关系已引起了人们的普遍重视，饮食结构、饮食搭配、合理膳食等已为人们所熟知。甚至可以说，人人都是家庭的饮食保健师，这是生活在这个时代养生者的幸运。其三,节欲保精。古人说"皓齿蛾眉,伐性之斧",这句话虽然有些偏颇,但也是前人对我们的忠告。所以《素问·上古天真论》把"醉以入房,以欲竭其精,以耗散其真,不知持满"列为早衰的一个重要因素,当为养生者警惕!

三国时期的嵇康在《养生论》中说:"修性以保神,安心以全身,……又呼吸吐纳,服食养身,使形神相亲,表里俱济也。"即养生应从形与神两方面入手,达到"形与神俱"的理想生命状态,如此则能"年皆度百岁而动作不衰"。此诚可谓养生者的珍宝啊!

不明"养生"，难得其道

时下有一种社会现象，"三十年前命找钱，三十年后钱换命"。还经常听有人说，"现在还年轻，等到退休后再养生也不晚"，好像养生只是老年人的事。其实，由于环境污染，社会压力过大等因素，有的朋友人届中年就已疾病缠身。此时，"病已成而后药之，乱已成而后治之，譬犹渴而穿井，斗而铸锥，不亦晚乎"！真是一语中的！

随着生活水平的不断提高，人们愈加热衷于养生。但总有人感慨，"生活在进化，身体却在退化"，"方法千般妙，养生却不见效"。这是为什么？其根本原因是人们对"养生"内涵认识不足。

何谓养生？养生即是保养人的生命，是人类为了自身良好的生存与发展，有意识地根据生命过程的客观规律，所进行的一切物质和精神的身心养护活动。这种行为活动应贯穿于出生前、出生后，病前(预防)、病中(防变)、病后(防复)的全过程。养生实践基于对生命活动规律的认识而展开，养生的目是保持健康而延寿。所有养生手段和方法，无论物质的或精神的，都不能违背生命活动的规律，更不能以牺牲健康为代价，否则就不是养生，而是伤生。同时，养生又是一个全方位、多层次、持续一生的综合性活动，养生之法不分贵贱，重在坚持。

从养生概念中可以看出，养生的核心要领，就是了解、把握自然界及人体生命活动的客观规律，并恪遵这些规律以养生。《素问·四气调神大论》中就说："逆之则灾害生，从之则苛疾不起，是谓得道。"这句话很好地诠释了养生概念中的相关内容。什么叫"养生之道"，怎样养生才能"得道"？老子《道德经》中"人法地，地法天，天法道，道法自然"的"法"字意义极深，就是要效法天地人的普遍规律以养生，点出了养生的根本诀窍。

理解了这一概念，我们自然就能明白：正确的养生，首先要做的不是孜孜汲汲于网罗各种养生之术，而应该是顺应自然规律，追求生活方式的合理化。但这一点恰被所谓"养生"的人忽略了。一些有不良习惯的人在询问养生方法时常说："有些坏习惯我这一辈子是戒不掉了，有没有好的养生方法能补救啊？"他们还时常提出一些养生方面的细节问题，如，做什么运动，是跑步、打球还是去健身馆；食物应该注意什么，什么饮食能降低不良习惯的危害；吃什么保健品、药物可以调理；针灸、推拿能不能用，选什么穴位？从中不难体会到这些人学养生之意诚，盼养生之情真，询养生之法深。可惜，由于不注意对养生内涵的全面理解，不能应时养生，不愿意改变不良生活习惯，从而导致得养生之义浅，甚至背养生之道远。

所以，要想事半功倍养好生，首先应该明白"养生"的内涵，不明"养生"之义，就难得养生之大道。

长生久视，"和"为圣度

"和"是中国传统文化哲学的核心理念和根本精神，《道德经》指出"万物负阴而抱阳，冲气以为和"。"和"的含义相当丰富，有相应、协调、和合、和顺、融洽、适中等诸多意义。中医养生学也吸收了传统文化中的这一理念，并将其贯穿在了养生的始终。

当然，中医养生的"和"，由于与中医理论和养生实践的密切结合，有了新的养生含义。中医养生的经典著作《黄帝内经》在其《生气通天论》一篇中就说："因而和之，是谓圣度。""圣度"就是最高法则的意思，可见《内经》把"和"在养生中的地位定义得非常高。具体来说，养生之"和"就是要求人们在养生中发挥主观能动性，维持生存环境的良好、稳定与和谐。这一"生存环境"不仅指自然环境和社会环境，更包括人体自身的内环境。最终，通过内外的调养，达到《内经》所说的"阴平阳秘，精神乃治"的养生状态，即阴精平和，阳气固密，精神爽悦。

要想和，首调神。拥有一个好性格，善于自我调整，保持好心情是养生的一大基石。进一步而言，好的性格是最重要的，古人多将其归入"德"的范畴，所以有"修身为德，则阴阳气和"之说。拥有豁达开朗的性格，遇到任何事情都能淡然处之，很少产生不良情绪，可以说是"以不变应万变"。

要想和，必适度。养生之和，还必须讲究适度，既不要不及，又不能太过。不正视生命的脆弱性，不愿施行养生，在生活中盲目追求"快意"，这是"不及"的养生，必然加速人体衰老，甚至对生命造成直接伤害。而另一方面，过度在意"养生"本身，任何方法都不经思考而拿来一试，从而忽略了自身身体的承受能力，也是对生命健康的一种损害。践行养生之"和"，就是要正确施行养生方法，日常生活重视培养合理的作息规律和制度，如有不适则先求于医生，当补则补，当泻则泻，保持适度而合理的养生。

要想和，顺天人。养生，要想取得理想的效果，从来不能与人的周围环境分开,只有与周围的自然环境和人类形成的社会环境取得和谐一致,才能有效施行各种针对自身的养生方法。对于自然环境来说,虽然城市环境污染较重,但我们可以通过各种方式保护和改良生存环境,或者可以暂居、定居于某一清新秀美之地,以取得自然环境之"和"。对于社会环境,考验的是一个人的社交能力,但至少应保持家庭环境的和谐,所谓"家和万事兴"。否则,天天因家事而烦恼,那么养生方法再妙,也难得良效。

其实,《黄帝内经·灵枢》中的《本神》篇早就指出:"故智者之养生也,必顺四时而适寒暑,和喜怒而安居处,节阴阳而调刚柔,如是则僻邪不至,长生久视。"这段话中的"顺、适、和、安、节、调"道尽了养生之"和"的真谛。望养生爱好者能共习之、共惜之、共袭之,达和谐养生的"圣度"!

经络理论也是养生基础

  经络学说是中医基础理论的核心之一，它贯穿于中医的生理、病理、诊断和治疗等各个方面，至今仍有效地指导着中医各科的医疗实践，也是中医养生的理论基础之一。可以说，古人创立的经络学说是对人类健康的巨大贡献。纵观中医经典《黄帝内经》所论，经络理论其实最早来源于古人的养生防病活动。因为古代气功养生家在练功时，能感受到"气"的运行，这些经验，经过不断地发现和总结，最后成为了经络理论的起源之一。如明代医家李时珍就认为，"内景隧道，惟返观者能察照之"。现代实验研究虽然对经络实质有着诸多疑惑，但不可否认的是，循经感传现象真实存在，经络的存在也是确定无疑的。因此有学者认为，古人在练功时所体察到的内气运行路线，或通过"内视"所看到的气行通道是古人创立经络学说的一个重要依据。20世纪70年代湖南出土的马王堆汉墓的古医书简帛中记载了十一条经脉的循行分布和疾病证候，而同时出土的《引书》也有经络的痕迹，很可能是通过古人练功、导引后逐渐发展和完善了经络学说。可以推测，古代的气功、导引对经络学说的发展有重要的影响。

  经络对人体有着重要作用，这是经络学说能够指导养生实践的基础。中医认为，人体是以五脏为中心的整体，五脏又以心为中心。但是，经络在其中，发挥着关键作用，因为经络是人体脏腑组织间气血、信息等联系的通路。没有经络，脏腑组织就是孤立存在的，根本不可能协调运作，更不可能构成人体这一完整的整体。有了经络，才有了脏与脏、脏与腑的相互联系，才有了五脏六腑在生理功能上相互联系，相互为用，才能形成以五脏为主体的统一整体。《素问·灵兰秘典论》的藏象理论突出了十二脏相使的整体观，给每一脏腑赋予了一个官职，十分生动。五脏六腑各司其职，相互为用，使人的生理、生命活动像国家一样安康。但是官职有大小，职位有主次，脏腑十二官必须要相互协作，相使相用，才能共同维持人体的正常功能。十二官的相互联系，要在心脏的统领下才能发挥作用，心恰似一国之君的作用。这就是《内经》的脏腑整体观，经络在整体观中发挥着非常重要的作用，十二官的相使关系要靠经络系统来沟通联系，心为五脏六腑之大主的功能才得以实现。张景岳《类经》曰："心当五椎之下，其系有五，上系连肺，肺下系心，心下三系连脾、肝、肾，故心通五脏之气而为之主也。"进而说明心与其他脏腑靠经络来连接、沟通。

　　十二官能否正常相使，形成有机的整体，关键在于心主神明的功能。保持心主神明作用和经络通道的畅通，这是养生重视养心养神原因所在，故曰："主明则下安，以此养生则寿，殁世不殆。"就是说，君主圣明则其他脏腑正常相使，养心是长寿的关键，养心才能健康少病。若君主不能圣明，不能主神明时，各脏腑就会受到损伤，邪气容易袭人，经络通道闭塞不通，不能联系沟通五脏六腑。十二脏不能相使，整体观受到破坏，人的身体就会受到伤害，如果这样"养生"是非常危险的。故曰："主不明则十二官危，使道闭塞而不通，形乃大伤，以此养生则殃，以为天下者，其宗大危。"

　　可见，《内经》倡导的养生，与经络系统密不可分，经络是保证十二官相使、协调的重要通道，是保证脏腑相使相用整体观的重要枢纽、桥梁。养生可以通过养心、疏通经络通道而加强脏腑生理的整体联系，若经络闭塞不通则脏腑不得相使。养生求寿的重要环节是疏通、调畅经络，使五脏六腑之道通畅。

百病生于懒惰

明朝文学家冯梦龙曾言:"富贵本无根,尽从勤里得。请观懒惰者,面带饥寒色。"指出懒惰会让人一事无成。其实,非独事业如此,养生也是如此。懒惰会促生多种疾病,影响寿命。清代曾国藩更是一语道破:"天下百病生于懒也。"也有谚语说:"懒惰催人老,勤劳能延年。"大体而言,懒惰有三个方面的表现,对人体健康的影响也有所不同。

其一,懒劳作,不仅影响个人的生活质量,而且会诱发疾病。人体之"动",包括劳作和运动。整天 24 小时,可以分为三个部分:8 小时睡眠必不可少,因为这是恢复身心疲惫的最佳方式;8 小时自由支配的时间,用于饮食、休闲、社交等等,这一时间段比较灵活;还有 8 小时,是工作时间,也就是劳动时间,这是生活的常态和健康的必需,不仅可以维持生活质量,也潜在地活动了身心。所以,三国时代的名医华佗早就指出:"人体欲得劳动……动摇则谷气得消,血脉流通,病不得生。"如果一个人的一天长期缺乏这一时段,或者懒于正确使用这一时段,那么从养生角度来看,其身心得不到活动,气血郁滞,健康就会面临危险。

其二,懒运动,使人的身体素质下降。现代都市人的劳作方式,多使身体长久保持某一姿势,如久坐、久站、久行等,造成疲劳性损伤。《素问·宣明五气篇》说:"久视伤血,久卧伤气,久坐伤肉,久立伤骨,久行伤筋。""懒劳作"会生疾病,劳作过度也会伤害健康,此两者即是"现代文明病"的发病根源。因而现代社会非常强调人在闲暇时主动锻炼身体以活动气血,所谓"请人吃饭不如请人流汗"。在当前的工作学习方式下,长期规律的运动锻炼已经是劳作的必要补充,能提高人体肌肉力量、身体反应性及机体免疫力,对健康作用不可估量,更是养生的必须手段。《吕氏春秋·尽数》中有一句非常有名的养生箴言曰:"流水不腐,户枢不蝼,动也。形气亦然。形不动则精不流,精不流则气郁。"所以,懒于运动、缺乏锻炼的人,其健康难以得到良好的维护,甚至早弱、早衰、早夭,这种例子不胜枚举,从"三高"症的低龄化到缺乏运动而快速衰老的老年人,遍及各个年龄段,甚至成为一种社会现象,实在令人扼腕!

其三,懒思考,使大脑退化,促使"神衰"。懒于用脑、懒于思考、懒于接受新知,是懒惰的又一大表现。人"神"是生命的主宰,主导着人体的精神活动,也主宰着人体的物质代谢、能量代谢、调节适应、卫外抗邪等为特征的脏腑组织功能活动。以大脑及整个神经系统为结构根基的"神",遵循"用进废退"的原则。史学家司马迁早在两千多年前就曾明确指出:"精神不用则废,用之则振,振则生,生则足。"长期懒于用脑,懒于运转精神思维,会逐渐导致大脑的衰老或加速退化,神机运转迟慢。生命失去神机主宰,健康自然无从谈起,甚至有夭亡的危险,所谓"得神者昌,失神者亡"。

懒惰的纠正并不难,但需要决心和恒心。俗语说得好:天高不如忍字高,命好不如习惯好。首先要合理安排时间,保持作息规律并严格完成养生计划。懒惰常常与生活的散漫相关,因此可以制定作息规律和养生计划,强迫自己完成,一段时间之后就能由自发变成自觉,改掉懒散习惯。其次,"养生莫善于习动",现代社会,尤其要注意劳作与运动锻炼的结合,这是关乎自身生命健康的大事,万不能懒惰待之。第三,不找借口,养生不能"等、靠、要"。

清代蒲松龄曾告诫说:"宁勤勿懒!"养生是一种主动活动,而懒惰会消磨人的主动性。因此,懒惰不仅酿生百病,更是养生的大敌,养生者当首先克服之!

治有病莫如"治未病"

随着时代的发展，医疗技术的进步，中外医学界都发现，许多疾病难以根除。小到感冒，生物因素的细菌、病毒无法灭绝，气候因素的风寒暑热不可能隔离，决定了感冒的治疗，近期效果只能解除症状，远期效果可以减少罹患次数，总之不能彻底消灭。至于癌症等疾病，也许未来可以治愈，但在这个时代，却是名副其实的夺命"杀手"。

面对这种情况，人类该怎么办？其实早在两千多年前，中医经典《黄帝内经》中就已为我们提出了一个解决的办法，那就是"治未病"，不必与疾病缠斗。毕竟，得病之后无论怎么治疗，"战再胜，当一败"，吃亏的总是我们自己，更何况"是药三分毒"，药物本是"双刃剑"。

历代中医学家对预防思想十分推崇。唐朝大医学家孙思邈就说："善养生者，则治未病之病，是其义也""是以圣人消未起之患，治未病之疾，医之于无事之前，不追于既逝之后。"因为，人体因疾病引起的伤害是无法弥补的，再高超的治疗方法和手段都是罹病之后实施的不得已而为之的被动干预，甚至是"徒劳而已"！可见，对于健康而言，治未病比治有病重要得多。那么，如何"治未病"？

首先，满足养生健康的基本要素。世界卫生组织曾提出健康四大基石的概念，即"合理膳食，适量运动，戒烟限酒，心理平衡"，做到这四点，便可很大程度上预防疾病的发生。尚可学习《黄帝内经》中所说"法于阴阳，和于术数，食饮有节，起居有常，不妄作劳"，也就是顺应自然而活动，坚持锻炼，饮食有节度，起居有规律，不过度劳心劳力。看来，无论古今中外，"治未病"的基本要素是相似、想通的。

其次，干预亚健康。亚健康状态是健康向疾病过渡的中间状态，忽视亚健康，向前一步便是疾病；调摄亚健康，退后一步就能回归健康。因此，倘若身体稍有不适，需加倍注意，切不可因各种借口而忽视对亚健康的干预。当代诗人陈志岁《病中窥镜》云："至防防未病，精补补初亏。"（《载敬堂集·江南靖士诗稿》)病中对镜自叹,却得养生真髓。

最后,"治未病"要"三早"。人到中年或老年时,随着衰老的加快,疾病往往在不经意间到来,这时必须高度警惕,定期体检,做到"三早",即"早发现,早诊断,早治疗"。这也是"治未病"的重要内容之一。

当然,如何治有病的问题是医学问题,那就将其交予专业的医生和医学研究机构吧。明代大医学家张景岳说:"履霜坚冰至,贵在谨于微,此诚医学之纲领,生命之枢机也。"对于普罗大众,做好"治未病",才是把握了养生的关键!

口能言之莫如身能行之

　　现实社会，有一个现象很令人揪心，那就是一些本来富含尊敬的词，被"山寨"污染而落入下乘。如"大师"一词，真正的大师往往谦而不受，许多徒逞口舌之利的人却趋之若鹜。先秦思想家荀子说："口能言之，身能行之，国宝也。"曾闻"南饶北季"的轶事，"南饶"之香港饶宗颐先生，平生不喜别人称自己做"国学大师"；"北季"之季羡林先生，曾说"我季羡林心目中的大师就是饶宗颐"。这才是真正的大师风采。而一些伪"大师"们，甚少实学，喜弄名头，开口第一句总是"我作为某某大师"，让人啼笑皆非。真如中医经典《黄帝内经·素问》中而言："道者，圣人行之，愚者佩之。"高人谨行不辍，俗人只宣之于口，原因说来很简单，结果却判若云泥。所以《道德经》也说："上士闻道，勤而行之。"这些都说明，对于一门学问来说，"能行之"比"能言之"更加重要。之于养生，这尤为重要。

　　首先，养生知识需要实践来转化成令人受用的成果。社会上一些"养生大师"，口若悬河，滔滔不绝，下笔千言，洋洋洒洒，深入询问他本人的心得，便"王顾左右而言他"了。南宋大文豪陆游有一句人们耳熟能详的词句："纸上得来终觉浅，绝知此事要躬行。"真乃金玉良言啊！若不付诸实践，再多的养生理论也不可能起到却病延年的作用；若不付诸实践，别人的养生理论再好，也不知道是否适合自己。

　　其次，生命的健旺状态才是体现养生成就的直观标准，而不是口舌之利。平常一听到某个人可称"养生家"，第一反应是："他多少岁？"然后会问："他看起来精神吗？"为什么呢？一个人养生是否有成，不是以此人能讲多少养生理论来衡量的，而是以其生命的质量和长度来衡量。没有一个健旺的生命状态，养生理论讲得再好，也难令人信服。没有养生成就作为基础，只懂得高谈阔论，反而给人一种如毛泽东诗中"墙上芦苇，头重脚轻根底浅；山间竹笋，嘴尖皮厚腹中空"之感，其实不利于养生。所以东晋医药学家葛洪指出："非长生难也，闻道难也；非闻道难也，行之难也。"切中要害!

另外,只说不做,容易陷入养生的误区,或被一些谬论误导。"实践是检验真理的唯一标准。"有些理论听起来"很美",但做起来就是没有效果,甚至有副作用;有些理论,用令人头昏眼花的宏大系统和不着边际的专业词语,给人以"可信"的错觉,但一旦付诸实践,便原形毕露,现出了其"谬误"的本质。所以,作为普罗大众,衡量一个养生理论的好坏,要用"实践"这把尺子,千万不能拜倒在一些人的"澹澹大言"之下。

总之,养生归根到底是一种实践的学问。只说不做,不是养生;说多做少,养不好生。对于养生,需谨记清代大学问家袁枚的教诲,"学在躬行不在讲"啊!

为与不为话养生

世间诸般事，对于身体健康，皆可用"有利"或"有害"概括，与之相应，养生活动不过见利而为，见害而不为两端而已。其中，见害而不为尤为关键，老子说"淡然无为，神气自满，以为不死之药"。当然，即使老子喜讲"无为"，也不曾抹杀主动而为的必要，否则，又何来"为之于未有，治之于未乱"的道家预防思想？中医经典《黄帝内经·素问·阴阳应象大论》也说："是以圣人为无为之事，乐恬淡之能，从欲快志于虚无之守，故寿命无穷，与天地终，此圣人之治身也。"

那么，养生究竟什么该为，什么不该为呢？这个问题，只要是成年人，想来都有分辨"利害"的能力。只是，这种分辨能力，能否转化成"为"与"不为"的养生行动，就决定了个人养生的成败。

首先，有利健康则当为。生活中的许多事情，明显有利于健康，例如运动、乐观豁达、规律生活、饮食有节等。好的养生，当为自己的生活不断丰富这些有益因素。人生短暂，唐朝大诗人白居易就认为"蜗牛角上争何事，石火光中寄此身。随富随贫且欢乐，不开口笑是痴人"，这是看透了人生的。短短百年，管他贫富，只要乐观对人有益，那就多多欢笑。

其次，不利健康则绝不为。人过了"初生牛犊不怕虎"的阶段，尤其到了中老年，对于生活中哪些因素损伤性命，其实都十分明白，此即白居易所谓"年长识命分，心慵少营为"。众所周知，如抽烟、熬夜、生活不规律、忧思忿怒等，对健康都十分有害，应当予以避忌。《吕氏春秋》说："圣人之于声色滋味也，利于性则取之，害于性则舍之，此全性之道也。""取舍"，即为与不为，这段话说明了避害不为的重要性。所以对于生活中有害健康的事情，不仅不要去做，更要时时警惕，及时规避。对于生命，少一分伤害，便多一度春秋，不可轻忽啊！

另外，有些事情具有两面性，当注意适度。例如，中医"五劳所伤"，即《素问·宣明五气篇》所说："久视伤血，久卧伤气，久坐伤肉，久立伤骨，久行伤筋。"其中的"视卧坐立行",都是人之常态,是正常情况,是每天必做的活动。但是,加一"久"字,也就是这些活动过度,就会成为伤生损命的因素,这时就应当予以避忌。正如唐代大医家、养生家孙思邈所说:"养老之要,耳无妄听,口无妄言,身无妄动,心无妄念,此皆有益于老人也。"对待这种可为利、可为害之事,当谨记其"度",有度即养生啊!

　　总之,养生当有所为,有所不为,为与不为,在于权衡利害,在于"有度""有节"!

心动不如行动

明朝时的冯梦龙曾言:"富贵本无根,尽从勤中得。"人生在世,富贵、名利是多数人为之心动的目标。人们羡慕成功者,就在于成功者代表的是对人生目标的成功追求,代表的是对理想的一种实现。然而,人人都有远大的理想,成功者却寥寥,原因何在?《礼记·中庸》中说:"人一能之,己百能之;人十能之,己千能之。"这句话很准确地点出了成功者的最大特点,即有着超乎常人的践行决心和行动能力。

生命健康,更是人生的一大追求目标,甚至是中华民族几千年来,最令人心动的人生目标。然而,好养生者众,能得道者少,古今寿逾九旬且少病痛者更是寥寥。古人对此喟叹:"神仙本是凡人做,只为凡人不肯修。"一句话切中肯綮,点出了这种现象的原因在于"不肯修",即不能很好地践行养生。所以对于养生,"坐而论道,不如起而行之",心动不如行动!

首先,行动是实现心动目标的根本保障。俗话说:"岸上学不好游泳,嘴里说不出庄稼。"不论心动于福寿绵延,还是心动于健康少病,必须将这些美好的愿望落实于实践,才能得到理想的效果,所以行动是实现心动目标的保障。《道德经·第六十四章》有:"千里之行,始于足下。"养生亦然,有千里之志,还要脚踏实地,才能一步步实现。

其次,行动是检验心动内容的唯一标准。南宋长寿诗人陆游说:"纸上得来终觉浅,绝知此事要躬行。"当今时代,信息爆炸,其实日常生活中可以十分便捷地获取养生知识。但是这些海量的信息究竟哪些适合于自己,哪些对自己效果很好,哪些对自己效果不明显甚至有副作用,这些都需要在实践中进行检验。"实践是检验真理的唯一标准",确为金玉之言。另外,很多养生理念是否正确,也需要在实践中进行验证。如生活作息规律、各年龄阶段养生要点、养生观念、养生指导原则等,这些理念、认识是否符合个体生命发展规律,是否能有效指导个体养生实践,也需要在养生践行中体察并进一步完善。古人对此总结为"药无贵贱,中病者良,法无优劣，契机者妙"，值得学习体味。因此，要了解令人心动的养生理念与方法是否科学，就要将其付诸实践，在实践中进行检验，正所谓"博闻而体要，广见而善行"。

总之，《礼记·学记》说："虽有嘉肴，弗食不知其旨也；虽有至道，弗学，不知其善也。"所以心动于养生，不如行动在当下。

养生当"视其后者而鞭之"

《庄子》说:"善养生者,若牧羊然,视其后者而鞭之。"指出养生要时时警醒自己,找到养生之不足而后鞭之、改之。其"后者"含义甚深,于养生一途,凡对健康有负面影响,或养生该做而没有做到,甚至没有想到的,都可称为"后者"。养生就像为健康蓄水的木桶,每个人的养生体系中,总存在着为健康"加分"的"长板",以及损害健康、为健康"减分"的"短板"。"健康之水"的水位,主要取决于"短板"。古今养生家极为重视防微杜渐,谆谆教诲要时刻警惕伤生因素,不要让养生"木板"出现一丝一毫的短缩与泄漏,所谓"一毫不加谨,百疾所由兹"。所以明代虞抟说:"养生君子,切宜防微杜渐,戒之戒之!"

生活中,当善于发现"后者"、醒悟"后者"。发现"后者",当先消除或避开致病因素。中医认为,致病因素,不外乎外因,如六淫、疫疠;内因,如七情失调、饮食失宜、劳逸失度等;不内外因,如金刃刀伤、烧烫冻伤、虫兽灾伤等。但这些"后者"较易发觉,大多能够从容预防。养生最当发现和警惕者,是那些看似无害或小害,于不知不觉中漏耗健康之水的"短板",如烟酒、熬夜、久坐、长时间面对电脑等,尤当时时事事反躬自问,"勿以恶小而为之"。因此,养生要做好自己日常生活的管理,在生活细节中时时反省养生、鞭策自己,坚持不懈,才可防病健身,祛病延年,提高健康水平。

另外,"鞭之"也需讲究方法与程度。养生须方法得当、程度适中,"有余则泻之,不足则补之"。例如运动养生,若运动之后,心率变化轻微、呼吸变化不大,甚至没有运动感,说明运动量不足,当予以增加;若运动之后,疲惫异常,困倦乏力,说明运动量过度,必须减量。又如对于不同年龄的人,年轻人最好用运动量较大、强度较高的方法,如长跑、跳绳、各类器械运动等;老年人最好用动作柔和的传统体育运动,如养生功、六字诀、太极拳等。《黄帝内经》所谓"故智者之养生也,必顺四时而适寒暑,和喜怒而安居处,节阴阳而调刚柔","顺、和、节"就是指此而言。

总之，养生要"扎紧篱笆"、补足"后者"短板，不妨效法《论语·学而》之"吾日三省吾身"：是否有伤生短板？是否在生活中坚持不懈？方法与程度是否得当？养生若常"视其后者而鞭之"，则健康岂不可得？！人生又何其美哉？！

养德、养生无二术

《礼记·中庸》说"大德必得其寿"。道德高尚的人，行事光明磊落、性格豁达开朗，如此则神志怡然安宁，气血和调，生理功能平稳，形与神俱，得以健康长寿。有人分析，道德修养较高的人，大脑皮层的兴奋和抑制相对稳定，体内的活性物质分泌正常，还能使脑中激素的释放增多，强化神经活动，可以延缓衰老，有利于健康长寿。因此，修德怡神是养生延年的重要方法，历来受到养生家的重视，儒家、道家、墨家、法家、医家都将养性修德列为摄生首务。

唐代孙思邈明确指出："德行不充，纵服玉液金丹，未能延寿。"明代王文禄则在《医先》中说："养德、养生无二术也。"养生学认为，道德修养与脏腑阴阳协调具有内在联系，即《黄帝内经·太素》所说："修身为德，则阴阳气和。"《黄帝内经·上古天真论》中也说："所以能年皆度百岁而动作不衰者，以其德全不危也。"养生以修德为首务，具体应注意以下几方面。

一是要仁德常驻，爱心永存。孔子在《论语·雍也》中说"知者动，仁者静；知者乐，仁者寿"。孟子则指出："爱人者，人恒爱之；敬人者，人恒敬之。"重视道德修养，长存仁爱之心，乐于助人，能得到美好的回报。永远保持人与人之间仁爱和谐的关系，自然心神无扰，精神怡悦而有益于健康长寿。正因为孔子、孟子身体力行儒家的仁德思想，所以孔子活到 73 岁，孟子活到 84 岁，成为当时了不起的寿星。

二是要胸怀坦荡，光明磊落。孔子云："君子坦荡荡，小人常戚戚。"胸怀坦荡之人，不干那些损人利己的事，不贪不义之财，不做伤天害理的勾当。胸怀坦荡、光明磊落，自然心安理得、心神安宁、吃饭香甜、睡觉安稳，生活在舒心如意的气氛中，其乐融融，对内心环境是一个良好刺激，有利于健康长寿。

三是要乐善好施，豁达开朗。孙思邈认为养性就是以"善"为特征的道德修养，《千金要方·养性序》指出"夫养性者，欲所习以成性，性自为善""性既自善,内外百病皆悉不生,祸乱灾害亦无由作,此养生之大经也"。一个人性善好施,总以国家和人民的利益为重,而将自身的利益放在次要地位,自然会心态平和、豁达开朗,以奉献为荣,以助人为乐,不会因计较个人得失而整天愁容满面。如此,则少有烦恼、忧愁、厌恶等不良情绪刺激,长期保持精神宁静怡悦的状态而能健康长寿。

养生家中以德行命世者也不少,其中最为人熟悉的当数唐代著名医家孙思邈。孙思邈献身医道,为大众解除疾苦,出诊从不瞻前顾后,只"一心赴救"。即使面对"臭秽不可瞻视"的病人,也不产生半点厌恶的心情,仍然以十分同情的态度,认真负责地去治疗。他身体力行性善好施,活了一百多岁。

唐代著名诗人白居易,尽管自幼体弱多病,中年亲人零落,仕途险恶,但他豁达大度,以"枕上愁吟堪发病,府中欢笑胜寻医"自勉,自号"乐天",享年七十有四,诗多寿高;而与他同时代的李贺则不然,孤芳自赏,自我封闭,自寻烦恼,仅活了二十六岁便拂袖而归。此二人的鲜明对比,更说明了养生必须养德,养德就是养生。

自静其心延寿命

中医养生特别强调养心调神，并将其列为养生第一要务。然而，在当下纷繁芜杂的信息扰动中，人之"神"常处于易动难静的状态。所以，要真正做到"自静其心"是非常不容易的，必须从思想高度认识清楚，才能克服"心如猿，意如马，动而外驰"的各种干扰。早在两千多年前的《黄帝内经》中就指出"静则神藏，躁则消亡"，强调人之心神总宜静，清静养神特别重要。

不难看出，这一养生思想源于道家。道家十分重视精神修养，提倡清静无为，以净化心灵。道家创始人老子，善以清静养生，提倡"致虚极，守静笃"的精神境界，要求静心养神，摒弃杂念，追求恬淡闲适、平和安静、洒脱超然的自在意境。

中医对"自静其心"的教诫更加全面具体。《黄帝内经》从医学角度提出了"恬惔虚无"的摄生防病的思想，突出强调了"志闲而少欲"、清静养神的重要性。后世的很多养生家对"去欲"以养心神的认识，无论在理论和方法上都进行了深化和发展。三国嵇康、唐代孙思邈、明代万全等皆有精辟的论述。然而心神之静，不是提倡饱食终日、无所用心，而是指精神专一、摒除杂念、心无妄用。古人云："人能常清静，天地悉皆归。"清代的曹庭栋在总结前人静养思想的基础上，即指出"心不可无所用，非必如槁木、如死灰，方为养生之道""静时固戒动，动而不妄动，亦静也"。正常用心，能"思索求知"，对养神健脑大有益处；若"不时御神，务快其心"，心动太过，精血俱耗，神气失养而不内守，则不利于身心健康。

另外，"自静其心"还要善于休息。休息的方法有两种：一种是安静的休息，使整个大脑彻底放松，进入睡眠或闭目养神，在心神过度疲劳的情况下，这种休息是有益的。另一种是活动性休息，即参加文体活动，使大脑不同的神经元通路网络轮流兴奋和开放，从而使疲劳的那部分得到休息，这是比较积极的休息。运动时大脑会随之兴奋，脑血管微微扩张，脑细胞活跃度增强,令头脑清晰,心情舒畅,浑身充满活力,心理压力和烦躁烟消云散。文体活动不仅可以消除脑的疲劳,还能增强心血管的机能,促进血液循环,提高机体的免疫力,这些就不是睡眠或闭目养神所能代替的了。"会休息的人才会工作",这句耳熟能详的箴言其实含有很深的养生道理。

清代尤乘的《寿世青编》中载:"人多烦我少记,人悸怖我不怒,淡然无为,神气自满,此长生之药。"让我们记住这句话吧。"不欲以静",去躁离烦,方得养生之真谛!

有什么不如有个好心情

著名作家毕淑敏说过："人可能没有爱情，没有自由，没有健康，没有金钱。但我们必须有份好心情。如果你渴望健康和美丽；如果你珍惜生命的每一寸光阴；如果你愿意为这个世界增添晴朗和欢乐；如果你即使倒下也要面对太阳。那么，请你锻造好心情。请你用拥有一份好心情，覆盖生命的每一个清晨和夜晚。"这段优美的文字，体现了生活的境界，道出了养生的真谛。

科学研究也表明，拥有愉快乐观的好心情，对人的生理和心理有极大好处。在生理上，愉快的精神因素可以促使人的气血通畅、肌肉放松，具有良性调节心血管、消化、神经等系统的作用，能增强大脑皮层的功能和整个神经系统的张力、促使皮质激素与脑啡肽类物质的分泌、消除机体疲劳、促进新陈代谢、改善心肌供氧、增加血管弹性、调节血管张力，并能极大地活跃体内的免疫系统，使机体抗病能力大大增强，从而有利于防病治病。在心理上，善于保持安乐愉悦的心情，则可以少受烦恼和不快等不良情绪的危害，及早"化险为夷"，让不良的情绪自我化解。

或有人说，人有七情六欲，在各种纷扰中不可能长久保持快乐的好心情。其实，这是一个视角问题。心情好，苦境会变成乐境；心情不好，乐境也会变成苦境。人生百年看似漫长，也不过眨眼之间而已，终日保持愉悦，都嫌快乐的时间短暂，哪有多余的时间为琐事烦心？！享寿85岁的南宋诗人陆游就是这方面的代表。他认为"人生由来不满百，安得朝夕事隐忧"。人生之困境，多缘于未能正确面对，"本来只道千钧重，看破原无一羽轻。日月光明天广大，不妨啸傲过平生"。看破了这一切的他，虽然人生经历了无数坎坷，艰难困苦、大风大浪走过，但总能保持乐观的好心情，"昨夕风掀屋，今朝雨淋墙；虽知柴米贵，不废野歌长"。由此可以看出长久保持好心情对养生的重要作用，深当为欲长寿者借鉴！

如果我们不能像陆游一样堪破世情，宠辱不惊，那么可以找一些乐趣让自己心情好起来。著名中医养生著作《寿亲养老新书》中推荐了《十乐法》："读义理书,学法帖字,澄心静坐,益友清谈,小酌半醺,浇花种竹,听琴玩鹤,焚香煎茶,登城观山,寓意弈棋。"这些都是生活中的点点滴滴能令人保持快乐心情的活动。当然,现代社会中,类似的有益于养生的活动更加种类繁多,令生活中处处充满乐趣。养生者要做的就是发现它、践行它、爱上它。

古希腊的柏拉图说:"决定一个人心情的,不在于环境,而在于心境。"拥有好心情,生活充满快乐的人,往往是心理健康的人,而心理健康即是生理健康的重要保证。所以,学会与快乐相处,让自己长久保持好心情,相当于拥有一间常开着的"健心房",对于养生者来说,这比什么都重要。

笑口常开金不换

健康长寿可说是人类永恒的追求,那么,什么因素最有助于健康呢? 对于这个问题,恐怕很多人会脱口而出"钱财"二字。然而,古今养生家都认为快乐才是健康之本,笑口常开的人多能长寿。

俗语说"财可通神",钱财连"神明"都能买通,还买不来快乐吗? 英国伦敦经济学院的一项心理学研究成果肯定地表明:钱买不来快乐! 这项研究指出,一个人的年收入一旦超过 1.2 万美元,再多一些的收入不会增加其生活满意度。巧合的是,美国《科学》杂志也刊登了一篇"财富不能带给人快乐"的研究文章,文章说"高收入能够带来快乐的论调曾深入人心,但这只是个幻觉。在逐个对比试验中,高于社会平均收入的人并不比普通人更快乐,他们的生活非常紧张,根本没有时间进行娱乐活动"。由此可见,"忧愁年岁短,欢乐日月长",这句俗语可谓切中养生肯綮。

或有人说,"生活就是一碗白开水,我又天天为生计奔波,哪有什么乐趣可言"。然而,看看唐朝杜甫吧,他一生贫苦漂泊,居茅屋中且"床头屋漏无干处",客人来访却"樽酒家贫只旧醅",但他仍然能找到"白日放歌须纵酒,青春作伴好还乡"的乐趣。唐朝的另一位诗人白居易自号"乐天",有诗曰,"随贫随富且欢乐,不开口笑是痴人",认为每日竞逐名利,笑口难开,实为不智。与这二位古人相比,我们处在物质生活极大丰富的现代社会中,若愁眉不展,岂不是"身在福中不知福"!

另外,快乐与否,还取决于我们对事物的认知方式。乐观的人,苦中也能作乐;悲观的人,快乐时还会不断去想痛苦的事。生活中处处都有快乐的元素,拥有一颗乐观的心,才能在困境中发现快乐,从容面对和解决困难;善于寻找事物积极一面的人,总能保持高昂的情绪,不会让情绪低落影响自己的正常行为;意志坚定、心胸宽广的人,能平静地面对各种外来刺激,保持冷静,"得意淡然,失意夷然";性格、精神层面做不到以上几点的人,如果能拥有一个自己喜欢的、良好的兴趣爱好,当身处逆境或者遭遇悲伤时,用爱好转移注意力,暂时忘却痛苦,也能得到欢乐。更有趣的是,快乐还能"传染"。与笑口常开的人交往,自己也会逐渐变得快乐起来。

所以,养生之道,当于乐中寻求,笑口常开,才能登临寿域。"留心处处是乐趣",让我们怀抱一颗乐观的心,摆脱名缰利绳,找寻生活的真滋味。

事因知足心常乐

知足常乐这个词出自《老子·俭欲第四十六》："罪莫大于可欲,祸莫大于不知足,咎莫大于欲得。故知足之足,常足。"意思是说:罪恶没有大过放纵欲望的了,祸患没有大过不知满足的了,过失没有大过贪得无厌的了。所以知道满足的人,永远是觉得满足和快乐的。

一般来说,知足常乐、淡泊名利的人会健康长寿。有的人不知足,只与好的强的比,差的弱的视而不见,必然会给自己带来忧愤、嫉妒的不良情绪。改革开放以来,生产大发展,物资丰富,市场繁荣,人民生活大改善,大提高,这是客观事实,但有的人还是不看主流,只看支流、牢骚满腹。

唐代诗人白居易说:"自静其心延寿命,无求于物长精神。"当代作家冰心也说:"事因知足心常乐,人到无求品自高。"因为他们个人欲望不高,不在世俗中随波逐流,不为争名夺利而苦恼,自然化解了心理危机,防治了心理疾病。由于精神轻松,机体的生理功能处于最佳状态,免疫力高,抗病力强,病魔也要退避三舍,自然会延年益寿。

有一位老寿星,活到 103 岁还耳聪目明、口齿清楚、思维敏捷。有人问他有什么长寿秘诀,他说:"内心清静自然能长寿。"道出了知足常乐的前提就是清心寡欲。

心理学家研究认为,欲望愈高的人,愈容易自寻烦恼;奢望愈大的人,愈容易挫折缠身。物质上的清贫,可以拥有精神之乐;欲望上的清贫,可以舍去烦恼之苦。清心寡欲,是一种境界。清心寡欲,就是要做到内心清静,节制嗜欲。头脑里没有非分之欲、邪恶之欲、有悖于法律与道德之欲。中医的经典《黄帝内经·素问》说"志闲而少欲、心安而不惧……是故美其食,任其服,乐其俗,高下不相慕",寡欲之人,对自己生活享受要求较少,清贫朴素,而且追求高尚的道德情操,崇尚精神上富有。因为欲望不高,容易产生满足感和幸福感,无怨、无悔、无忧、无虑,自然心中常乐,有益健康。道德高尚是心理健康的基础,精神富有是心理养生的重要因素,所以孔子说:"大德必得其寿。"但是,清心寡欲,并不是脑子里什么都不想,什么欲望都没有,而是如金钱欲、权力欲应该少些再少些,而求知欲、工作欲,还有与疾病作斗争的求生之欲,健康长寿之欲,那是不可少的。

古语说"能自得时还自乐,到无心处便无忧",这其中透出的知足常乐的心态,是养生时当首先培养的。

生态文明根在心态文明

眼下,生态环境持续恶化已经是全球共同面临的重大挑战。人类,本来就是自然生态中的一个环节,人类生存需要生态环境的支持。据中科院动物所的研究发现,人类现在比以往任何时候都更加依赖于生态系统服务和生物多样性,但人类对资源的更大需求已经导致了生态系统的退化和生物多样性的减少。人对生态不文明,生态对人也不会客气,只是这种报复来得有早有晚而已。生态环境的恶化尤其不利于养生。没有好的生态环境,人类生存都将难以为继,何谈养生?!"彼何荣势之云哉"?!如果有一天生态发展到"千山鸟飞绝"的时候,那么"万径人踪灭"也就不远了。

生态环境的严峻现状,根源在哪里呢?在于人们不知满足、无尽索取的心态,在于人们私欲的无限膨胀,概言之,根在心态不文明!"罪莫大于可欲,祸莫大于不知足,咎莫大于欲得。"放纵欲望、不知满足、贪得无厌是祸患的根源,这早在两千多年前就已经被思想家老子一语道破,然而现代社会的发展却在近乎无奈地演绎着这样的悲剧。社会是以人为单位组成的,每个人从自身做起,摆正心态,生态才能得以有序维护和利用。

首先,懂得知足。其实每个人生存所需求的物质并没有那么多,唐代大诗人白居易有"一裘暖过冬,一饭饱终日。勿言舍宅小,不过寝一室"之说,仔细想来,事实就是如此。而人类以"追求更好的生活"之名,行破坏生态、无尽索取之实,最后得到的是自然生态的报复。生活质量的提高,却以生命质量的下降作为代价,值得吗?当深思之!曾国藩曾说:"知足天地宽,贪得宇宙隘。"人之外求于物,终究是为了身心的舒泰,身心是本,外物是末。如果贪得无厌,损耗生命去追求外物,岂非舍本逐末,此为智者所不取,更是养生之大忌!"有山有水更何忧,知足能令万事休",所以文明的心态,当先知足。

其次,懂得珍惜生命。不仅人类的生命应当珍惜,生态环境中任何生物的生命都只有宝贵的一次,不应该被轻易抹杀。不珍惜生命,是一种不文明的心态,这样去对待生态,生态必然以不文明予以反击。艾滋病、非典等,这些令人闻之色变的疾病,都可能与人类对自然的过度开发利用、对生态的野蛮破坏有关。人类的生存,仰息于自然生态,依赖于生物多样性,这种关系就决定了生态总是有办法"对付"人类。因此,人类不仅应该珍惜自身生命,还应该以文明的心态对待自然生物,正如唐代大医孙思邈所言:"至于爱命,人畜一也。损彼益己,物情同患,况于人乎? 夫杀生求生,去生更远。"

再次,"道法自然"。地球是人类生存的载体,自然生态是人类生存的基础。近百年的国外工业发展史上,对自然生态先破坏后保护的惨痛教训实在太多太多。我国许多城市现在也进入了这个怪圈,当山不再绿、水不再清,邻山不能居、邻水不能饮之时,再去想挽救生态,"不亦晚乎"? ! 两千多年前的"医家之宗"《黄帝内经》就曾强调:"人以天地之气生,四时之法成。"自然生态对人类的支配地位,要求人类应该以顺应自然为主,而不能肆意"改造"自然。尤其是生态圈,经过了几亿年的生物间长期斗争及适应而形成,人类以自己的意愿横加干预和破坏,其恢复时间也需极长,甚至无法恢复和补救。

总之,追求生态文明的根源和本真在于树立心态文明,也只有这样,人类才能得到一个良好的生存环境。"饱三餐饭常知足,得一帆风便可收",养生者尤当自省,若人人能培养和形成重生而知足的文明心态,并使之最终成为社会主流意识,生态文明则不远矣!

◢ 民生与养生

自古养生和民生密不可分，没有民生何谈养生！清代徐文弼曾在《寿世传真》中感叹："方幸生逢盛世，……既无扰攘忧戚之患，又无凶荒夭扎之伤，宜化日舒长，咸登寿域。"故而，只有社会和国家为普通大众创造了良好的生息繁衍环境，使人民安居乐业、生活幸福、健康甚至长寿，人民才会回馈社会和国家，形成良性循环，自然社会祥和，国家稳定。也可以说，良好的民生造就养生。

提高民生，以利养生，最终维护国家稳定，正是"养生"、"生生"、"摄生"这一类词语及方法的最初意义之一。这种现象，在早期许多养生名篇中都可以体会得出，如道家庄子，其最著名的养生篇章当属《庄子·养生主》，该篇养生总纲"缘督以为经，可以保身，可以全生，可以养亲，可以尽年"，既是修身妙法，也是处世准则，更是庄子政治思想的一种表达，这从其后大段文字描述"庖丁解牛"以劝文惠君的故事可以管窥。也可想而知，文惠君最后所说"善哉，吾闻庖丁之言，得养生焉"，其中的"养生"，不仅指个人身心调摄，作为一个国君，更高兴的是得到了治国之道、民生之道。至于儒家，于个人倡正心诚意、格物致知而后修齐治平，于国家推行仁政，更是讲求以人为本，提高民生，兼以教化，实现国泰民安、国强民康。其后不久，随着社会的发展、中医学的逐步成熟，尤其是《黄帝内经》的问世，使养生更多地成为了一种医学领域的研究主题，当然其研究对象也转向了个人健康与长寿。但是，民生与养生的关系始终未变。

到了现代，这种关系愈趋紧密，个人养生已无法离开民生，生命健康与社会环境息息相关。大多数现代病，背后都存在着社会问题的影响，很难再有陆游《幽居即事》中所言"古人在山林，躬自事樵汲"似的遁世养生存在。

社会问题，妨生者多，且不说我国的特殊状况，即使从全球角度来看，都有颇多共性问题令各国政府头痛不已，如社会压力的增大。个人周围挥之不去的生活压力、工作压力、失业压力、健康压力等,及社会节奏的加快,"压得人喘不过气来",又被戏称为"压力山大"。据世界卫生组织统计,全球约有 3.5 亿抑郁症患者,每年因抑郁症自杀死亡的人数估计高达 100万。这仅仅是确诊为"抑郁症"者,那些经常愁忧烦闷,处于"抑郁状态"的亚健康者,更是一个庞大得可怕的群体,应对不好,养生难保! 另外,尚有疾病谱的改变、人类活动带来的自然环境恶化等诸多问题。故而养生洵为不易,"且行且珍惜"啊!

总之,养生依靠民生,民生良则养生强。现代社会,好的民生不仅依靠政府,也依赖每一个社会人的共同努力。让我们共建一个好的养生"世风",共享社会祥和、幸福健康!

夫妻和睦，同登寿域

　　家庭和睦，夫妻恩爱，感情融洽，安适温馨，相敬如宾，可共享高龄，古今中外，屡见不鲜。可曾见争吵不宁，斗争不止，猜忌不断的家庭而夫妻均长寿者？

　　2014年，第五届中国十大百岁夫妻排行榜活动揭晓榜单，河南禹州市的平木虎、张新妞夫妻以215岁的年龄之和荣登榜首。二人的长寿秘诀是：夫妻恩爱感情好。夫妻携手近90载，恩爱如初，丈夫昵称妻子为"虎妞"。夫妻俩一直务农，只吃自家种的菜，食肉不多；少食多餐，早睡早起；待人宽厚，不怕吃亏。再纵观这一榜单和介绍，多数夫妻长寿的原因中，都提到夫妻和谐、家庭和睦。

　　俄国著名作家托尔斯泰，在半个世纪的文艺活动中，给世界文学宝库留下了宝贵的遗产。但他晚年不幸，夫妻不和，经常吵闹，心情烦闷忧伤。1910年，当托尔斯泰82岁高龄时，在万不得已的情况下，与妻子索妮娅解除婚约，离家出走。由于心情忧郁，健康状况渐趋恶化，10天后与世长辞，这是夫妻失和酿成的悲剧。从这个反面例子也可看出，一旦家庭破裂，非常影响个人生命的延续。

　　古人曰"家和万事兴"，"万事"之中，包括长寿。家和则长寿可兴，也就是说，家庭和睦，夫妻互敬，相濡以沫，是达到长寿的重要社会环境因素。家庭和睦，不仅是在衣食住行上互相关心与扶持，更重要的是，和睦所带来的欢乐气氛，能使夫妻双方，乃至一家人都处于心理的最佳状态，有利于全家每一分子的健康与快乐。故此，《小戴礼记》中说："父之笃，兄弟睦，夫妻和，家之肥也。"相反，如果家庭不和，夫妇反目，经常吵闹，终日郁郁，就会使双方情志失常，气血运行紊乱，甚至引起内脏器官损伤。

　　在日本，也有人对离婚者作过统计，发现他们的平均寿命远比有美满家庭生活的人要短。主要原因是，孤独的人，经常处于情绪紊乱的状态，使免疫系统受到影响，更容易患病。谚云"海静水深，人静寿增"，家庭和睦,夫妻恩爱对于维护健康,延年益寿是至关重要的。

　　家庭是人类生活主要的一种社会结构,是社会的基本单位,是目前我国离退休老人的主要生活方式,因此家庭生活的满意度,对于他们的心身健康、发挥余热,都有重大影响。要家庭和睦,必须处理好夫妻关系和代际关系。

　　俗话说:"一日夫妻百日恩,百日夫妻似海深",夫妻是家庭的基础,而爱情又是婚姻的基础,如果夫妻没有真挚爱情的结合,是难以建立起幸福美满的家庭的。夫妻双方对生活的热爱,统一的价值观,对事业的追求,具有共同的理想和兴趣,才能经受得住困难和曲折,从而思想依恋,生活依存,同心同德,风雨同舟,建立牢固的和睦、民主、幸福的家庭。家庭心理气氛的健康,生机勃勃,家庭成员心情愉快,对生活、对未来就充满信心。在夫妻和睦中,在平静的家庭生活中,寿命自然增加。

养生先要优生

19世纪的达尔文乃进化论之父，为遗传学带来了革命性改变，但由于近亲结合，他的10个孩子中有3个于童年夭折，3个结婚多年皆终生未育，而且达尔文家族的62名后人中，38人没有孩子，以致这个显赫的家族日渐式微。

才华横溢的东晋著名诗人陶渊明，他生有5子，原希望把5个儿子都培养成才华出众的人才，但却事与愿违。由于陶渊明嗜酒如命，"造饮辄尽，期在必醉"，影响了后代的健康，因此5个儿子的智力都十分低下。晚年的陶渊明察觉到这可能与他嗜酒如命有关，于是写下了"后代之鲁钝，盖缘于杯中物所贻害"的悔恨之语，但一切都为时已晚，实在令人惋惜和哀叹！

胎儿在母体中并不是养生行为的主动发出者，而是被动接受者。只不过，此时的养生由胎儿的父母主导，由整个社会辅助，而开始于受孕之前，属于"优生"范畴，是养生的第一步。据有关资料报道，国外一批科学家研究了九千多个子女，结果证实：父母长寿的，子女多长寿。因为遗传因素而有先天性心房间隔缺损或动脉导管未闭的人，平均寿命很少超过40岁。这就很明显地看出了优生对于养生的重要性。

故此，养生不仅贯穿于出生后，还应贯穿于出生前。那么，怎样孕养尚在母体中的胎儿呢？

树立正确的择偶观。优生是夫妻双方的事情，因此，配偶的选择要慎重。夫妻双方结合，不能仅仅从感情出发，应该是理智地综合考量之后作出的慎重决定。从优生角度出发，要考虑配偶是否与自己有血缘关系，配偶身体健康状况、有无重大尤其是遗传性疾病，甚至还需考察配偶亲戚的健康状况，以避免后代出现先天性或遗传性疾病。

受孕前夫妻双方身体要健壮。人体生殖细胞的质量，与自身身体健康状况有很大关系，也容易受到各种不良因素的影响。故此，受孕前，夫妻双方要尽量提高身体素质,受孕前 3 个月,就要戒除各种不良嗜好,保持心情愉悦,规律生活,还要注意慎避邪气,尽量不要生病,减少接触药物的机会。

做好孕前检查,学习优生知识。做好孕前各种检查,能及时了解自己及配偶的身体健康状况,便于早期发现问题,也有利于夫妻双方制定育儿计划。因此,孕前的各种检查一定不能马虎,绝对不能以自我感觉良好作为身体健康的标准。受孕前还要多学习了解优生知识,例如优生禁忌、保养技巧、受孕注意事宜等。

此外,想要优生,还要掌握一定的性保健知识。性生活和谐而有节制,不仅能促进夫妻双方的身心健康,也有利于优生;性生活不节、不洁,或不和谐,均不利于优生。

现代父母都希望孩子不要输在"起跑线"上,可是他们往往错误地把这条"起跑线"划在受孕之后。其实,真正的"起跑线"应该在父母有育儿意愿时便已划定。因此,要想后代健康长寿,为人父母者应首先做好优生,为子女的健康人生打下坚实的根基。

生民之道　养小为大

老子《道德经》中说："合抱之木，生于毫末；九层之台，起于累土；千里之行，始于足下。"即言，做任何大事，都要从最原始、最基础、最细小的事情做起，一步步积累，直至由量变而生质变。《荀子·劝学篇》中也说："不积跬步，无以至千里；不积小流，无以成江海。"一言以概之，就是要"厚积而薄发"。

具体到养生，唐代大医学家孙思邈在《备急千金要方·少小婴孺方上》中说"夫生民之道，莫不以养小为大，若无于小，卒不成大"，强调了"养小"对保持一生健康的重要意义。因为人生最基础的时期就是从出生到12岁的"少儿期"，若能在这一时期做好养生保健，则对人一生健康都有重要的影响。

尤其值得注意的是，相对来说，少儿养生有四大难：一难在于，少儿不明养生，不能主动认知养生重要性并施行之，因而完全依赖家庭、社会为之保养，可谓"被动养生"；二难在于，"初生牛犊不怕虎"，少儿不仅不能认知养生，甚至对危险的认知也很不足，相较其他年龄段，更易遭受意外；三难在于，少儿生长发育迅速，生机蓬勃，古人称为"变蒸"，这就易使家人产生"小孩不必养生"的误解而专注于喂养、抚养，疏于保养、调养；四难在于，小儿毕竟身体娇嫩，抵抗力较低，易感触病邪，且发病后传变迅速，故《温病条辨·解儿难》说，小儿"脏腑薄，藩篱疏，易于传变；肌肤嫩，神气怯，易于感触"。少儿又分三期，新生儿期、婴幼儿期与儿童期，各有养生重点，这里仅以新生儿之养生为例。

新生儿期，即出生至满月，以调适寒温、合理喂养和预防感染为养生重点。新生儿之衣裹，最好用棉制品，保暖又透气，如《小儿卫生总微论方·初生论》说："儿才生出母腹中，急当举之，便以棉絮包裹，抱大人怀温暖。"但又不能保暖太过，以防产生内热，新棉"浓暖"，所以提倡用旧的棉衣棉被做成褓褓裹之。老人有小孩要穿"百家衣"之俗，其理在此，倒不必真的去百家讨衣。至于新生儿母乳喂养,自不待言。母乳是新生儿最佳的食品,它含有人工喂养不能替代的营养成分,对提高新生儿的抗病能力有十分重要的作用,故《幼幼集成·初生护持》指出:"盖儿初生,藉乳为命。"母乳喂养时,乳母的情志、饮食、起居均需谨慎调养。这时,母亲做好自身的养护,也就是对新生儿最好的养护。同时,喂养也需饥饱得当,母亲喂养过多的情况比较常见,容易导致小儿吐乳,反而不能很好吸收。《小儿卫生总微论方·乳母论》有"乳儿不可太饱,恐停滞不化"之言,当引以为戒。新生儿预防感染的重点是预防脐带和皮肤感染。随着现代产科护理的越加精细,这种情况已大幅度降低。不过,新生儿皮肤娇嫩,容易感染,故新生儿的衣物应柔软、舒适、透气,应勤换尿片,保持皮肤干燥、清洁。

　　总之,正如金元医家刘完素《素问病机气宜保命集》中指出:"人欲抗御早衰,尽终天年,应从小入手,苟能注重摄养,可收防微杜渐之功。"若人人皆明养生应从小做起之道理,则小儿就能赢在"起跑线",成年人能减少病痛,常葆健康,此诚"生民之道"啊!

养老与养生

　　"养老"者,奉养老人也。养老与养生都带一"养"字,两者是什么关系呢? 其实,养老是养生的缘起之一,也是养生的一个重要方面,养生用之于老年人,可别称为"养老"。称其为养生缘起之一,皆因中国人有尊老、敬老的文化基因,"老吾老以及人之老"。因而历史上很多养生家,其研究养生的初衷是为了更好地奉养高堂,故养生又有"奉亲"、"寿亲"的别称。庄子言:"缘督以为经,可以保身,可以全生,可以养亲,可以尽年。"已明确将"养亲"列入养生的目的之一。

　　尤其在当下,养老一词十分热门。2000 年以来,我国已进入老龄化社会,老年人群日益扩大,老龄问题愈趋严峻。在此形势下,我国从政府到公众,都十分关注养老。政策指引,专业指导,企业参与,社会保障,大众受益,甚至横向借鉴国外的成功养老经验,积极实践探索适合我国具体情况的养老模式,形成了养老产业。当前养老研究的热点在"多元化养老",如家庭养老、社会养老、机构(养老院等)养老等,即研究社会如何为老年人营造一种好的养老环境,并产生经济效益。然而,对于养老而言,"老"是对象,"养"才是重点,这里的"养"关键是养好生。那么,从养生的规律来看,养老首先要靠自己,然后才是如何利用社会资源。

　　其一,主动改变观念。"养儿防老"是我国大众家庭观的重要方面,然而,在当前社会发展的新形势下,老年人应该客观对待这一观念。在工作压力、社会压力、人口流动等社会现实影响下,儿女很难做到时时陪伴在老人身边,甚至子女身在外地,每年只能趁春节全家团圆一周的情况也不少见。另外,尚有不少老年人为子女考虑,希望给子女积攒资财,从而忽略了对自身的保养。殊不知,老人的健康快乐才是对子女最大的支持,才能解除他们的后顾之忧。因此,老年人须先改变养老观念,化子女养老为自我养老、社会养老,逐渐了解和融入现代养老体系中,为自己的健康而拼搏。

其二，学习养生知识。老年人，虽然肝肾不足，髓海空虚，脑神运转变慢，但"活到老学到老"仍不失为金玉良言。且老人合理安排时间，适当学习新知，尚能延缓大脑的衰老。有一位老人，从 2001 年起，年年参加高考，虽年年落榜，仍学习不辍，至今已 86 岁，耄耋之年却精神矍铄，可谓"老树春深更著花"。多数老年人，如果不喜新知，至少可以学习养生知识。"学海无涯乐作舟"，由于老年人懂得生命的珍贵，喜欢养生，养生的浩瀚学海会成为老人的"美丽星空"。

其三，老有所乐。养老、养生，最终要落实在行动上，对于老人而言，养老行为可以有很大的自由度，关键在于"乐"之一字。此诚如清代李渔所云："养生之法，行乐为先。"也就是说，不论施行何种养生、养老方法，必须自己真正喜欢，发自本心。

总之，养老不仅是社会的事，更是个人的事。唐朝吕岩就说："举世人生何所依，不求自己更求谁。"尤其在现代社会，靠人不如靠自己，老年人只要身体尚可就应坚持学习养生、践行养生。对于老年人而言，养老一定要养生。

花甲老人心宜平

六十岁，是人身心发展一个分界。人届六十，步入老年，不仅有身体的衰老变化，也伴随着心理的转变。现代老年医学将老人分三个时期：即老年前期、老年中期和老年后期，每个时期都有着不同的身心特点。

就心理方面而言，老年前期，也称为老年感受期，50~60岁左右，意识到自身已经走向老年，因而出现明显的老年感。老年中期或老年波动期，60~65岁，许多人面临"退休考验"，由于经济条件、社会关系、工作境况等有明显的改变，脱离了某些社会的约束与习惯的乐趣，因而心情常常波动，易产生不适应感和情绪不安感，甚至引起性格上的变化。直到约65岁，逐渐适应、接受退休，人的心理也由不服老到接受、承认老，开始考虑自己晚年的种种问题。老年后期，又称高龄平静期，为65岁以后，已习惯老年生活，心境随之趋于平和，形成新的老年行为模式，安心颐养天年。

中医学认为，老年由成年的盛阳渐渐进入衰阳，阴阳气血均告虚衰，肝脾心肺肾五脏精气依次衰退。在此基础上，古人对老年人的衰老表现总结得非常到位，南宋周必大《二老堂诗话》曾转引了郭祥正对老年人情态的概括，即所谓"老人十拗"，颇为精辟：不记近事记远事，不能近视能远视；哭无泪笑有泪，夜不睡日睡；不肯坐多好行，不肯食软要食硬；儿子不惜惜孙子，大事不絮小事絮；小饮酒多饮茶，暖不出寒即出。古人的这些观察概括，十分细致和恰当。今日我们仍然可以从老人身上观察出"十拗"所概括的一些心理行为及身体特征。老人随着感觉的逐渐迟钝，不能及时发现外界的变化，越来越和周围的世界隔绝；由于老人的生理心理特点，独立生活能力降低，处处需要别人照顾，就会因种种原因而不如意，从而增加了老人们的孤独感。

退休后，没有了昔日的日常工作，改变了习以为常的环境，骤然从忙碌的工作状态，"闲"、"静"下来，如不适时予以调节，转化，极易变得暴躁、忧郁、怠惰或有萎靡不振，精神颓废，缺乏寄托，感叹"乡音无改鬓毛衰"，

"久病方知身是苦";有的留恋过去,整天沉浸在回忆之中;还有的自卑,情绪易怒,唠叨,性情逐渐变得不合群。总之,退休是一个人生活中的重大转折,等到一退休,会有一种轻松感,安静感,但随之而来的是"茫然若有所失"和"无所适从"的感觉。这种状态不论延续多久,退休者总应当找到自己的"出路",对自己的生活做出新的安排,使自己的精神得到寄托,从而发挥"余热"的作用,开创"夕阳无限好"的新局面。

因此,人在年龄到了 60 岁左右,步入老年时,应当在认识衰老这种客观规律的前提下,努力克制自己,保持心态平和,坦然面对衰老。

老人养生，家庭尤重

老年人退休之后，往往会面临比中年时更复杂的家庭关系，正确对待和处理好家庭内部的关系，对于度过幸福的晚年，是十分必要的。老年人的家庭与中年比较起来，在结构上发生了变化。子女长大参加工作和劳动，经济独立，不依赖于父母，心理上形成独立意识。子女婚配，增加了没有血缘关系的媳或婿。再者，因为经济收入和成员的增加，老人的家庭地位由中年时的主导，变为不自主或从属。若丧偶老人再婚，则会产生继父母和继子女的关系，情况更趋复杂。

有些老人，由于家庭关系不够融洽和谐，不得不采取分家的办法。对夫妻双方健在，生活能够自理的老年人来说，同子女分居有利于子女的独立生活，也能减少因两三代人之间生活习惯及思维方式差异带来的生活矛盾。但老人迟早会丧失生活自理能力，特别是丧偶以后，独居生活的寂寞对他们的心身健康影响很大。故此，不论与子女在一起或分居都应当正确对待和处理好这两三代之间的关系。

就目前情况看，亲代和子女之间，由于所处的时代背景、生活经历和年龄阶段不同，多会形成思想感情上的差异，而在家庭生活中表现出来。这种差异有人归纳为：在思想上，上一代比较切实，下一代比较开放；在道德观念上，上一代强调道德准则，下一代强调个体自由；在感情上，上一代比较沉着老练，下一代比较活泼开朗；在关系上，上一代强调子女应服从父母，下一代更强调家庭民主。此外，这种差异还体现在行为反应、家庭责任、开支用度、衣着等的方面。当这种分歧和差异较大时，常会发生矛盾，对矛盾各方的健康，都有不利影响。

再深究其原因，一是两代人情趣爱好不同，青年生活丰富多彩，好交际，重休息，喜欢热闹场面。老年喜欢恬静生活，假日与儿孙团聚享天伦之乐。二是思想方面，青年人富有朝气，倾向变革多动，对事物多作横向比较，由于阅历较浅，处理问题有时失之轻率或偏激；老年人几经沧桑，对事物多作纵向比较，考虑问题比较全面，处理事务比较稳妥。三是在生活上,青年人要求独立自主地安排生活,而他们的父母对这种独立意识干涉过多,青年人认为他的父母不理解他们。另外,在一个家庭中,儿媳与女婿,有时还有继父母,同家庭中的原有成员没有血缘关系,因而互相之间缺少天然的"内聚力",有时会产生心理上的不相容,不能互相忍让和相互体谅,影响家庭的安宁和团结。

为了建立和睦幸福的家庭生活,老年人应当处理好两代人的关系。一是作出榜样,宽以待人,尤其要注意克制和忍让,不要计较琐事和闲言隐语。二是对子女媳妇,一视同仁,不要偏爱,不要过分要求,不要希望他人的言行都符合自己的心意。三是要家庭民主,有事大家商量,多尊重子女的意见,不要以我为核心,以家长自居,固执己见,甚至像小孩子一样任性。四是当好"后勤部长",支持和帮助子女成长,有能力的话,尽量帮助他们照看孩子,料理家务,以减少子女后顾之忧,使他们安心工作。五是对子女婚后感情的转移,从爱父母转移到爱妻子或丈夫,应有思想准备,不要看不惯而责备。对于子女婚后分居,出现的孤独与寂寞,不要忧伤,应多参加有益的社会活动以寄托精神,或与知友交谈,得到安慰,以求解脱,这些对于安度晚年都是很必要的。

总之,家庭和睦,融洽相处是老年人生活愉快的基本条件。家庭不和是不少老人精神状态郁闷的主要原因,故而,珍惜和创造和睦的家庭生活是老年养生的重要原则。

人老心不老，夕阳无限好

　　形容一位健康长寿的老人，常用词语是"鹤发童颜"，当这位老人精神矍铄并富幽默感时，常被戏称为"老小孩"。为什么对老人的形容总是不离孩童？是否养生之道就蕴含其中呢？

　　现代社会，生活压力越来越大，人际关系越来越密切与复杂，加之生活习惯、饮食条件、自然环境等对人的影响，人们常有身心疲惫、未老先衰的感觉。尤其年龄一过六十，就开始唠叨"人老了，该歇歇了"，于是少言懒动，自认为"早卧摇椅迎旭日，午伴床榻避骄阳；夜幕未至人昏沉，身心俱静寿自长"。殊不知，这种身不动、心已老的所谓"养生"方式，恰是老年人最忌讳的。

　　不可否认，人到老年，办事时确实有力不从心之感，因为生理的衰老是客观存在的，也是当前科技发展水平无法阻止的。但比生理衰老更可怕，对老年人杀伤力更大的，是心理衰老。老年人的不良心态会加速衰老，反之，良好而积极的心态能延缓衰老。

　　那么，老年人应该保持什么样的心态呢？套用一个新名词叫"年轻态"，也就是"人老心不老"，始终保持健康的心理状态。

　　首先，有童心。对事物要保持一定的专注和浓厚的兴趣，甚至要充满孩童一般的好奇心，不能自觉人生经历已足够丰富，便对事物失去新鲜感。只有不断发现、学习新事物或找寻旧事物中存在的新意义，生活中才能不断有惊喜和成就感，心情才能得到愉悦和满足。南宋大文豪陆游曾说："九十衰翁心尚孩，幅巾随处一悠哉。"有此心态，如何能衰！

　　其次，有爱心。要保持对生活、对事物、对周围人的热爱。老人容易陷入孤独的境地，常感自己难以被周围人理解。这一方面是代沟造成，另一方面，也与老年人不愿与人沟通，久之爱心有所下降有关。所以要努力保持自己对美的发现能力，发现周围事物及周围人的美丽之处，并不吝溢美之辞，这样，别人愉悦的同时，自己也收获了快乐。

　　其三，有雄心。老人，并不是社会的负担，相反，是社会的一笔巨大财富。俗语都有"家有一老如有一宝"之说，可见老人的价值是多么宝贵。其实，人到老年，尚可大有作为，甚至由于人生阅历的丰富，比年轻人更加容易实现自己的理想和抱负。曹操"老骥伏枥，志在千里"的精神，值得我们学习。所以，老人应该树立雄心壮志，自我激励，始终保持高昂的进取精神。

古人说，"上寿百二十，中寿百岁，下寿八十"。从六十的"老"到八十的"下寿"，甚至"中寿""上寿"，还有很长的时光要经历。因此，人过六十，身虽已老，心绝不能老。圣人孔子，年逾七十仍"发愤忘食，乐以忘忧，不知老之将至"，这是多么潇洒的状态啊！让我们用不老的心再创人生的辉煌，享受快乐的晚年！

晚年娱乐宜有度

现代社会，娱乐方式丰富多彩，除了传统的琴棋书画外，还有驾车、远游、看电脑、看电视、看电影、唱歌、品茶、舞蹈、种花、养鸟等。有一项研究调查了405名老人对19项娱乐消遣活动的采用情况，发现除家务劳动、无事聊天、带小孩外，较多的项目是打牌、看小说、看电影、看电视、养花几项，对琴棋书画爱好的比重差一些，这也和被调查人的知识结构有关系。在知识分子和干部人群中，琴棋书画兴趣等方面所占比例较高，说明随着文化水平提高，物质生活改善，娱乐方式间的比例也在改变。

当今社会，物质生活极大丰富，人的寿命也随之提高，70岁已经不稀奇，80岁还是"小弟弟"。现代人在物质生活安定的基础上更开始寻求精神安宁，故此应广泛发展各种兴趣爱好。对于老年人而言，退休之后往往闲暇时间较多，可以自由支配，从养生角度而言，更应当培养一定的娱乐爱好，以摆脱孤寂，陶冶情操，并有一定的健身作用，正如古人言"看花解闷，听曲消愁，有胜于服药者矣"。

如果老人的晚年生活安静，颇适宜于练习书法，不仅得到艺术享受和情操熏陶，而且又能增进健康，有助于达到长寿。古今书法家长寿者多，比如当代书法家苏局仙102岁，还被评为全国健康老人；孙佛墨先生101岁时，每天还要写1000多字，他体会到写字可以养心、养性、养气、养神、养身，写起字来精神集中，万念俱消，刮风下雨都听不见，这不就是气功吗！孙佛墨先生说："百岁并不稀奇，如果没有天灾人祸和自己糟践身体，正常年龄应该是150岁左右。"

但是有些老年人因晚年没有兴趣爱好，儿孙又不在身边，情怀无所寄托，整日闷坐，心理空虚，或也有些老年人嗜好过分，影响身体，如饮酒等。酒性温而发散，升提气血，少饮有畅通血脉，活血祛瘀，祛风散寒之功。但过量或长期饮酒，除急性中毒危及生命外，久饮会引起慢性中毒，造成健忘、消化道疾患、肝硬化，对心、脑血管系统等都有不良影响。老人宜戒酒，至少要自我控制，切不可以"喝闷酒"，不能以"一醉解千愁"为理由来摧残自己的身体。

　　还有一些人，退休后要享"清福"，没有兴趣爱好也不愿参加社会活动，只爱麻将、纸牌，一打十几圈，或通宵达旦，而消烁正气，耗伤血脉，甚至有的在牌桌上晕倒而死于中风或虚脱，令人扼腕叹息啊！还有的孤身老人，为了解除寂寞，以电视为伴，坐的时间过长而不活动、不休息，以致头昏眼花，气短乏力，下肢痿弱，步行艰难，甚至有的突然昏倒不省人事，造成危险。因此娱乐也不可过度，看电视、玩牌一至两小时后，即行散步、按摩以消除疲劳，不要某种娱乐或休息过度，而致酿成大祸。

　　另外，下棋也是我国男性老年人常用的娱乐方式之一，尤其夏日，往往可在路边、树下见到两人坐而博弈，周围观棋者众，立议棋势，热闹非常。但是，下棋虽为高雅情趣，也要有所节制，时间不可过久，不可因下棋而废寝忘食，更不可因过于计较输赢得失，而大动肝火。有心脑血管疾病的老年人，尤其要注意适度，做到苏轼所言"胜固欣然，败亦可喜"。如果有人下棋过分用脑，大脑的兴奋紧张不能短时间平复，会出现夜间不能入睡而影响身体健康。这都是娱乐失度，雅兴过度而成嗜好，反而会伤及其身，不可不慎。

　　总之，老年人在晚年时光中，无论娱乐、兴趣、爱好，都应保持中庸有度，不可太过，才利于自己长寿。

老来瘦未必"老来寿"

俗语常说"千金难买老来瘦",意即形体瘦不啻为老年人的宝贵财富,也是老人长寿的前提。那么,这句话对吗?支持者说,老年人容易罹患高血压、高血脂、糖尿病等慢性疾病,而这些疾病多数与肥胖有关系,因此老年人瘦了好;反对者却认为,据美国和日本的研究发现,略胖的人反而更长寿,且老年人瘦了不利于抵抗疾病的消耗,因此老年人胖了好。究竟该听谁的?清代大文豪赵翼说,"只眼须凭自主张,纷纷艺苑漫雌黄",大家都在人云亦云,而我们自己当有所决断。

必须明确的是,研究胖瘦是为了长寿,这是看问题的出发点。立足于长寿,便有一问:"长寿与胖瘦有关吗?"从刚才反对者所举的论据来看,美国、日本的调查均支持长寿者中胖人多一些,看来长寿与胖瘦有关。那么,反过来再诘:"胖或者瘦必然会长寿吗?"显然,答案是否定的。因为影响寿命长短的因素非常多,任何单一因素很难具有决定性。清代大学者方苞注释《论语》时说:"气之温和者寿,质之慈良者寿,量之宽宏者寿,言之简默者寿。"古人更有《十叟歌》,通过记述 10 位老人每人以一个养生秘诀得享长寿的故事,教人以养生的妙法。10 位老人,10 种方法,"若能遵以行,定能益人寿"。可见,长寿之法千千万万,胖或瘦虽然与长寿相关,但并不是胖或瘦就必然长寿。

然则如何正确理解和运用胖瘦与长寿的相关性呢?

首先,不刻意追求胖瘦。老年人之间,由于体质特点、生活习惯、精神情志、所处环境、有无疾病等各不相同,体形必然有所不同,甚至存在较大差异,这是生命的个性化特点。老人从众心理尤重,见到别人瘦得精神,或者胖得富态,往往千方百计要与之看齐,这恰恰违背了生命活动规律。因此,老年人不要刻意追求"泯然众人",只要自身体重在正常范围之内即可。要知道,自身生命自然形成的形体胖瘦程度,往往最适合"自己",才能带领"自己"走向长寿。

其次,严防突然消瘦。美国一项调查认为,老年人如果突然出现体重下降,很可能是阿尔茨海默氏症(老年痴呆症)的先兆。从医学角度来看,如果老年人日常习惯没有变化,体重却快速减轻,说明必然存在一种因素在快速消耗人体的储备,这往往是罹患疾病或已有疾病加重的外在反应,此时必须高度警惕,及时到医院进行全面检查。这时如果掉以轻心,甚至"因瘦而喜",付出的必然是健康甚至寿命的惨痛代价,值得警惕啊!

　　看来,虽然"老来瘦"为习惯所喜,但老人养生切不可盲目求瘦。胖瘦都是表面现象,长寿才是根本目标。"瘦"与"寿"音虽同,毕竟字不同,含义迥异,老来瘦未必"老来寿"啊!

新年到，养生应趁早

　　冬寒料峭中，2010 年的日历撕掉了最后一页，旋即被新年的日历取代。俗语说，"一年之计在于春"，气候的春天，其实正是养生的春天。然而，公历与我国传统节气及自然界气候变化特点的关系较小。今年阴历正月初二，传统意义的春天，也就是节气立春才会到来。在这一个多月的时间里，我们除了延续冬季的养生活动外，作为新年伊始，养生是否应该有一些特殊的行动呢？答案是肯定的！这一个月，正是养生"总结过去、规划未来"的最佳阶段。从这点来看，应该感谢公历和阴历的这一个月差距，让我们能从容地及早应对新一年的养生。

　　要为新年规划养生，首先必须总结过去，尤其是刚刚逝去的 2010 年中，自己养生的成功与失败、收获与警示。其实，只要稍加留意和回忆，可总结的养生知识十分丰富，可以是理论的，如养生道理、养生法则；可以是自身体会，如养生中的心得体会；可以是实践经验，如有效的养生方法、新的养生技巧等。但最重要的，是总结自己在过去一年中的养生错误、失误之处，如不良嗜好、养生误区、错误观念等。只有善于思考和总结过去，才能把握自己养生的得失，警示自己在新的一年中扬长避短，避免重蹈覆辙。

　　其次，新年的养生规划应尽量全面。这种养生规划当涵盖未来一整年，从新春到年末，尽量将可能遇到的养生问题都考虑周到。雪莱曾说，过去属于死神，未来属于你自己。养生，这种性命攸关的事情，绝不能马虎从事。养生规划包含季节养生规划、饮食养生规划、起居养生规划、运动养生规划、重大节日养生规划、娱乐养生规划等，不厌其详。同时，还要根据过去一年的养生得失，在新一年的规划中，尽量趋利避害。把自己容易触犯的养生失误醒目标出，以提醒不再犯，根据学到的养生新知识，完善新年规划。另外，还应该根据家庭成员的不同情况有区别地加以规划，如男女性养生的不同、小孩和老人喜好和养生方法等。

　　最后，有慢性病和其他疾病的人，新年的养生规划中，还应该照顾到病躯的保养和康复。如高血压病人,规划中应该就高血压病及自身的特点列出养生要点;糖尿病患者,可以趁这段时间,归纳过去学到的适合糖尿病人的饮食、运动等,并可将其详细列出,以便日常交替选择使用;中风恢复期的病人,当然就要注意将康复计划列入养生规划中;平常体虚的人,补虚弱、避劳累的养生方法应该是养生规划的重点之一。

　　总之,新年到,必须尽早制定养生规划,且规划应科学而详细。只有如此,养生才能不误春时,也只有善加规划养生,才能不负那美好时光的流逝。

新春佳节，勿忘养生

古人说："天地风霜尽，乾坤气象和，历添新岁月，春满旧山河。"中国人有着几千年深厚的历史传承，我国人民十分珍视传统，春节自古就是我国最重要的传统节日。春节风俗一直沿袭至今，三十晚上守夜，大年初一拜年，初二或初五回娘家，等等，世界华人习俗莫不如此，可谓"天涯共此时"。

从初一到十五，甚至从腊月开始，全世界华人都沉浸在团圆、和睦、热闹的文化氛围中，饮食文化尤其渗透其中。人们享用美食的同时，畅叙衷情，讴歌盛世，在融融的亲情、友情、爱情中抚慰过去一年的身心疲惫。除聚首饕餮外，新年前后的习俗，南北东西，海内海外，同中有异，各自别有新裁，可谓数不胜数。北宋王安石有一首耳熟能详的《元日》："爆竹声中一岁除，春风送暖入屠苏，千门万户曈曈日，总把新桃换旧符。"诗中透出了浓浓的新年气氛，人们于一片欢腾中辞旧迎新，并祈望在新年中能平平安安，和和顺顺。

新春佳节，欢聚同乐虽然是主旋律，但切莫忘记养生。无论气氛如何融洽、热烈，饮酒均要注意节制，莫至酩酊，伤胃损身。春节膳食，为表丰盛有余，大鱼大肉难免，但莫忘多置蔬菜水果，不仅因其爽口，能解油腻，且荤素搭配，才能吃得健康。另外，过年玩乐也要有所节制，除大年三十可稍放宽外，其他时候切莫通宵达旦。从以往来看，因年节时玩乐太过，许多人感觉过年比加班都累，年后自觉身体素质下降，此须引以为戒。

老年人及慢性病人，春节期间更须注意调摄。如老年人及高血压病人，需注意勿太过劳累及兴奋过度。家务放手子孙操持，不必事事亲力亲为；亲友齐聚之时，莫要太过激动，以防虚耗气血，或引起血压的异常波动。糖尿病人过年更应"管住嘴"，以免加重病情。还有一些人，过年时忘却养生，恣意吃喝玩乐而生疾病，不得不在医院住院治疗。看别人良辰美景，融洽热闹，反观自己，卧床呻吟，还引得一家人愁眉不展，着实悲哀啊！所有这些我们都应戒之、戒之！

▣ 2010，养生之殇

　　回首 2010 年，养生界最令人印象深刻的莫属几位"大神"流星般的闪现与消逝。他们共同的特点是中医背景浅薄，甚至没有受过中医教育，更有甚者，捏造身份及经历，以各种炒作方式，给自己涂上"养生金粉"，做起"养生"的金身罗汉、掌门教主。

　　究其早期的炒作经验，其实并不神秘，在有人帮忙鼓吹下，自己敢"吹"，甚至敢公开地"吹"，是他们制胜的法宝。思其后期的现形、陨落教训，"吹"得过头，用时髦的话叫"炒作"过度，是他们梦幻破灭的原因。他们趁着全中国，甚至全球的养生热潮，给人们吹出了一个又一个美妙的养生"肥皂泡"。其实，"大神"的言语，不仅违反医学常理，且枉顾基本的生活常识，以之而行，只会损害健康，甚至危及生命。这种因误信人言，养生不当反伤生损命的事件，今年时有发生，给养生的形象抹上了浓浓的阴影，更给人们的生命造成了不可挽回的损伤。这是养生之殇，也是生命之殇，着实令人痛惜！

　　为什么生命之伤不可挽回呢？古今对生命的研究都发现，人的生命是有尽头的，自然寿命上限在 120~150 岁之间。人至少应该活到 80 岁，才能称得上"寿"。当下，人们也常调侃说"人生八十不稀奇，七十还是小弟弟"。但在实际生活中，由于我们一生中要面临太多伤身损命的因素，因此，活过八十岁的人并不太多，能过百岁的老人更是凤毛麟角。面对这种情况，我们怎么办？养生前辈给我们提出一条中肯意见——"养生以不伤为本"。

　　"养生以不伤为本"由我国晋代著名文学家、医学家、化学家、养生学家葛洪提出。他在《抱朴子·极言》明确指出："养生以不伤为本，此要言也。"就是在告诫我们，养生的根本在于"不伤"。所谓"不伤"，就是指养生讲究不过度、不受伤损，这与中国文化中的"和"、"度"的思想一脉相承。

　　中医经典医著《黄帝内经》中更有精辟的论述："春秋冬夏，四时阴阳，生病起于过用。"也就是说，一年四季，人受伤得病的原因，在于超过人体承受能力的活动,其中渗透的就是不伤不损、不过度的思想。该书中更给我们指出了许多生活中要谨防的"伤",如用眼过度伤血,睡卧过度伤气,行走过久伤筋腱等。总之,是否过度,是辨别"伤"与"不伤"的标尺。所以,养生,要谨小慎微,养护应得法而有度,了解并避开生命之"伤"的原因才是养生的根本。

陆游曾说:"养生如艺木,培植要得宜。常使无夭伤,自有干云时。"祝愿大家的寿命能像诗中"培植得宜"的古树一样,凌云而上,健康而长久!

养生不可"迷信"

不久前，一位患糖尿病多年的老年女性，因突发昏迷而被送医院救治。经检测，发现她的血糖值过高，已超过了仪器的测量范围。医护人员立即进行抢救，却最终没能挽回患者的生命。后来了解到，该患者已患糖尿病 10 多年，以前口服药物治疗，血糖控制一直较好。近一年多来，因为口服降糖药物已不能很好地控制血糖，且出现了副作用，医生嘱其改以注射胰岛素治疗。几经调整，胰岛素剂量虽然逐渐加大，但餐后血糖仍较高。就在抢救前 1 个多月，患者在电视节目中偶然看到一个被吹得神乎其神的糖尿病食疗方，便深信其说，停用了药物，只坚持食疗，结果就发生了糖尿病高渗性昏迷而死亡。

这样的事例，并不鲜见。其主要原因是，近年来，随着养生热的兴起，以养生为主题的健康产业方兴未艾，养生科普也越来越红火，养生事业中就不可避免地出现了良莠不齐的现象。这其中，有一些人无视科学的严谨性和个人应承担的社会责任，将本有一定局限性的认识或方法过度渲染、夸大宣传，以期吸引读者的注意力。同时，人们求健康心切，总希望治病能一针见效、一药根除，养生也能一劳永逸。但人们对医学知识又了解不足，因而，面对这些宣传时，缺乏辨别能力，甚至对那些夸大成分，充满了兴趣和信任。一旦宣传中的某些方法稍见成效，人们便容易全盘接受，陷入"迷信"的泥淖，对那些"神奇"理论和方法的传播者自然会敬若"神明"，从而忽视、违背医学常规，导致悲剧不断上演，令人心痛。

那么在日常养生活动中，应该怎样摆脱"迷信"，正确地判别和选择保健方法呢？

一是从根本上消除急躁心理。一定要充分认识到，养生，是一个"润物细无声"的、长期的系统工程，绝不可能一蹴而就。实际上，养生应该将宏观与微观结合，宏观上养生方法要覆盖生活中的衣、食、住、行等各个方面；微观上要规避各种影响健康的不良因素，做好预防，未雨绸缪。

二是信医、信己，绝不能信"神"。生病时应先求医、次求己、不求"神"。

这里的"神"，指的就是那些鼓吹一方治百病、一法保一生，误导病人不求医、不信药，只拜偏方和"妙法"的人。要知道，具有职业道德的医学专业人士，出于对职业、对社会的责任感，是绝对不会这样做的。对于这类"神人"，我们最好敬而远之，不必采信。这一点，对于慢性病患者来说，尤其重要。

最后，还要学习、积累一些养生理论知识，提高自己的养生修养。理论才是一切养生方法的源头和根基，亦是甄别养生方法好坏、真假的一把标尺。倘若照此去做，我们就可摆脱干扰，不致迷失养生方向。

养生不是万能的

　　近日闲逛书店，遽然发现，冠以"养生"之名的书籍琳琅满目，几乎占据书市半壁江山。但观其内容，相当一部分都不同程度地言过其实，使人读后似觉养生无所不包，万能万灵。以饮食养生为例，现在大部分养生书籍混淆了药疗、食疗与食养之间的区别，或以食养取代药物治疗，或将药物作为普通食材使用，更有甚者，一些有毒甚至有剧毒的药物都被列为菜食材料。这种对养生的夸大，对药物副作用的漠视，让我们这些在临床上为药物使用的分毫差别而"锱铢必较"的人着实吓出一身冷汗！如果因阅读这种书籍而令人产生"养生万能"的错觉，从而轻忽疾病治疗，无视药物应用的专业性，不仅会造成"伤生"的结果，甚至有"殒命"的危险。这类将养生"万能化"造成的危害，近年来时有发生，其教训可谓深刻之至！

　　当下，鼓吹诸如"万病不求医"、"养生祛百病"，是常见且危险的夸大方式，容易误导人们以养生替代治疗。这类似是而非的"美丽的谎言"，迎合了人们面临医疗费用居高不下的现实时所产生的"节省"心理。可是，长远来看，小病不医，往往会拖成大病而不治。这时，节省的绝不会是金钱，反而是我们宝贵的生命。另外，混淆各种养生概念，也会产生不切实际的负面影响，如前所说的药物与食物不加区别，再如养生与治疗的概念混淆，都会使人产生养生"万能"的错觉。

　　其实，养生归根到底是一门医学科学，有着缜密的学术体系和适用范围。对于健康或亚健康人群，养生当仁不让，是其恢复健康或提高健康水平的主要手段。但是，对于病患者，尤其有严重疾病的患者，就必须以临床治疗或服用药物为主，养生至多发挥辅助调理的作用，绝不能替代各种治疗方法。唐代大医孙思邈曾指出："夫为医者，当须洞晓病源，知其所犯，以食治之，食疗不愈，然后命药。"说明食物与药物在治病疗疾的过程中有着明显的区别。相反地，各种治疗手段和药物针对的是有疾病的患者，且有极强的专业性，不适合作为一般的养生手段使用，更不适合在普通大众中广泛推广。明白这些根本道理，并在铺天盖地的养生炒作中保持一颗平常心,谨记养生是一个循序渐进的过程,按捺住"一蹴而就"的焦躁,相信我们就不会步入养生"万能"的误区。

总之,养生是一门科学性很强的学问,具有极强的针对性,绝不是"万能"的。在目前的养生热炒中,保持这些许的清醒和理智,才是对生命的负责态度。

养生不能搞"群众运动"

近年来,随着人民生活水平的提高,养生热潮逐渐兴起,并愈演愈烈,大有发展为"群众运动"的趋势。在此形势下,社会上出现不少伪养生专家,以及诸如"生吃泥鳅""生吃茄子"等不科学的养生方法,对人民生命财产造成了一次又一次的损害,着实令人痛心!这些不断出现的反面事例也在警示我们,养生绝不能盲目搞群众运动。

那么,对于每一个个体而言,什么样的养生方法最适合?

首先,最关键的就是养生方法的个性化选择。世界上找不到两个完全相同的人,人与人之间在性别、年龄、体质、职业、生活习惯等方面总有差异,居处环境和时令气候随时在改变,养生就应遵循"三因制宜"的原则。所谓"三因",即因人(个体本身特点)、因地(周围环境特点)、因时(年、月、日、时特点);"制宜",就是根据这些不同之处找到最适合自身的养生方法。因此,每个人的养生方法不可能同别人完全一样,适合于别人的养生方法,在拿来使用时要根据自身的情况加以调整。如常见的保健补钙,老年人退行性钙质不足,适当补充无可厚非,但对于婴幼儿,补钙反而可能不利于生长发育。

其次,养生方法的作用发挥,需要一个持续的过程,要持之以恒地加以运用。也就是说,养生要有专心、恒心。养生的方法很多,根据个体情况,科学合理地加以选择之后,就要专一、精练,切忌见异思迁,朝秦暮楚。因为每种方法都有自身的规律,专一精练能强化生命运动的节律,提高生命运动的有序化程度。如果一会儿学这种方法,一会儿又学那种方法,对每种方法都不精熟,则起不到养生作用,当然身体健康水平也就不可能得到提高。古人云:药无贵贱,中病者良;法无优劣,契机者妙。养生方法的使用,要想有益身心健康,就须遵循各种方法自身的规律,循序渐进,坚持不懈,绝不能"这山望着那山高"。如果常怀有"别人的方法比我的好"的想法,终将无所适从,难收养生成效。

　　显而易见,养生是一门有针对性的学问,对不同的人群应该制定有针对性的养生方案,并长期坚持。因此,任何盲目的养生"群众运动"都是不可取的,都是与养生科学背道而驰的。

养生图书乱象之忧

2011年7月之初，新闻出版署公布了24种编校质量不合格的养生保健类图书。哪种情况属于"编校质量不合格"呢？我怀着"学习"的态度找到这些书并浏览一二，原来其问题主要有四处。

首先，书籍本身的质量较为粗糙。"榜"上有不少曾"红极一时"的书籍，其实早先是翻看过的，但大都忍读几页便想抛开，因为印刷质量及纸张质量偏差，且错字错句遍处都是。此问题根源在于出版社"求快牟利"，以从速抢占市场为出书的出发点，把关不严，书籍质量就不可能得到保证。尤其是曾声名鹊起，如今销声匿迹的"教母"、"第一人"之流所写的书，再版多次，书籍质量却越来越差，被召回早在意料之中。

其次，"以医代养"现象十分严重。养生与临床医疗是有区别的，临床医疗的手段如果没有经过认真而专业的筛选与研究，是不能轻易作为养生方法使用的。但在这些养生书籍中，大量使用临床案例作为佐证，且不论这些案例是否为真，其中大多数是病人通过临床手段而得到康复，与养生没有丝毫关系。这种"以医代养"书籍，为了销量，"挂羊头卖狗肉"，被牵强冠之以养生二字，实则名实不符。若读者遵之践行，不但无益于生命健康，反而会伤生甚至损命。以医代养，害人匪浅，着实令人痛心、悲哀啊！

再者，作者和出版社的资质也存在问题。这些书的作者，绝大部分并不从事养生保健领域的工作，有些甚至没有接受过医学教育，根本没有资格编写养生方面的书籍。清朝赵翼有诗说"只眼须凭自主张，纷纷艺苑漫雌黄"，这些人为了经济利益，对养生信口雌黄，完全不顾读者的生命健康，也搅乱了养生图书的市场秩序。因此，"学莫便乎近其人"，对于养生类书籍的作者资历，应予查验和限制，否则，所学非其人，必然得不到正确的养生知识。至于出版社的资质问题，国家新闻出版署已公布了53家具备养生保健类出版资质的出版单位名单，购买养生书籍时可以按图索骥。

总之，正如唐相魏征所言"求木之长者，必固其根本；欲流之远者，必浚其泉源"。国家新闻出版署封召 24 本书,并公布 53 家有资质出版养生类图书的出版社,确实对当前的养生书籍市场乱象有正本清源的作用,但尚令人堪忧的是,琳琅满目的养生书籍中,与这 24 本书有同样问题,同样需要召回的其实还有不少。所以我们可以通过对这 24 本书的"学习","吹尽狂沙始到金",学会并辨别出养生真经。

孙思邈眼中的生命

中华民族传统文化历来十分重视生命，无论从政治思想、伦理道德，还是从个人的修身养性等方面都是如此。如儒家的"人为贵""生最贵"和民本思想，佛学的"人为万物之灵"的人生之学，道家更把人的生命本身看得高于一切，强调人生的一切活动都是以维持生命的存在为其基本出发点和归宿点。医家之宗的《黄帝内经》亦明确指出："天覆地载，万物悉备，莫贵于人。"强调天、地、人三者之间，人是至为珍贵的。

唐朝时，药王孙思邈深受儒、道、佛思想和《内经》理论的影响，把"人命至重"作为行医和养生的根本指导思想。他在《千金要方·自序》中说："人命至重，有贵千金，一方济之，德逾于此。"孙氏以人命贵重于千金作比喻，反映了孙氏注重生命价值的认识高度，是他的医学和养生学宗旨，也是为什么要把"千金"二字作为书名的真实含义。他指出，作为救死扶伤的医生，不仅要保护自己的生命，更要有博爱精神。在从事医疗工作时，一定要全心全意，绝不能夹杂个人的私心杂念。对待患者，不能计较他们的贫富贵贱，老幼美丑，感情亲疏，民族异同，智能高低等，对他们都应一视同仁，都要像对待自己最亲的人一样去关心他们，爱护他们，救助他们，使他们获得健康和新生。为此，他强调："不得于性命之上，率尔自逞俊快，邀射名誉。"否则，"甚不仁矣"。孙氏这种爱生命、爱大众的人文思想对后世中医学的发展以及医护工作者的医风都产生了深远的影响。在他的一生中，"洒向人间都是爱"，因而深受人民的爱戴和敬仰，美名千古流芳。

孙氏在非常重视保养人类生命的同时，还强调应充分尊重一切有生命的物类，反对妄行杀戮，用药杀生。《千金翼方·饮食》篇告诫人们："肉食者，必不得害物命，……第一戒慎勿杀。"其勿杀的理由诚如《虫鱼部》所述"（鸟兽虫鱼）皆是生命，各各自保爱其身，与人不殊"，因此以杀生而取作药用者，"非立方之意也，慎之！慎之！"《千金要方·蛇毒》篇甚至强调"凡一切毒螫之物，必不得起恶心向之，亦不得杀之"，亦基于其"至于爱命，人畜一也"的认识。虽说"贱畜贵人"，但是从生命的意义而言，所有生命都是平等的。假如以杀害其他种类的生命来求得人类的生存,则有"去生更远"之弊。孙氏的这种观点实际上与今天人们对人与自然、人类与其他生命关系的思考存在着许多的相通之处。虽然人类为了维护自己的生存与健康,还不可能完全做到不伤害其他生命,但是国际社会禁止将保护动物用作药用的确定原则,已经与孙氏"药用戒杀生"的观念以及佛学对生命的看法相接近。

养生大师苏东坡

宋代大文学家苏东坡曾写了一首诗"八风吹不动,端坐紫金莲,稽首天中天,毫光照万千。"送到对面的一位好友禅师那里,那位禅师在后面批了"放屁"两字送回去。东坡一看大怒,赶过江去找禅师理论,可是禅师的房门紧闭,抬头一看,门上写着"八风吹不动,一屁打过江"。这个故事写得很有意思,值得回味,要做到静坐入定,心澄静默实非容易,一般人对是非侮辱,一遇上就沉不住气。尽管一般人没有文豪的儒雅与庸俗的放屁之间这样的反差,但是,是非依然不少,甚至每天都有些不顺心的事,要坚持每天练功,要坐得住,要静心下来,确实不容易。

虽然故事中的苏东坡,尚未如自己的诗中所言"八风吹不动",然而其淡然超脱的处世观与清净的修持法,仍值得养生者借鉴和学习。得与失,称赞与贬损,快乐与痛苦,出名与不出名,称为八风,两两相对,共为四对。平常人被八风吹得神魂颠倒,不能自主,哪能心平气和。看到喜爱的,就起贪念;看到讨厌的,就起厌恶心;随时念头起伏,没有一刻安宁。要做到心平气和,不是轻而易举的事。遇到"八风"吹来之时,若不能自我调节,可习练"静坐呼吸",有调控情志的作用。毕竟,心平气和,则处理事务能游刃有余,更有助于身心的健康,长此以往,养生之功非小。当然,静以调心必须要有耐心,有恒心。初学者不能操之过急,因为身心有密切的关系,亦可通过放松身体来放松心情,以调身来调心。

静坐调气,也是苏东坡之最爱,而且他长期坚持,不论遭贬什么地方都能修炼不懈。当苏东坡谪居岭南时,还买了一些檀香,常关门静坐,享受奇特的香气,反省自己以往的过失。有时凉爽的江风吹进窗口,便觉得已卸下一切责任和重负。他说:"无事静坐,便觉一日似两日,若能处治此身,常似今日,待至七十,便是百四十岁人,人世间何乐可有此效!"东坡静功其要求是精神内守,意念集中,如痴如醉,半睡半醒,形成高度安静状态,以调养心神而寿增。

苏东坡还介绍了自己常用的调息法,即后世之胎息法的一种。胎息法,也可认为是静心调气类的一种。胎息法最早见于晋代葛洪"抱朴子",它说:"行息大要,胎息而已。得胎息者,能不以鼻口嘘吸,如在胞胎之中。则道成矣。"后孙思邈教人闭气于胸膈间,以鸿毛着鼻,上而不动。

苏东坡对胎息法身体力行,别有体会,他比喻为香炉盖上烟,汤瓶嘴中气,操作简易,其要诀为"合神养气之道,当得密室庇护,安床暖席,枕高两寸半,正身偃卧,瞑目,闭气于胸膈之间,以鸿毛著鼻,上而不动,经三百息,耳无所闻,目无所见,心无所思"。这种闭气的胎息,习练较难,而他在《苏沈良方》中的描述,更为详细和简单,其言:"视鼻端,自数出入息,绵绵若存,用之不勤。……一息自住,不出不入。"这一方法,要求自数呼吸次数,与佛家"数息法"相似,较闭气的胎息法更为简单易行,且没有初习闭气时的不适感,更适合养生者施行。

苏东坡的静心调气法,为后世许多养生者所喜爱和效法,并有不少人对其做了修改,使之更加明确和简便。如有一老人根据葛洪的提示,及东坡的实践程序,综合成一种适合自己的静息法,持之以恒,养生效果颇佳。其做法为,每天午饭后和黎明前,披衣面东,盘足静坐在床上,先行"止念",即排除杂念,舒畅胸臆,然后集中心意,以眼观鼻,以鼻观心,直应丹田,叩齿,咽津(唾液),行深呼吸,集气于腹,令胀若鼓;屏息,默数;气息难抑时,进行呼吸;又复屏息,默数……直至疲倦嗜睡,则就寝熟睡。此法效东坡之法而来,综合了闭气法与数息法,描述更细,操作简便。

总之,热爱生活、养生有术的苏东坡,以"静"为核心,坦然面对各种挫折,积极发现生活中的美好事物,为后世留下了丰富多彩的养生之法。他最终寿64岁,结合他一生坎坷的遭遇来看,已是难能可贵,亦可谓"养生大师"!

养生是中国健康产业之魂

在世界经济持续稳定发展的背景下,随着医学模式的转变和医疗环节的前移,医疗的关注点和干预重点逐渐转向了预防,医学由"疾病时代"进入了"健康时代"。受其影响,世界范围内掀起了一股健康风潮,健康产业也随之蓬勃发展,已被称为"财富第五波""兆亿产业"。它是一种综合产业,紧紧围绕健康,涵盖保健用品、营养品、休闲健身、健康管理、健康咨询等,甚至医疗用品也可计入其内。但是,健康产业当前发展也存在诸多问题,主要体现在健康产业的发展路径、发展模式、发展重点等尚不明确;各地盲目发展健康产业,缺乏优势与特色,缺少创新;跟随国外脚步,亦步亦趋,本土创新较少;健康产品多,与受众"健商"低之间存在矛盾。

其实,健康产业在中国的发展,有得天独厚的优势。最为人所熟知的优势,当然是人口数量大而带来的潜在消费群体巨大。但是,"潜在"的消费如何能变成真正的消费? 这就不得不提到中国健康产业发展最大的优势,即中国人有养生的传统,且现实的养生需求更加迫切。所以,养生是让健康产业在中国"做大、做强、做活"的保证,可以说是中国健康产业之魂。

首先,养生理念先进,对健康产业有带动甚至提升作用。养生,关注的是生命,不限于健康。健康只是生命状态之一,而养生学研究的是如何维持生命各个方面正常、稳定、长久地延伸。这一思维,实已超越了当前世界医学的发展,必将引领医学未来发展的潮流。因而,以养生带动健康产业的发展,将使健康产业上升为"养生产业"或"生命产业",无疑是对健康产业有着极大的提升作用。

其次,养生乃中国独有,具有原创性。养生,根源于传承不绝的中华文明,是中华民族的一大创造。与中医结合后,更以中医理论及方法作为基础,海纳史上各种有益生命的方法。可以说,养生理念涉及生活方方面面;养生体系庞大,拓展性强;药膳、导引、饮食等方法取之不绝;养生宝藏巨富,产品不尽;养生需求日益扩大。这些理念、体系、方法等,经历代医学家、养生家不断实践验证,大多切合实际,行之有效。前人为养生打下了深厚根基,也给予了养生极大的创新空间。尤其现阶段养生尚处于理念宣传阶段,科研未蓬勃发展,因而产业创新点甚多。养生的这一特质,能为中国健康产业注入"灵魂"和动力,有助于中国健康产业摆脱对国外亦步亦趋状态,更可能以创新带动产业发展,引领世界掀起养生潮。

总之,养生是一门古老而又充满青春活力、能引导人们达到健康长寿境界的大学问。在健康产业蓬勃发展的当前时代,养生必将为中国健康产业的发展注入新的活力和强大动力,甚至可以变健康产业为养生产业。因此可以说,养生是中国健康产业展现活力之"魂"。

养生当先明理

　　当前，我们正处在信息化时代，获得知识的渠道越来越广泛和便捷。养生知识的信息传播也一样，书籍、报刊、网络上比比皆是，随处可得。但还是有人感慨地说："养生知识多如牛毛，得道者却凤毛麟角。"这为什么呢？我感觉其中一个重要原因，就是人们比较重视搜集学习具体的养生方法和技术，却较少花心思去弄明白基本的养生道理，认为自己不是专业人士，没有必要去学习和钻研学术理论，常常是一听到有什么好方法拿来就用，结果有时候非但不养生反而会害身。

　　给我印象深刻的是，3年前有一位中年男性，体检发现血脂远远高出正常范围，遂来就诊。针对患者的具体情况，我除了嘱咐他平时生活起居饮食应注意的事项外，还根据中医辨证给他开了一个中药茶疗方，其中主要是太子参、荷叶、绿豆衣之类益气清热祛湿的药物。患者服后，效果十分理想，3周后复查（其间未服其他任何降脂药物），血脂已降至正常水平。时隔半年之后，这位患者得知一位朋友也患上了高脂血症，便把自认为是"降脂神方"的茶疗方给了他。这位朋友坚持服用了两个多月，血脂水平不降反升，到后来还出现了腹胀肠鸣，食欲减退、大便稀溏的症状，于是前来就诊。经中医辨证之后，我另外给他开了以陈皮、干姜、苍术为主的温里化湿行气的药茶处方。患者服用一个多月后，血脂便恢复了正常。

　　近几年来，像这种某些人一用就灵，另一些人一用就出问题的情况，印象中越来越多。由此可以看出，现在的人们过于重视技术方法的实用性，而对基本养生道理的了解相当匮乏。试想，如果大家熟悉和了解养生学的基本理论，讲究因时、因地、因人制宜，审因施养，就不会盲目跟风而跟出问题来了。

　　可见，这些错误的根结大多在于人们掌握的养生基本理论知识太少。其实，理论知识是实践的根基，没有理论指导的实践就犹无源之水、无本之木，只能称之为具有相当局限性的"经验"。所以，要认知任何一门学科，都要首先从理论知识学习入手，这是不言而喻的。诚然，单纯学习理论是枯燥的,并且学会之后也不一定会有立竿见影的效果,但不能因此而忽视学术理论对于实践的指导作用。就像一列火车,看起来是由煤、电等能源驱动的,可是没有了铁轨的规范,火车的存在也就失去了意义,甚至出了铁轨的火车要比失去动力的火车危险得多。这不正像前面那个乱用药茶方的例子一样吗?现代社会,养生方法和技术并不缺乏,却仍有不少养生不成反而伤身,甚至苛求养生而导致伤残乃至丧命的事例。这正是因为违背了养生的基本法则而"出轨"所导致的。

医学的最高理想是要达到人人健康长寿而不需要医生的无医境界,人人善于养生则是人人健康长寿的基础。因此,要想确实取得好的养生效果,就必须在了解养生方法与技术的同时,学习和掌握一定的养生理论知识。而我们的养生研究机构、专业人士、各种媒体,则应当勇于承担起养生科学理论普及的责任,真正提高全民的养生知识素养。

中篇

养生贵在谨于微

病后求药莫如未病先防

北宋时期的大学问家邵雍曾在一首诗中云：与其病后能求药，莫如病前能自防。这两句话透出了极为深邃的疾病预防观点，与中医"治未病"思想颇为契合，也是养生学的核心思想。

其实，人的生命非常脆弱，甚至稍纵即逝，而我们一生要面临的损害健康因素又太多太多。就拿毫不起眼的小小风邪来说，是我们生活中最常接触的影响健康的因素。小风吹来，多数人身体一阵抖震便能驱除，但若遇到人体正气不足时，就会出现较为明显的不适表现。这就代表着疾病的产生，健康的下降，精气的妄耗，意味着生命已受损。即使此时再去服药，甚至能找到"特效药"而瞬息痊愈，但生命的损伤已经不可挽回。《尉缭子》指出"战再胜，当一败"。晋朝时养生家嵇康曾说"悟生理之易失，知一过之害生"，南宋大诗人陆游也说"一毫不加谨，百疾所由兹"。更何况，若将"一过"、"一毫"放到人之漫长的一生来看，又将遭遇多少个"一过"、"一毫"之损伤啊？！

所以，日常生活中应防病于服药之先。而未病先防，当从内外两个方面着手。

从人体自身的"内因"来看，中医养生学认为却病延年的根本在于人体之正气，所以强调养生应以正气为本，充分发挥人自身的主观能动性，通过扶正固本，提高适应环境变化的能力。因此，在中医养生保健的实践中，扶正固本就成为一项重要预防原则。扶正，就是扶助正气，增强机体的抗病能力和康复的能力，有利于驱除病邪；固本，就是培补元气，增强体能和机体生理活动的功能。保养正气，就是保养精、气、神，其中重在保精护肾和调养脾胃，因为"肾为先天之本""脾为后天之本"。通过对先天和后天的调养，就能为人体正常的生理功能打下坚实的基础，从而预防疾病的发生，降低疾病的危害。诚可谓"正气存内，邪不可干"！

从外部因素来说，疾病可知可防，大部分伤生损命的因素也可以避开。有效预防的关键在于仔细审查机体内外存在的致病因素，考察疾病发生发展的趋势,防微杜渐,施以针对性的措施。例如,医圣张仲景所论"养慎"治未病模式即是明辨"千般疢难,不越三条",据此而有针对性地预防:健康之时,"养慎,不令邪风干忤经络""无犯王法、禽兽灾伤,房室勿令竭乏,服食节其冷、热、苦、酸、辛、甘,不遗形体有衰",保持"五脏元真通畅,人即安和";出现"四肢才觉重滞"之类征兆,"即导引、吐纳、针灸、膏摩",以防其发病,如此"病则无由入其腠理"。

　　总之,好养生者,生活中应该未雨绸缪、见微知著、防微杜渐,尽量保持正气的充盛,针对各种病因进行预防,"伤人之徒,一切远之"。正如唐朝诗人白居易所说"目昏思寝即安眠,足软妨行便坐禅。身作医王心是药,不劳和扁到门前"。倘若忽视未病先防,一味依靠药物,甚至认为能"药到病除",终究会因正气持续受损而难以恢复,导致"疾成而后药者,徒劳而已"的悲剧发生!

留心处处可养生

留心，首先要在生活中处处小心，防止生命受到伤害。三国时的养生大师嵇康曾云："悟生理之易失，知一过之害生。"意思是养生道理说来简单，却往往被人忽略，从而造成了生命的一次又一次受伤，因此告诫我们养生要处处留心着意。南宋诗人陆游寿至 85 岁，他的座右铭中有几句话就道出养生须处处留心的道理："吾身本无患，卫养在得宜。一毫不加谨，百疾所由兹……深居不妄动，一动当百思。每食视本草，此意未可嗤。"诗中提到，只要卫养得宜，事事、时时谨慎，就可以不患病。而诗人自己连吃什么这样的平常事，也不敢掉以轻心，必事前翻阅有关的医药书籍，不怕别人嗤笑。在另一首《养生》诗中，陆游写道："起居饮食间，恐惧自贵珍。一念少放逸，祸败生逡巡。"日常生活中，处处小心谨慎，才能避免患及祸至；倘若"一念少放逸"，稍微放纵自己，行为有悖养生原则，就会"折寿而不彰"。诗人处处留心，处处谨慎，时时不忘养生，也难怪能寿至 85 岁，其养生经验迄今仍值得我们借鉴。

留心，更在于"自省"，长期坚持。养生，是一种自觉的活动，他人不可替代，因此要求我们时时处处自我鞭策。这方面可以学学儒家的"自省"法，《论语》中曾子说："吾日三省吾身。"每天多次检点自己的行为，逐渐提高自身修养。养生也要处处自省，留心生活中的一点一滴是否符合养生要求。不断修正和完善养生规划的同时，尚应时常警醒。清代乾隆皇帝曾把他的长寿秘诀归纳为"十常四勿"，即"齿常叩，津常咽，耳常弹，鼻常揉，睛常运，面常搓，足常摩，腹常施，肢常伸，肛常提；食勿言，卧勿语，饮勿醉，色勿迷"。这些都是生活中的点滴小事，偶一为之，虽对促进健康的作用有限，但如能处处留心，长期坚持，则收效显著。乾隆皇帝正是由于能够坚持这些合理的养生方法，所以直到暮年，仍身康体健，享寿89岁。

留心，还在于特定时刻转移观念，给脑筋一个"急转弯"。清代养生大师曹庭栋曾在《老老恒言·省心》中提醒："老年人虽事值可怒，当思事与身孰重，一转念间，可以涣然冰释。"这里虽然说的是老年人，其实对每个人来说,生活中"一转念间"正是养生留心之处,也是养生的关键点和转折点,而是否进行思想转移的准绳就是"思事与身孰重",也就是一切以生命健康为标准。

古人云"世事洞明皆学问",俗话亦讲"留心处处有学问",养生何妨如此。养生学问无处不在,只要加以留心,恪遵养生之道,就能实现健康长寿的养生目的,诚可谓"留心处处可养生"。

命好不如习惯好

什么是命呢？汉代王充的《论衡·气寿篇》中说："凡人禀命有二品：一曰所当触值之命，二曰强弱寿夭之命。所当触值，谓兵、烧、压、溺也。强寿弱夭，谓禀气渥薄也。"其中所言"触值之命"，即卜筮者喜论的"天命"，也就是人生轨迹；后者"强寿弱夭"，为先天因素决定的身心特点。

那么中医信命吗？中医经典《黄帝内经》中说"拘于鬼神者，不可与言至德"，又有"尽终其天年"之说。《史记》中也记录了名医扁鹊认为"信巫不信医"为医家"六不治"之一。这样看来，中医信的是《论衡》中客观的先天寿夭之"命"，而不是人生轨迹由"天"决定。

深究之，中医的"命"论，是认为父母赋予子女的先天禀赋，决定了子女的寿命上限及出生时的体质特点。

但实际上，每个人都很难达到甚至远远达不到自己的寿命上限，看来还有更加重要的因素在影响着人的寿命。这个因素中医称之为"后天因素"，包括生活方式、社会因素、地理环境、疾病损伤等，其中与养生关系最密切的是生活方式因素，也就是习惯。故俗话说："不在习惯中生存，就在习惯中消亡。"而世界卫生组织也认为，人的寿命，60%取决于自己；15%取决于遗传，即"先天禀赋"。可见，先天禀赋由父母决定，个人不可能择其优劣。欲得长寿，不如尽量优化、完善自己的日常习惯。

要想养成一个好的习惯，从现代的社会及人文特点来看，应着重注意三个方面。

一是戒浮躁，保清净。现代社会，是一个浮躁的社会，很多人期望捷径、苛求捷径，结果使人心无定，多欲而心乱，破坏了长期习惯的养成，更有可能直接引起七情紊乱而致病。所以应学会清净、恬淡的处世方式，以抑制浮躁。《黄帝内经》说："静则神藏，躁则消亡。"凝神敛思，减少过分的欲望，是养成良好习惯的思想基础。

二是在生活中处处留心。"留心处处皆学问"，生活中要善于观察，保持、加强已有的好习惯，更重要的是勇于改变坏习惯。"人无完人"，每个人的日常习惯中,或多或少总有一些影响生命健康的"坏习惯"。完全消灭这些不良习惯过于艰难,但是尽量减少不良行为习惯,养成新的好习惯,就能累积起巨大的养生"财富"。这里尤其要注意的是,发现坏习惯,要从生活的最细小之处着手,任何一个微小的坏习惯,都可能导致生命的损伤和疾病的产生,即陆游所谓"一毫不加谨,百疾所由兹",所以强调"处处",强调"留心"。

三是勿因人情而破坏好习惯。现代人感觉养生难,难在很多好习惯必须为人情"让路"。典型者如饮酒,在社会不良思想的灌输及具体环境的影响下,似乎不醉不足以显示诚意和热情,更有甚者,竟然因大量饮酒而致酒精中毒,最终"殉职"在酒桌上,可叹可悲啊!所以,为了生命健康,遇到人情难关,要量力而行,或点滴不沾,或"客气"一番,甚至伪装一下,总胜过病房哀号,痛苦自受。

总之,人的一生,命好真不如习惯好,正如孙思邈所言"夫养性者,欲所习以成性, ……性既自善,内外百病皆悉不生"。喜好养生者,必当"慎思之","明辨之"! 好习惯更应该"笃行之"!

食养食疗要分清

　　中华民族积累了丰富的正确选择食物、合理调配膳食、用食物进行养生防病治病的知识。随着时代发展，原本集中掌握在医生手里的方法逐渐流传开来，许多食疗、食养名方便广为人知。但这些本应由医生酌情采用的医疗手段，在大众中失去专业指导而广泛使用时，却屡屡出现问题。如近年来曾有人听说饮醋对身体很好，于是每日饮用，结果一月后出现明显腹痛的症状，被检查出患上了十二指肠溃疡；另有人听说生吃芦荟可以排毒养颜，结果吃出大肠黑变而动手术割除。可见很多人是道听途说，盲目服用，将一些本属食疗范畴的方药当成食养方服用，遗祸不浅。这些都是不明食养食疗之别，妄加滥用而伤生的惨痛教训啊！

　　那么何为食养，何为食疗？

　　食养原意指食物的营养、滋养作用，后扩展成为合理选择、制作、使用膳食而养生。中医食养的概念，针对的是非疾患人群，充分体现了中医预防为主的思想，是研究合理膳食，使其充分发挥营养保健作用的学术。

　　食疗则是指食物的治疗作用。因此，中医食疗的概念，针对的是已经患病的人，体现的是中医药食同源，食先于药的思想，是研究运用适当的食物，或运用食物配合药物，通过日常饮食的方式治疗疾病的学术。食疗的作用和重要性，唐朝时药王孙思邈的《千金方》作了高度概括："食能排邪而安脏腑，悦神爽志以资血气，若能用食平疴，释情遣疾者，可谓良工……当须先洞晓病源，知其所犯，以食治之，食疗不愈，然后命药。"告诉我们，食物能祛邪保健，滋养人体气血，如果仅用食物就能治好疾病的人，可称高明的医生。治病的一般规律是，洞悉疾病的病因，明了病情，然后先用食物调治，食物治疗不好，再使用药物。

　　可见，食疗、食养是两个完全不同的范畴。由于中医治病的根本原则是"调理阴阳、以（药食之）偏纠（人体之）偏"，也就是说运用各种治疗介质的偏性，去纠正已经发生偏颇的人体阴阳失衡状态，使其恢复阴阳平衡的常态。如果健康人群服用食疗方，由于食疗方偏性明显，则非但起不到保健作用,还会打破原本的阴阳平衡而导致疾病。所以养生者一定要分清哪些是食养方、哪些是食疗方,平时看到相关信息的时候,一定要仔细弄清其作用和适用范围,切不可胡乱使用。

少食益寿　多食伤身

中医早就指出"水谷,生之本也",俗语也有"人是铁,饭是钢,一顿不吃饿得慌"之说。的确,食物是人体绝大部分营养的来源,但这并不意味着吃得越多越好。对食物的摄取也应得法,否则反会损寿。现代社会常见的所谓"三高症",即高血压、高血脂、高血糖,恰恰缘于摄入营养过剩。因此,食物摄入量与健康长寿有很密切的关系。

古人对此其实早有警醒。晋代张华在《博物志》中明确阐述了所食多少与寿命的关系,他指出:"所食愈少,心愈开,年愈益。所食众多,心愈塞,年愈损焉。"而唐代百岁医学家孙思邈更精辟地指出:"食欲数而少,不欲顿而多。"就是说,一顿不能吃得过多,每餐进食量宜少,每日可以适当增加进食次数。现代社会中也有很多这样的例子,如在贫瘠的北部撒哈拉大沙漠有一支古老的部族——图布族。图布族人一日三餐都很少,但身体却异常强壮,多寿星。

现代研究也支持这一观点。曾有学者用大鼠进行营养对寿命疾病影响的实验,结果表明限食组比不限食组的寿命要长,而且限食组大鼠罹患肾病、肿瘤的比不限食组少,发生疾病的时间也晚些。实验还发现,从低龄期限食,最能延年益寿。另有人曾对 1400 名处于正常热量供应状况下的 60~64 岁的人进行了实验研究,发现在饮食总量不变的情况下,一天吃6 顿的,比一天吃 1~2 顿的,心脑血管病患病率减少 50%;比一天吃三顿的,患病率下降 18.8%,这说明,少吃多餐的确有益于人的健康。

那么,食物摄入太多究竟对身体有什么损伤呢? 中医经典《黄帝内经》中有一句话叫:"饮食自倍,肠胃乃伤。"就是说吃得太多,超过自己的消化能力,会损伤肠胃功能。前人还有"多食之人有五苦患"之说,指出了摄食过多的具体危害,即"一者,大便数;两者,小便数;三者,扰睡眠;四者,身重不堪修养;五者,多患食不消化"。吃得多,大、小便就多,身体容易发胖,饮食也不容易消化完全,晚饭吃得太多,还会影响睡眠,这就是"五苦患"。对此,养生须慎诚之!

其实，人体自身是一个很严密的系统，每当我们进食到一定量的时候，身体自然会发出信号，那就是"饱"感。我们日常只要细心体会，自然能明显感觉到，一旦"饱"感出现，就该及时停止进食，此即"少食"。如果继续进食，甚至出现"饱胀""撑满"的感觉，说明摄食过量，不利健康。当然，我们以上所提到的感觉，是针对没有疾患的人群，如果是有明显胃肠道疾病，如胃炎、十二指肠溃疡，或者因为其他系统疾病影响到胃肠道功能的，则不在此例。若感觉每餐少食提供的热量不足，尚可增加进食次数。

可见，人欲得长寿，当谨记南宋享寿85岁高龄的大文豪陆游所说"多寿只缘餐饭少"，把"少食"作为养生要务，严防多食伤身！

多寿只缘餐饭少

2014 年 6 月底,四川省政府办公厅出台了《四川省食物与营养发展实施计划(2014—2020 年)》,提出全省将倡导文明生活方式和合理膳食模式,控制高能量、高脂肪、高盐饮食,降低营养性疾病发病率,并规划到2020 年,要使居民超重、肥胖和血脂异常率的增长速度明显下降。由此联想到,第五次中国居民营养与健康状况监测数据显示,我国城市居民膳食结构不合理,微量营养素摄入不足,摄入能量相对过剩,城市居民超重率已经达到了 32.4%,肥胖率达 13.2%。从这些信息可以看出,摄入营养过剩,"吃得太多",已经成为影响城市居民健康的重要因素。古人早有警示:"起居不时,饮食不节,寒暑不适,则形体累而寿命损。"历代养生家都对此十分重视,凝练出"多寿只缘餐饭少"的宝贵养生经验。

何谓"餐饭少"?并不是盲目节食,而是科学合理地食"少"。

首先,合理搭配。日常饮食应注意主食的摄入、营养的均衡、粗细粮搭配、肉蔬果搭配、蛋奶豆搭配等,可以参考《中国居民平衡膳食宝塔》而制定饮食内容。或者,谨记《黄帝内经》"五谷为养,五果为助,五畜为益,五菜为充,气味合而服之"的训诫,并践行之。摄入搭配合理的食物,则较少的食物量即可满足人体全方位的营养需求,又能减少消化系统的负担,自然有益健康。

其次,饥饱适度。一般而言,早中晚餐俱备,每餐只吃七八分饱,是养生家之共识。饥而求食,为人之本能,三餐俱备,才能及时补充身体之需。更何况,一餐的不食,有可能造成其他两餐的暴饮暴食,确实伤身。更需警惕的是,饮食过饱的伤害。故《黄帝内经》在两千多年前就强调指出:"饮食自倍,肠胃乃伤。"明代养生名著《遵生八笺》中亦说:"若教一饱顿充肠,损气损脾非是福。"饮食过饱,"后天之本"脾胃的负担过重,会加速"磨损"衰退。根基受损,健康堪忧啊!尤其在现代都市,不少人夜生活喜欢吃"宵夜",再加酒的刺激,暴食难免。然而,晚餐本当食少,临睡不应进食,养生更忌暴食,若触犯三者,健康自然大损。《彭祖摄生养性论》中就指出"夜饱损一日之寿",当为现代人警醒！若觉"七八分饱"不易体会,可"食至不饥即停箸",亦合于北宋文豪苏轼所言"已饥先食,未饱先止"之意。

再次,不可偏嗜。人皆有所偏好,如山西喜醋,山东喜葱,川渝喜麻辣,此为正常饮食喜好。然而,喜好不可过度,过度则成"嗜",有伤健康。《黄帝内经》中多处谆谆教诫了"五味偏嗜"对五脏和形体的危害,明确指出"气增而久,夭之由也",实乃金玉之言。过食一种食物,某类营养摄入过度,人体无法全部吸收利用,留存于体内就会对健康造成潜在的危害。众所周知,即使是蔬果中大量存在的维生素 C,如果过量摄入,也会引起不良反应,甚至危及生命。因此,那种见到不喜食之物无动于衷,见到喜食之物却拼命吃饱、吃撑,罔顾健康,振振有词曰"岂因祸福避趋之"的偏嗜习惯,真与送死无异了。

清代文学家袁枚说:"无求便是安心法,不饱真为却病方。"验之于历史上的那些长寿的高僧大德,合理饮食下的"餐饭少",确实是其长寿秘诀之一。《吕氏春秋》更说:"凡食之道,无饥无饱,是为五脏之葆。""无饥无饱",不正是"餐饭少"吗？！

热无灼灼，寒无沧沧

"热无灼灼，寒无沧沧"是中医学食忌理论中关于食物温度应适中的具体论述。我们日常生活中的食品，在食用时，有的温度要适当高一些，有的温度则应该低一些。正如《周礼·天官冢宰》中所记载的那样："食医掌和王之六食、六饮、六膳、百馐、百酱、八珍之齐。凡食齐视春时，羹齐视夏时，酱齐视秋时，饮齐视冬时……凡君子之食恒放焉。"这段话的大意是，食医掌管帝王各种食物的调配及制作方法，吃各种食物的温度，要像春天一样温暖；吃各种羹汤要像夏天一样的炎热；服食酱醋类食物的温度应像秋天一样凉爽；喝各种饮料的温度应像冬天一样寒凉……大凡有社会地位和殿处鼎食生活的人家在饮食宜忌方面，都效仿这种方法。

"热无灼灼"，指的是食物不要像沸腾的开水那样灼热伤人；"寒无沧沧"，指的是食物不要像寒冰那样冷。食品寒温适中则阴阳协调，有益于身体健康；反之则会对身体造成损伤。

寒热过极，阴阳失调有碍健康。人体的阴阳是相对动态平衡的，如果吃的食物温度过凉或过热，则会打乱阴阳的这种协调关系，影响人的身体健康，甚至会造成病态。长期吃过热过烫的食品，可以对口腔、食管、胃内黏膜造成物理性损害，形成慢性口腔黏膜炎症、慢性食管炎、慢性萎缩性胃炎等疾病，病程日久，甚至可以发生癌变。如在饮酒或吸烟同时饮过热的茶水，则对上消化道、口腔等处损伤更大。

如果吃过于寒凉的食品，可使消化道内的温度急剧下降，胃肠的血管迅速痉挛、收缩，血流量减少，从而使生理功能失调，影响人体对饮食物的消化和吸收，同时还会使消化腺的分泌功能降低，胃酸、胃蛋白酶、小肠淀粉酶、脂肪酶以及胆汁、胰酶的分泌减少，导致消化功能紊乱。尤其是小儿，因其脏腑娇嫩，脾常不足，如过食寒凉、嗜啖瓜果生冷，则会损伤脾阳、壅滞中州，使气机升降失调。还可影响到脾胃的受纳及运化功能，造成不思饮食、呕吐、腹泻便溏、消化不良、面黄肌瘦、营养不良、抵抗力差、易感外邪等病变。此外，胃肠道由于受到寒冷的刺激，可以变得蠕动失控、运动失调,日久可以诱发慢性胃痛、腹痛、腹泻以及营养不良等疾病。

在炎热的夏季,人们往往喜欢把食物放入冰箱内冷冻后食用,其实,这样不仅损伤脾胃阳气,而且并不卫生。尽管大多数细菌喜欢在20~30℃的温热条件下生长繁殖,但大肠杆菌却可以在很低的温度,如在冰箱的冷藏室内的温度下繁殖,这种细菌可引起肠道疾病。因此,经过冰箱冷冻过的食品,也应加热以后再食用,以防对人体健康造成损害。

由于人们体质、生活习惯的不同,在饮食温度的选择方面也应顺应个体的差异。如有的人稍进温热食品即大汗淋漓,而有的人在进食较热的食品后自觉胸腹舒畅,身体舒适;有的人稍进寒凉食品就脘腹冷痛不舒、四肢不温、腰背酸楚,而有的人吃完寒凉食物后自觉神清气爽、体态安和。这些虽然是由于体质的偏寒与偏热造成的,但总应以适中为度,以免过则为灾。

寒温适中这一食忌原则,还要求食品温度也要顺应四时阴阳的变化。《饮膳正要》中说:"春气温,宜食麦以凉之;夏气热,宜食菽以寒之……冬气寒,宜食黍以热性治其寒。"这段话说明,由于四时气候对人体的生理、病理有很大影响,所以,在不同季节,应选择不同的饮食品种及温度,以适应人体内阴阳的变化。

此外,寒温适中的食忌原则,对妇、幼、老、弱的预防保健和康复也有积极意义。小儿属稚阴稚阳之体,易寒易热,故饮食寒热不可过极,以免造成阴阳偏盛或不及;妇女在经期及胎前产后等特殊时期,饮食更应寒热适中,以免寒凝气滞血阻或温热助阳动血,造成痛经、经闭、宫寒不孕或胎动不安、早产、流产、胎萎不长等病症;老年人脾胃消化功能虚弱,食品应温暖熟软,忌寒凉黏硬,以免食物不化、吸收不良及精、津、气、血化源不足,造成营养不足,体质虚弱;体弱之人,饮食更应寒温适中,以免因食物过寒过热,而进一步损害身体健康。

"热无灼灼,寒无沧沧"并不单纯指食品的温度,也包括食品的寒热性质。所以,了解和掌握常见食品的寒热属性,根据自己体质的差异,做到有针对性地选食和忌口,也是中医食忌理论的重要内容。在日常生活中,要根据阴阳偏盛的具体情况,分别选用寒、热及平性食物,以物之偏来调节人体阴阳的偏盛或不足,但应适可而止,无使过度,"用寒远寒,用热远热"。

此外，在食品制作过程中，也应调节阴阳，使之不要寒热过极。例如：在助阳食品中，可加入大青菜、鲜笋、白菜、冬瓜、鲜果汁以及各种瓜类甘润之品，这样能中和或柔缓温阳食物的辛燥之偏。在养阴食物中，可加入花椒、胡椒、茴香、干姜、肉桂等辛燥调味品，则可克制或调和养阴食品的滋腻之偏。正如《内经》所说："故智者之养生也，必顺四时而适寒暑，和喜怒而安居处，节阴阳而调刚柔。如是则僻邪不至，长生久视。"

只将食粥致神仙

在我国的烹饪术中，粥大概是制法最简单的食物了，有些时候简单到只需要米、水两样原料即可。就是这样简单的食物，却为历代医家和养生家所推崇，南宋著名爱国诗人、养生家陆游甚至诗曰："我得宛丘平易法，只将食粥致神仙。""神仙"者，求道之修士、长寿之隐士也。仅靠食粥就能成"神仙"，虽属夸张，却反映出粥的养生实效。

粥食制作简单，以米为基础材料，且具有无限包容性，几乎能搭配任何食物和药物。米之性味甘平，煮粥而食能濡胃阴、养脾气，能防其他药食伤伐脾胃。因此，粥在我国历史上出现不久，便被中医界吸纳，成为养生疗疾的重要手段。中医奠基之作《黄帝内经》，全书仅载十三方，其中有一方为"半夏秫米汤"，以秫米为汤，配半夏和胃安神，本质就是一碗"助睡粥"。其后，随着时代的演进，粥在医学中的应用范围日渐宽广，几乎每部医籍中都立粥方以养生疗疾。清朝黄云鹄专著《粥谱》，认为粥"一省费，二味全，三津润，四利膈，五易消化"，道尽了粥的养生妙处。到了现代，几乎家家食粥，有些家庭还喜在粥中增益食材，或加入药物，使粥的养生作用更加显著。这样看来，粥真是我们身边的养生"神仙方"啊！

《随息居饮食谱》说："粥饭为世间第一补人之物。"然而，吃粥养生，也是有讲究的。

首先，吃粥需因人、因时、因地制宜。因人者，除了老、幼、孕产妇、重病和虚极的人，不论粥中如何搭配药食，都不建议每天单食粥饭。尤其对于年轻人，虽说古人认为粥"莫言淡薄少滋味，淡薄之中滋味长"，但粥饭滋味淡薄也是客观事实，不能投年轻人的口味所好，久食反为其所不喜。至于阳虚者宜食羊肉粥、干姜粥等以温阳；阴虚者当食沙参粥、玉竹粥等以补阴，理所当然，不必赘述。因时者，不同的季节，粥中食材的搭配有不同的重点。唐代医学家王冰说"春宜凉，夏宜寒，秋宜温，冬宜热，此时之宜"，可参！因地者，南甜北咸，大抵南方属火，宜凉性粥食；北方属水，宜温性粥食。

其次，煮粥也要讲搭配。现代人煮粥，喜欢在粥中配用一些药物，那么就要注意药食的搭配。作为养生应用的粥食，应该以米、豆等食物为主，以药物为辅。养生粥有别于药粥，后者重在治疗，因此时常可以多放药物，仅以米粥和胃；养生粥在于长久食用，缓缓滋养，因此药物种类和用量宜少，甚至不用药物。而对于老年人来说，粥反是很好的养生常食之物，所以《老老恒言》中曹庭栋有言："粥能益人，老年尤宜。"

再次，养生粥中勿用峻烈之药。清朝宫绣在《本草求真》中认为："米虽常食之物，服之不甚有益，而一参以药投，则其力甚巨，未可等为泛常而忽视之。"也就是说，米粥虽然补泻作用十分微弱，若在米粥中加入人参，却会大大加强人参的效果。这本是好事，然而也说明米粥与药物之间存在着我们尚不能完全了解和掌握的关系。因此，除上述所言养生粥中少用药外，更不应该使用效果峻烈甚至有毒的药物。近些年很流行的"附子粥"便是一例，附子毒性不小，临床应用尚且小心翼翼，怎能在普通大众中广泛推广？！

总之，北宋大诗人黄庭坚曾在《答李任道谢分豆粥》一诗中说："豆粥能驱晚瘴寒，与公同味更同餐。安知天上养贤鼎，且作山中煮菜看。"天鼎煮粥，驱散瘴寒，分而食之，"不成神仙也寿长"啊！

冬吃羊肉有讲究

　　一到冬天,尤其冬至时节,吃羊肉可谓美事。然而,吃羊肉也有不少讲究,吃得对,则能温阳益气,祛除风寒;吃得不对,则火热内生,阴津受损。

　　羊肉炖吃最营养。羊肉经过炖制以后,更加熟烂、鲜嫩,易于消化。煮过肉的汤是滋补身体的佳品。而且,如果在炖的时候加入合适的中药或营养上能起到互补作用的食品,滋补作用会更大,如当归羊肉汤、枸杞羊肉汤、黄芪羊肉汤、羊肉萝卜汤、羊肉豆腐汤、猪蹄羊肉汤等。另外,羊肉有较大膻味,若1000克羊肉加10克甘草,加生姜、料酒适量,共烧滚一下,便能消除其膻味。

　　羊肉性温热,常吃容易上火。因此,吃羊肉时要搭配凉性和甘平性的蔬菜,能起到清凉、解毒、去火的作用。凉性蔬菜一般有冬瓜、丝瓜、菠菜、白菜、金针菇、蘑菇、茭白、笋等;吃羊肉时最好搭配豆腐,它不仅能补充多种微量元素,其中的石膏还能起到清热泻火、除烦、止渴的作用;而羊肉和萝卜共做成菜,则能充分发挥萝卜性凉,可消积滞、化痰热的作用。从中医食疗学的角度看,只有辨证食用羊肉,才能达到强身健体、滋补羸弱、御寒生阳的效果。而羊肉所适宜者大多以阳气虚衰为主,在食用时可以根据不同脏器表现出的阳气虚证,选择不同的羊肉食用搭配方法。

　　羊肉性甘温,民间称之为“发物”,有的人进食后易引起某些疾病复发或加重。羊肉含有较多的蛋白质、脂肪等,食后不易分解、吸收、排泄。另外,传染病早期、高血压、疮疖、痰火、实邪热证等患者及肝气旺盛的人,也不宜吃羊肉,不然易引起不良反应,使病情加重。

　　没有熟透的涮羊肉不宜吃。涮羊肉能够较好地保存羊肉中的营养成分,但应注意选用的肉片越新鲜越好,要切得薄一些,在沸腾的锅内烫1分钟左右,肉的颜色由鲜红变成灰白才可以吃,时间不宜太短。因为涮羊肉虽然鲜嫩可口,风味别致,却不易熟透,若吃了半生不熟的羊肉,未能完全杀死肉片中的细菌和寄生虫,很容易引起旋毛虫病,危害身体健康。同时注意不混用生熟羊肉的餐具,火锅汤中温度要高,最好一直处于沸腾状态。

涮羊肉的汤不宜喝。有很多人认为涮羊肉的汤营养丰富,实际恰恰相反,吃涮羊肉一般要煮一个小时以上,这期间,配料、没捞出来的羊肉等很多食物在高温中长时间混合煮沸,彼此间会发生化学反应。研究证明,这些食品反应后产生的物质对人身体不仅没有益处,甚至还会导致一些疾病的发生。

食羊肉后不宜马上喝茶。茶中含有较多的鞣酸,羊肉中含有丰富的蛋白质,若吃完羊肉立即喝茶,茶中的鞣酸会同羊肉中的蛋白质形成鞣酸蛋白质,让肠蠕动减弱,引起排便不畅,容易导致便秘。

少吃烤羊肉串为好。街头的烤羊肉串以它独特的风味备受人们的青睐,但烤羊肉串吃得多则有害于身体健康。因羊肉串是用炭火熏烤而成,烤制过程中产生的煤焦油等是强致癌物,容易附着在羊肉上。国内外科学家实验证明,经常吃炭火熏烤的油脂性食物,易引起消化道肿瘤。

羊肉反菖蒲、半夏,也不宜与醋、南瓜同食。羊肉大热,醋性甘温,与酒性相近,两物同煮,易生火动血,因此羊肉汤中不宜加醋。羊肉忌铜器,忌用铜器煮或盛羊肉。《本草纲目》记载:"羊肉以铜器煮之,男子损阳,女子暴下物,性之异如此,不可不知。"这其中的道理是:铜遇酸或碱并在高热状态下,均可起化学变化而生成铜盐。羊肉为高蛋白食物,两者共煮时,会产生一些有毒物质,危害人体健康,因此不宜用铜锅烹制羊肉。

学会喝水才养生

水，是日常生活中的必需品。水和食品、阳光一样，都是维持人体生命的必备条件。李时珍在《本草纲目》中说："饮食者，人之命脉也""水去则营竭。"说明没有水人体就会阴血枯竭，生命也就不存在了。人体内水的含量约占体重的 2/3，机体内各组织的水分含量是不同的，血液中水的成分占 91%~93%；肌肉中含水 75%~80%；骨骼中含水最少，约占 20%。身体内的水对维持人体生命活动具有极重要的意义，人体内的血液、淋巴液、组织液等，昼夜不息地循环于全身各处，渗透于组织细胞之间，它们是体内一切水溶性物质的溶剂。无机盐可以在水中电离，形成一定的渗透压，维持正常的酸碱平衡以及细胞内外的交换，保证人体新陈代谢的正常进行。水在体内还起到调节体温的作用，我们的身体像一座燃烧着的火炉，每昼夜产生的热量能把 20 多千克冷水烧开，可是人们为什么不感到热呢？这主要是水的作用，水在体内循环着，把产生的热传递到体表，通过呼吸、出汗、排尿等蒸发方式，调节着体温，从而使体温保持在 37℃左右。所以说，水是生命的摇篮，人离不开水。

人尽管需要水，但如果喝水的时间、方法不对，喝的量不适宜，或水的质量不好，都会影响人体健康。中医认为，如果超量地饮入较多的水液，超出了肺的肃降和宣发功能，就会造成水液的停聚，气机因此而升降失调，形成气机逆乱的病症。此所谓"因而大饮，则气逆"。从五行的生克关系来讲，肺属金，肾属水，金能生水。大量水液进入人体后，就会助长体内的水气，形成肾水反凌肺金，可使肺的宣降功能受损。

从现代医学角度来看，如果过量饮水，会在短时间内冲淡血液，造成血液与身体细胞的氧气交换不能正常进行，从而影响到大脑的功能，使脑细胞的活动迟钝，人会产生倦怠、对外界事物反应缓慢、头部昏昏沉沉、没有食欲等异常表现。此外，如在身体缺乏盐分的情况下，一次喝水太多，因体液渗透压急剧下降，水便很快转移到脑组织，使脑细胞水肿，从而形成水中毒。轻者头晕、乏力,重者可见嗜睡、躁动、谵语、抽搐及昏迷,甚至危及生命。

所以,即使在非常口渴时,饮水也应注意适当,不要逞一时之快而痛饮。推而广之,凡是能摄入水的日常活动,无论饮水、喝茶还是喝汤,都一定要适量,更不要等渴极了才去饮水,否则易引起过饮。古代养生家早就提醒,应当"先饥而食,先渴而饮"。

此外,饭前、饭后半小时以内以及吃饭的同时都不宜喝太多水。如果在吃饭前、吃饭时或吃饭后喝茶饮水,势必冲淡和稀释唾液和胃液,从而使蛋白酶的活性减弱,影响胃肠对饮食物的消化和吸收,久而久之会影响身体健康。如果在饭前口渴得厉害,可以少量喝点热水或热汤,休息片刻再吃饭,这样就不至于影响胃肠的消化功能了。老年人因为消化液分泌减少,以致吃一些水分含量少的食物时难以下咽,此时可以少量地喝一些汤,以润滑食管,有利于食物通过。另外,老年人的食物应以水分含量相对较大、质地松软为宜。

另外,有些人用干馒头作主食时,常用水和咸菜一起吃;有些人吃高脂肪食物时,也爱喝点热茶,以消除油腻感;还有些人尤其是小孩吃饭时,总喜欢边吃饭、边喝水或饮料,其实这些做法都是不符合食忌观点的。因为人的口腔、胃肠等器官到吃饭时,会条件反射地分泌消化液。在咀嚼、吞咽食物的过程中,口腔中分泌的唾液,以及胃分泌的含有胃酸、胃蛋白酶的消化液等,能与食物碎末充分地搅拌混合在一起,这样,食物中的大部分营养成分就被消化成容易被人体吸收的物质。如果吃饭时大量饮水,水进入胃中会冲淡消化液,从而影响了人体对食物的消化。

生活中还要注意,水在某些情况下,并不一定适合人饮用。一般来说,水烧开以后,再沸2~3分钟,就能使原来自来水中的有害物质降低到最低程度,水中的致病微生物及细菌也大部分被灭活,可以达到饮用水的卫生标准。但并不是水烧得时间越长越好,下面几种情况的开水不宜饮用:一是沸腾了很长时间的水不能饮用;二是装在热水瓶里很长时间的水、暴露在自然空气中过久的不新鲜水、隔夜茶水或重新烧开的水均不宜饮用;三是经过反复煮沸的残留水不能饮用;四是蒸馒头、蒸米饭的"锅底水""下脚水"不能饮用。因为反复煮沸的开水中,所含的钙、镁等金属微量元素的成分会增加,长期饮用这种水,对人体健康不利,甚至可能会形成泌尿系统结石。

此外,也不提倡喝没有经处理过的生水,因生水中含有各种各样的细菌和对人体有害的微生物和矿物质,喝了会影响人体健康,使人生病。

为饮涤尘烦

西方有咖啡,而中国有茶。提到茶,中国人最熟悉不过。茶滋润了中国人几千年,在我国有"国饮"之誉。古语说:"文人七件宝,琴棋书画诗酒茶。"中国人为什么爱茶,因为喝茶有益,喝茶有礼,喝茶有道。茶兼六艺,是我国传统文化艺术传承的载体之一。喝茶是一件雅事,自古以来被视为文人墨客的专利,文士茶道的流行,也就是这个原因。有意思的是,饮茶在我国也是最俗之事,君不见,开门七件事:柴米油盐酱醋茶。"有容乃大"是茶的本性,茶,宽容平和而随意,雅俗共赏而平易,品茶交心而情谊。长期以来。茶为人们所宠嗜不衰,并和文人结下了不解之缘。"晴窗细乳戏分茶",就是南宋著名诗人陆游的一句诗,至于唐代陆羽的《茶经》,就更是这方面的专著了。

茶,性微寒,助阴,能清头目,除烦止渴,消食下气,去腻化痰,解毒利尿。茶能解食物油腻烧炙之毒;浓煎引吐;和生姜煎,名姜茶饮,茶助阴,姜助阳,使寒热平,治小伤风寒可常用。《本草拾遗》曰:"饮茶能消食除痰,止烦去腻,然过饮则伤脾胃。每食后,以浓茶漱口,烦腻即去,脾胃不损,且食物之在齿间者,得茶漱涤之,尽消缩脱去,不烦刺剔,而齿亦因此坚密。"

虽说茶有着各种各样的好处,但如饮用不当或不适量,也会造成一定的危害。许次纾《茶疏》:"茶宜常饮,不宜多饮。常饮则心肺清凉,烦郁顿失。多饮则微伤脾肾,或泄或寒。"而宋代的苏东坡也早就说过:"除烦去腻,世固不可无茶,然暗中损人不少。"常饮浓茶,消损胃阳,兼聚阴邪,易成痰湿。酒后饮茶,引入肾经、膀胱,多患瘕疝水肿。更有唐代诗人元稹的名句"洗尽古今人不倦,将如醉后岂堪夸",将饮茶能消除疲劳、醒脑提神的功效概括得无以复加,也暗示了贪茶过度的弊害。

当然,合理饮茶,有助于养生,且茶之功用甚多。《罗氏会约医镜》说:"姜茶能治痢,糖茶能和胃;菊花茶明目,烫茶伤五内;饮后茶消食,酒后茶解醉;午茶长精神,晚茶难入睡;饭后茶漱口,洁齿除垢秽;空腹饮茶心里慌,隔夜剩茶伤脾胃;过量饮茶人黄瘦,淡茶温饮保年寿。"说明只要饮茶得当,就会起到祛病延年的作用。

茶叶中主要含有蛋白质、氨基酸、糖类、类脂、矿物质、多种维生素以及茶素、茶单宁等,茶叶中的多种成分的作用以及它们之间协调组合和互相作用,对人体的部分疾病有一定的疗效。现代药理研究表明,茶叶中含有的咖啡因、茶碱等物质,对人体中枢神经系统有明显的兴奋作用,能消除疲劳,振奋精神,提高机体对性刺激的感受能力和反应能力。咖啡因、茶碱还能加强心脏的功能,提高心率,扩张冠状血管及周围血管,增加性功能所需要血液的供给。茶中的芳香油使茶水散发出沁人肺腑的香味,也可以使人精神振奋,身心愉悦,还能激发性欲。茶叶的茶多酚能抑制和杀灭细菌,有利于预防性器官的疾病发生和传染。茶叶还有增进食欲和利尿等作用。此外,茶叶还含有大量涩口的鞣酸,能收敛止泻,抑制痢疾杆菌的繁殖。据研究,每天适量的饮茶,还能在一定程度上防止或减少癌症的发生,对于健康长寿,有着一定的促进作用。

茶的种类很多,饮茶的方法因人、因地的不同而各异,如茶可单独泡饮,也可放入花、果、菜、药等同饮。花有桂花、茉莉花、菊花、金银花、玫瑰花等;果有柠檬、栗肉、核桃仁、榛仁、松仁、莲心、橄榄、银杏等;菜有芝麻、香椿芽、竹笋、胡萝卜等;还可加入生姜、枸杞子、冰糖等。

总之,正如唐朝李白赞茶曰"根柯洒芳津,采服润肌骨",更有卢仝言"洁性不可污,为饮涤尘烦",皆说明,正确饮茶,有养生之效,能助人祛病延年,调养身心。

美酒也养生

在悠悠的历史长河中,酒是一个颇受争议的饮品。爱之者,谓其"三杯通大道,一斗合自然",甚至赋予酒"醍醐""忘忧物"等美称;另一方面,长期酗酒可导致口腔癌、咽喉癌、食管癌、肝癌等,已成为一种共识,因此而丧生的人屡见不鲜。

那么,究竟饮酒是养生还是害生? 其实,从养生角度来看,"适度"饮酒是能养生的,这与世界卫生组织提出"戒烟限酒"的出发点相同。回溯历史,酒从出现时,就与养生有很密切的关系。《黄帝内经·汤液醪醴论》中说:"上古作汤液,为而弗服也。"说明上古之时,酒是存在的。只是由于上古之人,生活纯朴,精神淡泊安然,很少有病痛灾疾的内外交困,所以那时的酒是药物。一旦稍有不适,饮一些酒,血脉通利,就能恢复健康,这其实就是一种养生。随着历史的发展,人们对酒的认识逐渐加深,尤其发现酒能作为溶媒,将许多药物中的有效成分充分浸出,尚有果酒味道甜美、营养丰富,有很好的养生功效,这使得酒越来越受到人们的喜爱,甚至形成了独特的"酒文化"。

另外,饮酒对人的精神情志也有一定的作用。人的精神在酒精作用下,随着时间的推移,会表现出先兴奋后抑制的过程。少量饮酒时,大脑神经系统受到抑制,同时多巴胺分泌增多,人就会产生开心和兴奋感,因而能消除愁烦情绪,使人豪情顿生,如唐朝诗人杜甫之"沉饮聊自遣,放歌破愁绝"。但是,当酒精的摄入量超过人体承受能力,即饮酒过量时,肝脏不能及时将其分解,大脑受到的抑制加深,多巴胺分泌的自动调节机制紊乱,人的记忆、决断和身体反射受到严重影响,人就会出现酒醉现象并感觉昏沉嗜睡,甚则引起酒精中毒而危及生命。可以看出,少量饮酒能调节人的精神状态,因而明朝龚廷贤在《药性歌括四百味》中就将酒的功效归纳为"酒通血脉,消愁遣兴;少则壮神,多则损命",颇有道理。当然,如果能时常聚三五知己,品尝美酒,阔论人生,畅叙衷情,借酒助兴,把酒言欢,则更能增益酒之"壮神"作用,也不失为一种有益的养生方法和生活境界。

　　但是，喝酒容易成瘾，尤其借酒浇愁的人，"举杯消愁愁更愁"，逐渐会养成酗酒的不良习性，此时，酒的危害就会逐渐加深并突现出来。且不说日常生活中常见的由酗酒引起酒精性脂肪肝到肝硬化或肝癌的发展变化，酗酒还会影响生育。典型者如晋朝陶渊明，其留世的诗词中，不少与酒相关，可见陶公之好酒，但其五个儿子，皆不成材，有的甚至发育不全、智力低下，真是"不怨糟糠怨杜康"啊！

　　那么，喝多少酒能达到养生效果又不伤身呢？现代争议不休，且酒的品种不同，饮酒人的心情、体质、健康状态不同等，都会影响酒量。从养生角度来看，可以"微醺"为度。也就是喝到自我感觉微微有些醉意，头脑尚清醒，即可停杯，唯酒无量，不及乱"是也。其实，酒除了能养生外，我们更希望好养生者能将其作为一种生活态度对待。"偶得酒中趣，空杯亦常持"，得到饮中真趣即可，倘若能把握饮酒适度的原则，美酒与养生两者兼得，岂不美哉！

饮酒无量不及乱

春节至,中国人心目中真正的"新年"此时才算刚刚开始。春节是我国最隆重、热闹和快乐的节日,值此万象更新、辞旧迎新的时候,酒可烘托气氛、舒活血脉,是必不可少的,正如古诗曰"邻墙旋打娱宾酒,稚子齐歌乐岁诗"。尤其在刚过去的甲午马年,名酒价格回归,给乙未羊年之初的品饮,创造了便利条件。因此,这个年,不妨喝点美酒。

然而,即使在过年阖家团聚、宾朋毕集、气氛热烈之时,饮酒也要讲尺度,但尺度可以适当放宽。圣人孔子言"唯酒无量,不及乱",此即为过年饮酒的尺度。"乱",就是昏乱,不能自控,为醉酒之意。就是说,过年喝酒,不必用"毫升"或"克"的度量去计较酒精摄入量,但也应以不喝醉、能自控为原则。众所周知,平常饮酒,建议一天酒精摄入量为一两左右,较为严格。然而,过年时饮酒,只要不醉,能自控,便可。但若觉头脑昏沉,闻声有遥远之感,情绪有不耐之意,行为有失控之兆,言语有高声之势,提示已然酒醉。此时一定要主动控制自己,克制自己,不能再饮,以防过饮伤己身,失态伤人心。如果更因酒醉闹事,佳节生悲剧,则惨之甚也,诫之诫之啊!

春节饮酒"不及乱",还应注意酒类选择的"不乱"。一般来说,过年时可以考虑多饮米酒、黄酒,少饮白酒。米酒、黄酒是中国特有的传统酒类,过年饮之,才更有年味,更有中国味,更有文化味。且米酒、黄酒度数远低于白酒,所含的营养物质更多,对胃的刺激性相对小些,过年品饮,更健康一些。

其实,我国传统春节酒文化,还有深深的养生内涵。北宋王安石那首最著名的春节诗词《元日》中说"爆竹声中一岁除,春风送暖入屠苏","屠苏"就是指屠苏酒。春节时饮屠苏酒,不仅是传统,也含有养生道理。春节,往往与新年的立春节气日期相近。立春为春季之始,养生从这时起,要由冬季养生转向春季养生,而春季养生的重点在于"防风"。屠苏酒是中国新年的"特供酒",方中有大黄、白术、桂枝、花椒、乌头等药物,以酒泡制,能温散风寒,化湿辟秽,于新年春生之时饮用,颇合时宜。唐代大医家孙思邈就在《备急千金要方》中认为,"屠苏酒,辟疫气令人不染温病及伤寒之方。……屠苏之饮先从小起,多少自在,一人饮一家无疫,一家饮一里无疫",总结了屠苏酒的驱寒辟秽除疫功效。尤其在千余年的发展过程中,饮屠苏酒还讲究阖家团聚,长幼分饮,依次饮用,正如《荆楚岁时记》中所说,"正月饮酒,先小者,以小者得岁,先酒贺之。老者失岁,故后与酒"。北宋大文豪苏辙在《除日》中也说:"年年最后饮屠苏,不觉年来七十余。"这就在养生之中融入了浓浓的年味和文化气息,极具中国"范儿"。另外,传统新年还可饮用椒柏酒、桃花酒、梅花酒等,亦养生与文化兼具。

总之,在中国最喜庆的节日春节到来之时,一家团聚,"举杯互敬屠苏酒,散席分尝胜利茶",用美酒烘托团圆,以养生酒资助健康,以文化酒厚蕴年味,守定"不乱"二字,则美酒就是养生汤。

饮食养生莫忘"食忌"

饮食疗法是中国医药学宝库中的绚丽瑰宝,是我国古代劳动人民在长期的防病治病、养生保健的生活实践中总结出的宝贵经验。中医经典《黄帝内经》根据"五味各走其所喜"的五味归属特性,提出了"无使过之"及"饮食有节"等食疗学术思想,至今仍在有效地指导着饮食养生的实践。《内经》还在总结前人饮食经验的基础上,结合中医理论,提出了饮食禁忌,即"食忌"。

实际上,食忌理论产生于劳动实践。我国的先秦时期,甚至上溯至原始时代,我们的祖先在采食植物及捕获猎物过程中,逐步接触并了解到某些植物及动物对人体的影响,不可避免地发现了一些不良反应和中毒现象,这就促使我们的祖先懂得了在采集食物过程中要有所辨别及选择。上述经验也引起了一些人对动植物的毒性及药效作用的注意,并经过无数次有意识的试验、观察,逐步形成了最初的药学知识和食疗知识,这也是中医学中"医食同宗""药食同源"等学术思想形成的渊源。我国古籍中记载的"神农尝百草,一日而遇七十毒"的传说,生动而形象地描述了药物学和食疗学在初级阶段的实践过程,也说明了食忌的重要性。

"食饮有节"是《内经》食忌理论的重要内容之一,包含着三重意思。一是饮食要有节制。这是告诫我们在平时应饮食适量,不要大饱、大醉。"饮食自倍,肠胃乃伤",饮食无度,会给我们的身体造成伤害。二是生病之后,要在饮食品种和饮食量上有所节制,以免加重病情。如疾病初愈,不节饮食可造成病情反复,中医学称此为"食复"。三是既要求食物清洁,不要腐败,还要求食物无毒、无菌、无寄生虫。其中,火的合理运用,是至关重要的。用火将食品加热、彻底做熟,可以分解一些毒素,可以杀死大部分的细菌和寄生虫,避免一些疾病的发生。这就使得"火"在食物制作过程中起到了不可替代的作用。此外,在食品的加工制作过程中,"火候"的大小,也对食疗作用产生一定的影响。

食物的四气、五味、归经、配伍等,与食忌也有密切关系。《内经》认为,任何疾病的发生发展变化过程,都是由于致病因素作用于人体后,引起机体阴阳偏盛偏衰,以致脏腑经络、气机升降、气血运行功能失常的结果。食疗的基本作用是扶正固本、祛除邪气,协调脏腑功能,纠正阴阳的偏盛偏衰,促使机体向阴平阳秘的正常状态转化。食疗之所以能够针对不同的病情而发挥上述的基本作用,是因为各种食物各自具有若干特性和作用,古人称之为食物的偏性。人体只有在阴阳相对的动态平衡状态下,才能健康无病,一旦阴阳相对平衡被打乱,就会发生疾病。而食物因四气五味的不同,所禀受的阴阳之气有偏盛或不及,因此可以用食物的阴阳偏性来纠正人体疾病所表现的阴阳偏盛或偏衰。例如,高血压患者见头痛、烦躁、目赤耳鸣、口苦咽干、眩晕不已、溲赤便干等一派肝火上炎、肝阳上亢的表现,此时若给患者服食羊肉、辣椒等温热辛辣、升阳动火的食物,显然非其所宜;如果给患者饮一些菊花茶,多吃一些玉米、燕麦、荞麦、大豆、小米等杂粮,选一点牛肉、鸡、兔、鱼等肉食品,挑选一些芹菜、菠菜、西红柿、苦瓜、海带、茄子、大蓟、小蓟等蔬菜,再选一些山楂、苹果、猕猴桃、桑葚、核桃、葵花子、香蕉等干鲜果品经常食用,会收到事半功倍的效果。再如,梨能止咳,人所共知,但只适合于干咳无痰、声音嘶哑、口燥咽干的肺燥咳嗽。因为梨的性味甘寒,能滋阴清热,润肺止咳。如果将其用于痰湿壅盛的咳嗽,则会加重病情。清代著名医家徐大椿总结说:"凡药之用,或取其气,或取其味……各以其所偏盛而即资之疗疾,故能补偏救弊、调和脏腑,深求其理,可自得之。"中医学这种"以偏纠偏"的食疗理论,至今仍在有效地指导临床实践。

此外,食物产生疗效,与食物所特有的偏性有关,有些食物的性味组合作用复杂,因而需要全面考虑,不能随意搭配,不能因为其不是药物,而轻视之。例如,梨子、西瓜均属甘寒之品,梨能清肺,润燥止咳;西瓜能清热除烦,消暑解渴。两者均能清热滋阴润燥,但如用于肺胃阴虚、燥热内盛的消渴症则绝非所宜。因为寒性虽能清热,而甘甜之味则对消渴不利。

总之,《黄帝内经》作为中医理论的奠基之作,在食忌方面也有颇多论述,为后世食忌理论及实践的发展铸就了坚实的基础,可谓"善莫大焉"!

精神内守，病安从来

两千多年前的中医经典《黄帝内经·上古天真论》中说："精神内守，病安从来？！"这句话一直以来是养生学中精神养生的总原则和目标，即是说，人的精神如果能守持于内而不耗伤，那么疾病又从何而来呢？！

人的精神情志是生命活动的基本体现，同时又与人的脏腑功能密切相关、相互影响，所以不良的情志会引起气血运行紊乱，导致脏腑功能失调，形成中医所谓"内伤病"，破坏人体健康。同时，不良情志扰乱气血运行和脏腑功能，还会使人的抵抗力下降，容易感受外邪。"正气存内，邪不可干"，人的精神情志活动正常，正气就能保持正常，自然也就能少受甚至不受内外邪气的侵扰，长久维持健康状态，寿命才能得以维护。《灵枢·本脏》就详细解释为："志意和，则精神专直，魂魄不散，悔怒不起，五脏不受邪矣。"科学研究也证明，良好的精神状态，能促进人体内分泌产生更多有益的激素、酶类等，这些物质能把血液的流量、神经细胞的兴奋调节到最佳状态，从而增强人体免疫能力，增加机体的抗病能力，促进人体却病延年。正如清代文学家、养生家石成金指出"治身病不若治心病"。因而，调摄精神情志，保持精神内守，是养生的首要任务。

从古今养生家的经验来看，"精神内守"的关键在于"清静"，也就是保持思想的平和纯净。唐代"诗王"白居易就曾写到："自静其心延寿命，无求于物长精神。"具体来说，一是要志闲，即减少不良情绪对人精神情志的扰动。不良情绪，指的是喜怒忧思悲恐惊等正常"七情"变动过于激烈，或嫉妒、阴谋等阴暗的不良心理状态。避免情志过激，消除阴暗心理，才能保持精神上的安闲清静，气血的运行就能和顺，百病不生，得享长寿。

在这方面，南宋大文豪陆游给我们做出了榜样。陆游一生坎坷，历经磨难，心中有时难免会产生愤懑不平之情。但是，无论在什么情况下，他都能很好地自我调适，不会让不良情绪无限制地蔓延。他认为，"人生由来不满百，安得朝夕事隐忧"，悲观失望于事无补，只会自损寿命。许多困难"本来只道千钧重，看破原无一羽轻。日月光明天广大，不妨啸傲过平生"。因此,虽然在大多数情况下陆游过得都比较清贫,甚至有一段时间处于逆境,但是他却很悠闲、很自在。这种能不受不良情绪干扰的悠闲心境,也回报了他85岁的高寿,令人羡慕,值得学习啊!

还要少欲,减少贪欲。孟子说:"养心莫善于寡欲!"人有欲望是正常的,但是不能贪求,更不能欲壑难填,否则极损性命。这正是道家始祖老子谆谆告诫的"少私寡欲""见素抱朴"。老子所言"虚其心,实其腹,弱其志,强其骨"为现代很多喜钻营者所不喜和诟病,但好养生者必当具此状态。宋朝大文豪苏东坡就认为,对于想学习修炼养生术的人来说,一定要摈弃"三疾",即"一忿躁,二阴险,三贪欲"。因为一个人如果被"三疾"缠身,就会心理失衡,进而招致疾病。

苏东坡写过一篇著名的《养老篇》,其中就将其养生经验总结为:"软蒸饭,烂煮肉。温羹汤,厚毡褥。少饮酒,惺惺宿。缓缓行,双拳曲。虚其心,实其腹。丧其耳,忘其目。久久行,金丹熟。"这才是养生"过来人"的金玉良言!

明代龙遵叙《食色绅言·男女绅言》指出:"若人恬淡,则神安魂清,意安魄宁,精不走失;若人躁竞,则神疲魂浊,意乱魄散,精遂溃耗。"精神内守,则人能"神安魂清,意安魄宁,精不走失",有了这样健康的身心,又哪里会有疾病呢?

恬淡虚无，静养心神

中医养生学认为，养生首重养心，养心的重点又在于以"静"为主要特点的精神调养。中医学经典《黄帝内经》中，就把养心调神的核心法则凝练为"恬淡虚无"四个字。唐代医学家王冰在注解的时候进一步解释道："恬淡虚无，静也。法道清静。精气内持，故其气从，邪不能害。"简单地说，"恬淡虚无"就是少私寡欲，乐观愉快，没有过分的追求和剧烈的情绪波动，保持内心世界的安和自足。

其实，深究其根源，"恬淡虚无"的精神静养法则，并非医家所创，本源于道家。老子在《道德经》中多处主张个人精神应修持至恬淡虚无，少私寡欲，清静无为，效法自然，柔弱退却等状态。其后的养生家对此都十分赞同，并以之为养心准则，如三国时的养生家嵇康认为，养生之道，重在养神，他说："修性以保神，安心以全神，爱憎不栖于情，忧喜不留于意，泊然无感，而体气和平。"说明养生者，养心神也；养心神者，守虚静也。《黄帝内经》将其引入中医学中，强调精神调养，需守持恬静、乐观、随和、顺其自然的心境，随时保持发自内心的恬淡虚无。后世医家在养生治病的实践中，结合自身经验，对此多有发挥，如明代医家王文禄《医先》主张，在未发病之先，要"慎言语""七情无扰，清虚恬静"，因为"一切病生于心，心神安宁，病从何生"。从"心为君主之官""心主神志"的角度，解释了静养心神的作用。

在养生实践中，要想做到"恬淡虚无"，先要寡欲。减少嗜欲，消除非分的追求，是养心调神的重要任务。古人对此非常重视，论述颇多。老子言"见素抱朴，少私寡欲"，儒家的代表者孟子更直接点出："养心莫善于寡欲。"《内经》主张"志闲而少欲"，"欲"即指人的嗜欲、妄想等。过分和过多的欲望，都会使心神不安，躁动不休，从而使五脏功能均受到影响，不利于养生。只有减少嗜欲，断绝非分之想，才能让心神保持清静，进而使心所主的血脉、神志等运行正常而不乱。

恬淡虚无，要以淡泊为落脚点，为归宿点。要求乐于忘我，善于冷静思考,在各种形式下能保持清醒的头脑,而不为物欲所惑。清代书画家和诗人郑板桥就是此中代表,他是乾隆进士,曾当过十余年的知县,后因刚正不阿,为民请命而被罢官,回乡卖字画为生,最终仍享寿 73 岁。他一生经历坎坷,幼年丧母,中年丧妻,晚年丧子。对于一般人而言,这些打击十分巨大,有可能使人在忧愁郁闷中,匆匆结束一生。然而郑板桥仍能思想开朗,生活乐观,公正廉洁,不计得失,晚年以卖画来度日,就是为求得心安。为了警示自己保持淡泊,他写下了"难得糊涂"与"吃亏是福"两个著名的条幅,作为养生座右铭。他说:"人贵在糊涂,聪明难,糊涂亦难,由聪明转糊涂更难,放一著,退一步,当下心安。"人生一世从糊涂到聪明,再从聪明到糊涂,循环至终了,可谓"归真返朴",是人生的规律。人在中老年所回归的"糊涂",并非是非不分、小大不知的"真糊涂",而是在"吕端大事不糊涂"的底线坚守下,对细枝末节小事的"装糊涂",对名利富贵等身外之物的看破与淡泊,是养生的好性情,也是处世的大智慧。

总之,《淮南子》说:"静莫恬淡,所以养性也;和愉虚无,所以养德也"。恬淡虚无,静养心神,是养生的要诀,小可怡神养性、安闲快乐,大则可和同事、睦邻里、谐家庭,悠然自得,晚年康乐,自然长寿。

为善可延年

养生,古时贤者常称为"养性",所养何"性"? 孙思邈在《千金要方·养性序》中指出:"夫养性者,欲所习以成性,性自为善""性既自善,内外百病皆悉不生,祸乱灾害亦无由作,此养性之大经也。"可见,养性主要是以"善"为特征的道德修养,而"善"也是一个人道德修养的重要层面,即《国语》所谓"善,德之建也"。一个人性善好施,以奉献为荣,乐于助人,则自身可获得内心的舒畅和幸福的感觉,缓解焦虑、紧张等负面情绪,有利于维持脏腑阴阳的协调与平衡,维护身心健康。行善还能直接给人带来快乐,因为善行是另一种自我价值的实现,行善可以满足人们自我实现的精神需求,所以明代大医家张景岳在《景岳全书·传忠录》中说:"惟乐可以养生,欲乐者莫如为善。"

为善,首先要存善念。善念发于"仁心",发于恻隐之心。"仁"者,孔子及孟子均总结为"爱人"。儒家的"仁"即指人的爱心,或完美的道德修养。孟子尚指出:"爱人者,人恒爱之;敬人者,人恒敬之。"重视道德修养,长存仁爱之心,则做事能从他人角度考虑问题,急他人所急,想他人所想,对他人的苦恼或困顿感同身受,愿意为之付出,此即为"善"。或有人言,在现代社会,这样会不会很吃亏呢? 实则不然! "天道无亲,常与善人",长存善念的人,行事磊落,心胸宽广,负面情绪较少,并且,以"善"为特征的个人气质,更加容易融入社会,实现健康的第三层次"社会适应良好"。

为善,落实于行善事。佛家言"诸恶莫作,诸善奉行"。为善,最终还需落在行动上,发善心可得快乐,而为善行,才能得到最大的快乐。成语有"日行一善",其典故可资借鉴,也是古人留给我们的宝贵财富。需注意的是,提到"行善",未必要多么辉煌、多么伟大,大善利天下,小善在身边。只有从小善做起,能意识到善并乐于行善,才能谈得到在有能力时实现"大善",所以三国刘备才言"勿以善小而不为"。日常生活中,垃圾归箱、主动让座、处事谦让、惜老怜贫等,都是善行,至于捐资建校,甚至"大庇天下寒士俱欢颜"，那就要量力而为了。

总之，《养生余录》曰"人为阳善，正人报知"，而大养生家孙思邈也说"信顺日跻，道德日全，不祈善而有福，不求寿而自延，此养生之大旨也"。可见，为善得快乐，确实可延年啊！

身动莫如心动

常言道:身怕不动,脑怕不用。《遵生八笺》引陆九渊语曰:"精神不运则愚,血脉不运则病。"当前社会,由于时代特点,养生普遍强调运动形体以预防疾病,但往往忽视了"心神"运动,从而带来大脑早衰、退化等严重问题。尤其人到老年,工作、生活节奏减缓,很多人有无所事事之感。再加暮年意志消沉,沉浸于回忆中,不愿学习接受新的事物,大脑疏于运转而加速萎缩,人也会慢慢变得痴愚,成为老年痴呆症的患者,严重影响生命质量。

在笔者周围,有的满腹经纶的老师因退休后不再读书、练字或学习,每日闷坐家中,大脑缺乏运转而迅速衰老退化,罹患老年痴呆症,不久离世,痛乎,哀哉!而那些至今八九十高龄仍健在的老师,他们长寿的共同之处,不是规律的身体锻炼,而是拥有诸如弈棋、书画等爱好并能勤修不辍。据研究发现,人类的大脑约在 22 岁时处于顶峰,而推理能力、思考速度和在脑海中处理图像的能力却会在 27 岁开始减弱,可见,大脑功能的减弱开始的时间非常早,决不能掉以轻心。大脑功能的衰退,可以通过心神修炼而得到延缓。

首先,勤用脑。"勤可致寿考"。曾有实验发现,大脑活动时总是把较多的葡萄糖送到脑中最需要的地方。在安静时,老年人和青年人相比,脑用葡萄糖利用率较低。但用起脑来,大脑最活跃的地方所得到的葡萄糖并不低于青年人。可见,用脑可促进脑的新陈代谢,延缓脑衰老。正如著名历史学家司马迁所说:"精神不用则废,用之则振,振则生,生则足。"具体的用脑形式,推荐琴棋书画,或集邮、垂钓等活动,以能使心神活动,大脑得到锻炼,并能使自己长久保持锻炼兴趣为选择原则。这些活动不仅能锻炼思维,还是很好的修身养性的娱乐活动,但不宜过多过泛,有一两项能够每天坚持即可。

其次,学到老。现代社会为养生提供了很多便利条件,如果对琴棋书画等娱乐活动均无兴趣,尚可以在各类学校报班学习知识。值得一提的是,国内各城市内都开办有老年大学,但勿受其"老年"二字的误导,其实中年即可进入其中选修课程。有志者更可参加国家各类考试,为自己的理想奋斗的同时,也能锻炼大脑功能。"君不见",2012年时一位老同志以83岁高龄踏入高考考场,面对记者采访时乐观从容,坦然应答,真乃"活到老,学到老"的典范,颇有"白首穷经通秘义,青山养老度危时"之古风,令人敬佩。

另外,为了加强修炼效果,还可以辅以形体运动,用身体之动刺激心神的运转。辅助性的形体运动形式,推荐传统运动,如太极拳、八段锦、五禽戏之类。单纯的跑跳运动,修炼心神的效果难及传统运动,因为传统运动要求形体与精神、呼吸的配合锻炼,本身就是锻炼大脑思维的良好活动。

总之,大脑"用进废退"虽是老生常谈,却是至理名言。养生,不仅要通过运动锻炼,保持形体生理功能的正常和强健,更要勤用脑,经常锻炼思维,刺激"心神",才能"形与神俱"地乐享永年,诚可谓"身动莫如心动"!

吃补药不如开口笑

人生来就会笑，人人也都爱笑，俗语更说："笑一笑，十年少；愁一愁，白了头。"但少有人知，笑也是一种很好的健身运动。每笑一声，从面部到腹部约有 80 块肌肉参与运动。笑 100 次，对心脏的血液循环和肺功能的锻炼，相当于划 10 分钟船的运动效果。可惜，人到成年，每人每天平均只笑 10 多次，比孩提时代每天笑几百次少得多，尤其人越老笑得越少。南宋长寿爱国诗人陆游曾在诗中写到："不来东舍即西家，野老逢迎一笑哗。试说暮年如意事，细倾村酿听私蛙。"这种意境着实令人向往。

那么，笑究竟对身体有哪些有益之处呢？综合各种研究结果来看，笑有助美容，能通过肌肉的收缩使面部更有弹性；笑能强心健脑，能使心跳加快、血液畅通，增强心肌功能，使大脑皮层兴奋，脑部功能增强；笑能促进呼吸，使胸部肌肉运动增加，肺部扩张增强，呼吸变得深而均匀，还可增强咳嗽的自我保护效应，使支气管腔内的痰液顺利咳出，呼吸道畅通无阻；笑能防治疾病，可缓解紧张情绪，使内心忧虑和压力得到宣泄，有助于缓解抑郁症等心理疾病。另外，从社会功能来讲，笑能调节气氛，有利于推动事业发展。此正如医学典籍《黄帝内经·素问·举痛论》所说："喜则气和志达，荣卫通利。"谚语也写到："一笑烦恼跑；二笑怨恨消；三笑憾事了；四笑病魔倒；五笑人难老；六笑乐逍遥。时常开口笑，寿比南山高。"可见，笑不仅能给人带来欢乐，使生活充满乐趣，而且是治病的良药，健康的佳友。笑的这种从形体、精神到社会功能等各方面对人的增益作用，是人参、黄芪、当归之类的补药所远远不及的。

值得注意的是，虽然大部分情况下，笑是一种内心喜悦情绪的外在表现，但是，脸部笑的表情也会反过来影响情绪。即便是苦中作乐，如果笑容能保持一段时间，情绪有时真的会暂时好转，能给自己以面对困难的信心。历史上"相逢一笑泯恩仇"，因为笑，而使仇恨化解、仇敌变挚友的事例屡见不鲜。这些事例中，如果双方一见面不是先礼后兵，而是恶语相对，拔刀相向，仇恨只会越结越深。看来，外在的笑容，不仅能影响自身的情绪,还能对周围的人产生一定的感染力。所以,我们在寻求健康快乐,寻求笑的时候,不仅要注意对内心愉悦情绪的培养和保持,有时候,在逆境中"强颜欢笑"也是必要的。

总之,笑是精神爽快、心情舒畅的表现,对人体有多种良好作用,是天然的保健良药,清代有位养生家说得好:天天三笑容颜俏,七八分饱人不老;相逢借问留春术,笑口常开比药好。一个人精神愉快,笑逐颜开,健康就会常在;反之,愁眉苦脸,则病多寿短。所以,要想健康长寿,那就让自己快乐起来,笑对人生吧!

生气莫如调气

众所周知，人有三宝"精气神"，其中，"气"是人体生命活动的动力。但是，人的很多疾病，恰恰来源于气的运行失常，所以中医认为"百病生于气也"。进一步来说，人的七情失常最易引起人体之气运行的失常，尤其是生气发怒，正如清代养生大家曹庭栋在《老老恒言》中所说："人借气以充身，故平日在乎善养，所忌最是怒，""怒气一发，则气逆而不顺，窒而不舒，伤我气，即足以伤我身。"就是说，人一发怒，气就会运行逆乱而不顺畅，气受到伤害，身体就会受到伤害。也可以看出，养生必须调节气机，尽量不要生气，不要让人体之气受伤。那么，如何调畅气机，避免生气呢？

首先，调理性情，培养豁达开朗的性格。因为，世间许多事情是无法改变的，能改变的只有我们的心态。一个豁达开朗的性格，对于好养生者，是非常重要的，可以使人平和地面对各种外界刺激，减少生气发怒。唐代大诗人王维有曰："花迎喜气皆知笑，鸟识欢心亦解歌。"性格好，不仅自己气机调畅，周围的人也会受到感染。另外，那些身体消瘦，有阴精亏虚或实火旺盛体质的人，更加要注意性情的调理，性格的培养。平常要多接触大自然，多参加社会活动，但要谨记少与人争辩，并适当多服用一些养阴清火的药食，如梨、枇杷、荸荠等，少食肥甘及辛辣刺激食品。

其次，遇事刻意"制怒"。日常生活中难免遇到让人生气的事情，好养生者此时一定要理智清醒地认识到发怒对人体之气的危害，衡量清楚生气与生命哪一个更加重要。哲学家康德曾经说过：生气，是拿别人的错误惩罚自己。《摄生三要》说："嗔心一发，则气强而不柔，逆而不顺，乱而不定，散而不聚矣。"认识了生气的危害，那么，在怒气将发未发、气机将乱未乱的时候，顿发猛醒，及时控制自己，用意志调理气机，抑制怒气，就会将怒气消弭于无形，气机调整至正常。借用佛家的话来说，就如《西游记》中言："念念回首处即是灵山。"此所谓"养生就在一念间"啊！

当然，人生一世，有时候确实会面临让任何人都无法忍受，不得不拍案而起的情况。这时，发怒就是调气。有一句俗话非常应景："凡气莫忍，忍则伤身。""怒发冲冠"时,如果强行压制怒气,人会由于气机郁滞而感觉胸闷、胁肋胀痛、头晕等,反而比让怒气抒发更伤身。所以,要合理地宣泄情绪,合理地疏导心中的怒气,使自己尽快地走出阴影,愉快地投入生活,真是"狂来欺酒浅,愁尽觉天宽"。如果怒气发过,仍觉耿耿于怀、气机不调,那就要想办法脱离刺激环境,学李白那样"人生在世不称意,明朝散发弄扁舟"。或者,可以用一些能打动自己的事情转移注意力,"醉里不知时节改,漫随儿女打秋千"。值得注意的是,这一条也适用于接触调气制怒不久,尚未形成较强自控自调能力的养生者。

总之,元代著名养生著作《三元延寿参赞书》中说:"怒气剧炎火,焚和徒自伤。触来勿与竞,事过心清凉。"生气危害如此之大,养生者当深自戒惧,"灭却心头火,方能成正果"！谨记"生气莫如调气"啊！

人之生，不能无群

交际是指通过人与人之间的往来接触，以沟通信息、传达思想、表达感情，满足需要的交流过程，是人与人之间的一种社会活动。人具有社会属性，任何个体都必须通过人际交往和其他个体发生联系，形成各种人类群体，并由此组成复杂的人类社会。人际交往作为人生的重要内容，与人们的身心健康密切相关，是人们养生延年不可缺少的行为活动。

《荀子·富国》云："人之生，不能无群。"《论语·学而》云："有朋自远方来，不亦乐乎？"说明交际是人的本能需求，自古以来，人们就向往和追求人际间的交流和友谊。人们在社会交往中，相互沟通，相互学习，相互合作，相互促进，不断地完善自己，并由此获得了友谊和情感上的充实，使身心愉悦，满足了高层次的心理需求。交际的养生功能概括起来有以下几方面。

一是摆脱孤独，感受温暖。孤独是一种不良的情感体验，表现为自我感觉无依无靠和凄凉消极的心理状态。心理学家研究认为，孤独感的产生，与人类亲合的心理需求得不到满足有关。早期的人类，为了在残酷的自然界中战胜各种灾害，有效地保护和发展自己，出于安全和生存的需要，必须选择群居的生存方式。这种需求，一直被传承、保留到了现在，可以说，人类有与生俱来的亲合倾向，有相互交往、相互依赖的心理需求。现代社会中，生存与安全的需要虽然在一定程度上得到了满足，但个体仍然不能离开群体而离群索居，人们总是希望自己生活在一个充满支持的群体之中，使自己获得心理上的安全感和舒适感。如果亲合的心理需求得不到满足，感到自己脱离了社会群体，就会感到孤独，尤其在老年人中容易产生。

有资料表明，孤独是催人衰老的重要因素之一，对人的健康不利。如果一个儿童长期与他人特别是其他儿童隔离，久之就会影响身心发育，使性格孤僻、执拗。美国、瑞典、芬兰三国的研究人员曾对 4000 余名男女进行了长达 12 年的观察研究，发现凡是性格孤僻，缺乏良好社会交往的男性,患严重疾病的几率和死亡人数较那些社会交往频繁的男性高 2~3 倍;缺乏社会活动的女性患严重疾病的几率和死亡人数较社交活动多的女性高 1.5~2 倍。可见孤独是健康的大敌。

人际交往是人与人之间的心理沟通和情感行为上的相互影响过程。因此消除孤独的最有效的方法就是走出封闭,广交朋友,参加各种有益的社会活动,在人际交往中感受人与人之间的融融真情和温暖。这样有害身心健康的孤独感自然就会荡然无存。

二是减轻痛苦,增添快乐,调节心理平衡。人类有爱和归宿的心理需求。人们通过彼此之间的交往,诉说各自的喜怒哀乐,会产生一种亲密感和相互依恋之情,从而减少痛苦和忧愁,使心理达到平衡。

培根有一句名言:"如果你把快乐告诉一个朋友,你将得到两个快乐;而你如果把忧愁向一个朋友倾诉,你将被分掉一半的忧愁。"在漫长的人生旅途中,每个人都有自己的喜怒哀乐。当人们遇到高兴的事,往往会抑制不住心中的喜悦和激动,想尽快告诉朋友使之分享快乐;当人们遇到困难和遭到挫折时,也希望向亲朋好友倾诉,以宣泄心中的郁闷,并得到他们的支持、理解、同情和帮助,从而使内心获得宽慰和力量。临床医学资料显示,病人在住院时,如果身边有人无微不至地照顾和安慰,使病人体会到人与人之间的关爱,感觉到人生的美好,从而有了战胜疾病的强烈愿望,则有利于疾病的康复。所以,加强人际交往,建立和谐的人际关系,培养个人的情感支持体系,对于调节心理平衡、趋利避害,提高生活质量,意义十分重大。

三是有利于培养健全的人格,预防精神心理障碍。精神心理障碍是危害人类身心健康的常见病症,表现为各种情绪、情感的偏激失常,如抑郁、焦虑、恐惧等,还包括神经衰弱、癔病、强迫症、疑病症等,主要是由不健全的个性和心理社会因素共同作用而产生。具有人格缺陷,性格内向、偏执的人群是各种神经症的易感人群。人际交往具有优化个性和优化自我意识的功能,人们在与具有优良性格的人的交往中,能够"以人为镜",取长补短,不断调整自我,完善自我,使自己获得豁达开朗健全的人格取向,从而减少各种精神心理障碍的发生。因此,广交知心朋友,加强人际沟通,积极融入社会之中,培养健全的个性,使自己成为社会适应良好的人,是预防各种精神心理障碍的重要措施。

四是满足高层次的心理需求,有益于健康长寿。随着时代的进步,在获得充分的物质需求的基础上,人们渴望更高层次的心理需要得到满足,例如对亲情、友情、爱情的向往,受到别人尊重的需要,被社会接纳和认可的需要,自我价值实现的需要等等。人际交往正是满足人们这些高层次需求的重要途径。通过人际交往,人们相互关怀、相互体贴,满足自己归宿和爱的需要。在社会生活中,人们通过自身努力获得成功,受到别人的尊重和赞扬,从中体现自身价值,满足自我实现的心理需要。由于心理得到满足,自然心情舒畅、情绪稳定、乐观向上,有助于身心健康。

世界卫生组织(WHO)宪章对健康的定义表述为:"健康是整个身体、精神和社会生活的完好状态,而不仅仅是没有疾病或不虚弱。"人际交往是社会适应能力的重要体现,与心理健康、道德健康密切相关。一个与社会格格不入,缺乏和谐人际网络的个体,无论生理状态如何健全,也不能称得上真正意义上的健康者。更何况长期处于孤独状态,心理不健康,久之也会影响生理功能而导致各种心身疾病。现实生活中,那些善于与人交往并且有着良好人际关系的人,更能体会生活的乐趣,更富有幸福感,且显示出旺盛的活力,故能得以长寿。

健康交际，健康人生

人际关系是人们在社会交往中所形成的人与人之间的联系。实践证明，人际关系的优劣，直接影响个体的身心健康和生活质量。在人际交往中采取一些和谐人际关系的措施，就能达到健康交际的目的，取得健康的第三层次"社会适应良好"，从而享受健康人生。

首先，重视仪表形象。仪表形象是人际交往中的第一印象。修饰得体的仪表不仅能够给人留下良好的印象，而且也体现了对自己、对他人、对社会的尊重。一个不修边幅，蓬头垢面的人总是难以被人接纳。而仪表端庄大方、整洁美观，既体现了一个人的精神风貌，也使人们在情感上容易接受。因此，注重自身仪表的优化，塑造良好的交际形象，有益于顺利进行人际交往。

其次，加强个性修养。在日常交往中，有的人难以与人相处，而有的人却拥有良好的人缘。原因固然很多，但与一个人的个性、品质有很大的关系。一般来讲，具有豁达开朗、宽宏大度、谦和热情、正直诚恳等优良品质的人，人际关系较为融洽，而那些有着人格缺陷的人多有人际障碍，不易与人沟通。因此，有意识地加强个性修养，优化自己的内在形象，是建立和促进良好人际关系的重要方面。

第三，真诚关爱他人。每个人都希望得到他人的关心和爱戴，这是正常的心理需求。当一个人感到周围的人对自己十分关心时，心中便会有温暖安全之感，从而充满着自信和欢乐。当他接受了别人的关爱，同样也会去关爱别人，这样相互之间就容易产生亲密友好的关系。古人云："爱人者，人恒爱之。"播撒友谊的种子，自己就会得到爱的回报。真诚地关爱他人，自己也会得到情感的满足。

第四，学会换位思考。与别人共事相处，难免会发生矛盾与冲突。如果双方都各执一词，针尖对麦芒，互不相让，不仅伤了和气，影响了双方感情，而且事情最终还是得不到解决。此时最好的办法就是矛盾的双方都要学会换位思考。"如果我是对方，会是作何感受"，这样一想，胸中的块垒就会自然化解。凡事多站在别人角度考虑，多为别人着想，往往能化干戈为玉帛，并赢得大家的尊重。

第五，运用微笑语言。在人际交往中，微笑有其独特的魅力。微笑作为一种表情语言，不仅能美化自我形象，而且能缩短双方的心理距离，营造融洽的社交氛围。所以有人称微笑是社交的通行证。例如与人初次见面，投以友好的微笑，可消除双方的拘束感。微笑能反映一个人的精神状态，只有心境愉快，乐观向上的人，才会笑口常开。人际交往中，真诚的微笑是善意的表示，友好的使者，是送给对方最好的礼物。

第六，使用礼貌语言。礼貌语言是指那些约定俗成，用于向对方表示谦虚恭敬的专门用语。人际交往中，应使用礼貌语言，做到言之有"礼"，不仅使对方得到尊重，也反映个人的修养，这是交际成功的重要条件。在日常交际应酬中，要多多地使用"您好""请""谢谢""对不起""再见"等日常礼貌用语。在不同的交际场合和具体的情况，还应善于使用问候语、迎送语、请托语、致谢语、征询语、应答语、赞赏语、祝贺语、道歉语等多种礼貌语。

第七，学会幽默风趣。人际交往中，富有幽默感的人往往是最受欢迎的。有人形象地说明了幽默的重要性："没有幽默感的语言是一篇公文，没有幽默感的人是一尊雕像，没有幽默感的家庭是一间旅店。"幽默是人的一种健康智慧，是社会交往的"润滑剂"。幽默能提高人的交际魅力，增加吸引力，拓宽人际关系，给人带来轻松愉快。幽默还能使人摆脱尴尬境地，缓解紧张严肃的气氛。总之，幽默风趣是人际交往不可缺少的优良品质。

第八，克服不良心态。人际交往要想获得成功，必须克服不良心态。应注意以下几点：①"勿气"：人际交往中若出现矛盾，不要感情冲动和丧失理智，应心平气和地化解矛盾。愤怒生气既不利于身心健康，又破坏人际关系，实不可取。②"勿疑"：与人交往，应敞开心扉，以诚相待，不应无端猜疑，疑神疑鬼，总是以不信任的目光审视对方，这样反使朋友越来越少，将自己陷入孤立。③"勿怯"：与人交往，应克服自卑胆怯的不良心态，增强自信心，树立良好的精神风貌，勇敢地享受人际交往的乐趣。④"勿忌"：嫉妒是一种极端消极狭隘的病态心理。表现为对与自己有联系而又超过自己的人产生不服、不悦、失落、仇视等不良情感。它不仅是现代交际中的一大心理障碍,而且也破坏了自身的心理平衡,有碍身心健康。因此应积极克服嫉妒心理。

适 者 得 寿

常言道:"适者得寿。"说明养生得长寿,"适"为大前提,即主动适应外界环境,并且时常保持身心舒泰。这也是传统文化的"和""顺"思想在养生中的体现和运用。

首先,养生之"适",当"道法自然"。中国古代哲学认为世界是一个"和合"的整体,天地万物包括人在内,都是由一元之气构成,受阴阳、五行法则支配,因而"生气通天"。如《黄帝内经》说:"人以天地之气生,四时之法成。"中医养生学吸收这一思想形成了人与自然和谐的观念,即"天人一体""天人相应"。受这种思想的影响,养生主张因地制宜、因时制宜,顺应自然的地理、气候特点而施养。历代养生家尚主张要将养生活动融入自然,利用自然风光和地理环境的便利条件开展养生,诚如三国·魏·曹丕在《芙蓉池作》中谓:"遨游快心意,保己终百年。"在现代紧张的工作生活环境下,这更具有现实意义。有条件的情况下,多出去走走,抛开烦恼专心旅游,终能得自然之趣、养生之乐、适者之寿。另外,适应自然还应当适应自然生物环境。看看白居易是怎么描写的吧,"谁道群生性命微,一般骨肉一般皮;劝君莫打枝头鸟,子在巢中望母归"。人只是自然生物物种之一,不能自诩为"万物之灵",便对其他物种随意生杀予夺,这是现代社会的弊病之一,当为养生者所戒!

其次,养生之"适"当适应社会环境。人除了有自然性外,社会性更是其根本属性,人与社会是密不可分的整体。社会对人的影响从人出生时就已存在并发生作用,有时甚至超过自然因素的影响。如工业废气、废物多含有不利于人体健康的物质,若因工作关系经常接触到有害物质,则会使人发生急性或慢性中毒。此外,多种传染性疾病均是通过社会中人与人的接触而广泛传播。社会地位的变更也对人体产生影响。《素问·疏五过论》说:"故贵脱势,虽不中邪,精神内伤,身必败亡。始富后贫,虽不伤邪,皮焦筋屈,痿躄为挛。"就是说,先贵后卑,或者先富后贫,都会由于社会地位的剧烈变化而使人心志凄怆,情怀悒郁,导致各种慢性虚损性疾病。因而,养生者应以乐观积极的人生态度和开阔的胸襟看世界,形成一种良好的精神状态,方有利于身心健康。

养生之"适",还有一说。唐朝白居易在《三适赠道友》中言:"足适已忘履,身适已忘衣,况我心又适,兼忘是与非。三适今为一,怡怡复熙熙。"就是说,衣服、鞋子不求华美名贵,只要身体和脚感觉舒适就行,再加心中恬适,此之谓"三适"。及至宋朝的苏东坡,也有"三适",即晨起栉发、午间坐息、临睡濯足,比白乐天的经验更加具体,也是日常须每日坚守的养生法。

现代社会,人通过科技和先进工具的力量,大大提高了对自然的改造能力,但是,人与自然的矛盾、人与社会的矛盾凸显。因此,我们处在这种时代,注意"养慎",守持"适"之养生大法,方能得健康长寿。

“会比”才养生

前人诗曰:"世人纷纷说不齐,他骑骏马我骑驴;回头看看推车汉,比上不足下有余。"这首诗颇耐人寻味,不仅透出了一种安贫乐道又积极进取的生活态度,还蕴含着深深的养生哲理。

"比上"有动力。人一生的发展,需要树立高目标,有目标,方有动力,才能不断前进,此所谓"比上"是也。事业当如此,生活当如此,养生亦当如此。事业有目标,才能找到前进的方向,坚定前进的信念;生活有目标,才能发现生活的乐趣,体现活着的价值;养生有目标,才能积极探求养生理论,践行养生方法。古人多崇尚圣贤,"见贤思齐",希冀成就圣贤,就是这种"比上"思想的实际运用,也是传统文化的重要特点。而中医养生经典《黄帝内经》,不仅托名圣人"黄帝",并在经文中,多次用圣贤之"真人""至人""圣人""贤人"作为养生榜样,阐述养生道理,鼓励践行养生。故此,好养生的人,应当向健康者或高寿者看齐,以其为养生目标,这就是养生之"比上"。

"比下"知幸福。张弛有度,这不仅是为人处世的重要原则,与人比而努力养生,也需要遵循这一原则。一味向上看,埋头苦"冲",久之会令人身心俱疲,反而达不到养生的效果。因此,还需要学会"比下",也就是与不如自己者进行比较,从而获得成就感和幸福感。唐朝诗人白居易号"乐天",享寿 74 岁,晚年曾写《思旧》一诗,诗中言:"闲日一思旧,旧游如目前。再思今何在,零落归下泉。……或疾或暴夭,悉不过中年。唯予不服食,老命反迟延。"诗中回忆了因服食铅汞金丹而早亡的几位旧友,不仅透着深深的惋惜,也有着自身未受丹毒的侥幸和得享长寿的幸福。人到晚年,时常会有面对死亡的担心,白居易正是在性格"乐天"的基础上,通过与早亡朋友的"比下",从而看淡生死,享受长寿。这一榜样,具有"比下"的典型性,值得好养生者玩味与借鉴。

"比较"要知足。"比上""比下"中,也有一条原则贯穿始终,那就是"知足"。若不知足,则"比上"易生嫉妒,"比下"易生不屑,都是影响健康的负面情绪。若进而有不理智的行动，则更伤生命。古人诗曰："搅扰劳生，待足后，何时是足？据见定，随家丰俭，便堪龟缩。得意浓时休进步，须知世事多翻覆。"尤其是养生初见成效之时，千万莫因"比上"而懊恼，忽视成果；莫因"比下"而自满，止步不前。俗话也说："如今好日子，天天像过年。"良好的社会环境，是养生之幸，当知足而养，乐享健康。

白居易说："忘荣知足委天和，亦应得尽生生理。"故养生要学会比较，最终在比较中得快乐，在健康中得幸福，在知足中得长寿。

适度忙碌　延年益寿

现实生活中,不少老年人退休之后,生活过于安闲散逸,缺乏活动,导致疾病丛生。其实,从养生"动静互涵"的角度来看,正确地树立一个目标、找一些力所能及的事情忙碌一下,使精气神得以运转不息,是有利于生命健康的。

美国教育家卡耐基曾经说过:"要忙碌,它是世界上最便宜的药,也是最美好的药。"人体就像一台精密的机器,依赖各个"部件"日夜不停地运转而保持生命永不停止地向前发展。虽然这台"机器"也需要时常静养或维护,但"动"始终是其主旋律,因此才有"生命在于运动"这一名言。同时,人总是有惰性的,如果不树立一个目标,并主动或被动地为之奋斗,人就会陷于怠惰,从而疏于运动或劳作,生命质量就受到了影响。所以,老年人在日常生活中适度忙碌,给自己的身心创造锻炼的机会,可以归为"养生一妙法"。

对于老年人来说,退休生活中应该适当专注于一些爱好而让自己"忙碌"一下,从而减缓身心功能退化。其一,可以选择"发挥余热",继续从事退休前的工作,用自己长年积累的知识、技能和经验,对年轻人起到"传、帮、带"的作用,但要注意摆正工作态度,此时的工作忙碌只是为了养生,切不可计较于经济得失。其二,可以培养、学习、实践一些自己喜欢的休闲活动,例如琴、棋、书法、绘画、种花、养鱼、垂钓、旅游等。城市中有很多老年大学,其中会教授开展这些活动的技巧,老年人可以根据兴趣进行学习,以提高忙碌的效率和乐趣。三是可以忙碌于一些养生活动,近几年,针对老年人的养生讲座、养生课程、养生体验等活动非常多,其中不少都是由社区、企业免费开展的,这时,老年人可以把社会看作一个大的"养生大学",每天"学而时习之",不亦乐乎!

适度忙碌可延年,其实也是古今许多高寿者的养生秘诀。儒家创始人孔子晚年仍注解经典,从中获得乐趣,自谓"发愤忘食,乐以忘忧,不知老之将至",最终得寿73岁,以当时的社会环境来看,已是相当的高寿。

唐朝大诗人白居易自号"乐天"，醉心闲林野趣，寄情山水之间，享寿 74 岁。迟暮之年，他还与当时另一位大诗人刘禹锡经常聚会，或结伴出游，"放歌卧为春日伴，趁欢行入少年<u>丛</u>。寻花借马烦川守，弄水偷船恼令公"，悠然寻景时还有一颗少年疏狂心，又带一点童趣，不愧为"白乐天"。现代社会，各种条件十分便利，这样的高寿老人更是不少，如香港朱鹤亭老先生，耄耋之年仍遍踏世界各地，为传播中国文化、宣讲道家养生术而奔忙，迄今仍神思敏捷，身体强健，这与他精擅养生和晚年精神有所寄托是分不开的。

王勃《滕王阁序》中说："老当益壮，宁移白首之心。"老年人适度忙碌，能带来身心的愉悦和充实，尚有延年益寿之功，真可谓"忙可得乐，忙可忘忧，忙可忘病，忙可忘死，忙可延寿"！

导引锻炼助睡眠

《黄帝内经》说："人以天地之气生，四时之法成。"人生长于自然之中，在顺应自然过程中，身上留下了深深的自然烙印，睡眠就是人类根据自身需要并顺应自然而成的生理性活动。自然界有日月的升落交替而带来的昼夜晨昏的节律性变换，人也随之呈现出每日规律的觉醒与睡眠。人的一生，近三分之一的时间在睡眠，睡眠也是人最佳且必需的恢复身心的方式，其重要性不言而喻。

中医学认为，睡眠与觉醒是人体在天地自然的影响下，阴阳气血呈现昼夜规律性潜藏出入的结果。白天阳出于阴则人觉醒而动；夜晚阳入于阴则人睡眠而静。在此过程中，"神"发挥着主宰作用。所以张景岳说："盖寐本乎阴，神其主也，神安则寐，神不安则不寐。"说明若想保证睡眠，其要点在于"神安"，也就是神志安宁不受扰动，才能使阴阳气血正常运动。然而，不论邪气侵袭，或是情志失常，都可能扰动人之"神"，阻碍阴阳的出入，使人难以入睡，此时就需采取一定的导眠、助眠的养生手段以调节之。

中华文化有很多导眠方法，其中有繁有简，有专有兼，有难有易，有神秘的方法也有朴素的形式。甚至有一些历史人物以"睡"出名，如陈抟，擅长睡功修炼，以"蛰龙法"闻名。就连南宋爱国诗人陆游都赞叹曰"华山处士如容见，不觅仙方觅睡方"。其实，助眠的导引中，有一最简之法。上床之后，先把眼睛微微闭上，以左掌掩左耳，右掌掩右耳，用指头弹击后脑枕骨，使自身听到"咚咚"的响声，弹击的次数到自觉微累为止。此法又被称为"鸣天鼓"，在古代养生术中，一般用于清晨或困倦时益脑力、聪耳醒神，但如果将手指的叩击力度降低，使耳边听到的"鼓声"较低沉时，反而能起到助眠的作用。停止弹击后，头慢慢靠近睡枕，两手自然放于身之两侧，便会很快入睡。尚有一些其他养生导眠法，这里略举三法以供养生者需时采用。

空松法导眠：初学时以卧法为主，熟练后也可以坐法或站法行之。呼吸以自然呼吸为主，以深、长、均、细为原则，逐步过渡到腹式深呼吸。要求锻炼时要自然松静舒适，逐步达到松、空、静、定。"松"，采取"十松一上"。

"十松"是首先从头顶百会穴想起,头顶松,印堂松,人中松,喉头松,胸部松,腹部松,臀和大腿松,膝和小腿松,脚掌心涌泉穴松,至此意想全身四肢百骸都呈一种轻松舒适的状态。所谓"一上",是嘴角微微上翘,使面部微带笑容。在默念松的基础上,默念"空"的口诀:"身如垂柳,心似寒冰,不知有身,空之又空,一片混沌。"念一句,在身上体会一句。"身如垂柳",意指身如垂柳一样柔软,枝枝叶叶都向下松垂;"心似寒冰",意思是思想像寒冷的大地冻结起来,不带任何意念;"不知有身",意思是此时不知自己身体是否还存在;"空之又空",意指进入到无人无我无物空之又空的境界;"一片混沌",意思是指有如处在雾中一般,混沌一片。这样一遍又一遍,直到排除杂念,达到入"静",逐渐入眠。

内养静心导眠法:口唇轻闭,以鼻呼吸,先行吸气,吸气时舌头抬起抵上腭,同时用意领气下达小腹,吸气后不行呼吸,要停闭一会儿(即不吸气也不呼气)再呼气,呼气时把舌头放下来,如此周而复始地进行呼吸动作。这种呼吸运动形式是"吸-停-呼"。默念字句配合,一般先由三个字开始,根据自身情况逐渐增加,但最多不超过9个字。内养静功导眠法常用的词句有"自己静""通身松静""安静好""安静放松睡眠好"等。一般默念第一个字吸气,中间的字时将气呼出。例如"自己静"三字的呼吸法如下:吸气时默念"自"字,舌头抵上腭;停顿时默念"己"字,舌头不动;呼气时默念"静"字,舌头放下。停闭时间的长短,可根据本人的具体情况而定,总之,以不感到呼吸困难或吃力为原则。

穴位按摩导眠法:按摩前的10至15分钟,需要停止阅读书报,不看电视,不抽烟,不喝浓茶,不吃刺激性的食物,做好锻炼的准备。按摩后温水洗脸、洗脚、准备入睡。按摩的具体方法是先静心,然后闭目养神,并进行穴位按摩:按摩涌泉穴、内关穴、神门穴,各90次以上,手法宜轻柔,忌用强力,需柔和轻缓,并且有节奏感,先直接点按30次,再旋转揉按30次,然后再点揉30次。

以上三法,加"鸣天鼓"法,为历代医家、养生家根据自身实践,研究总结出的较为有效的助眠方式,若感入睡困难时,可酌情采用,也可将其作为气功导引锻炼法而每日定时坚持,则不仅能安神助眠,还能起到锻炼身心的作用。

🔲 "患恨"导引制"怒"法

我国的气功导引法,历史悠久,方法多样,历代医家和养生家对其研究十分深入,将其广泛用于养生保健之中。尤其在调整情志方面,具有极佳的养生效果。

中医认为"七情"失调是致人发病的重要内因。情志的失调能直接影响人体气机,使气机逆乱,脏腑功能失常而产生各种疾病。所以《素问·举痛论》将人体气机失常情况描述为:"百病生于气也,怒则气上,喜则气缓,悲则气消,恐则气下,……惊则气乱,思则气结。"诸气伤人,以怒为首。怒气常使人气血运行失常,郁滞在胸胁则引起胸痛、胁胀,逆气上冲于头目而致头痛、头胀,严重者可引起中风、心肌梗死,甚至会出现生命危险。不过,在生气发怒前后,若能用适当方式将这种情绪发泄出来,使志舒意和,就能防止因怒致病。即使气血已受怒气扰乱,也能通过平舒怒气而使气血运行回归正常,使人体重归健康。

古人为我们留下了丰富的制怒之法,如林则徐的自我控制法,白居易的乐观豁达法,苏东坡、陆游的转移法等。但在更早时,汉朝的先人超前地为我们留下了"患恨导引"法,能通过导引锻炼而有效地疏导怒气,可谓养生制怒之妙法。

1973年在长沙马王堆出土的汉墓文物中,有一卷工笔彩绘的导引图,描绘了40多种导引姿势,有的还附了文字说明。其中,"患恨""引烦"等几幅导引图还有自注,真是别开生面,栩栩如生。它们通过一系列吐纳动作,以消除不良情绪,维护心身健康,经后世不断应用,确有良效。所谓"患恨",指因"恨怒"而生的疾病或不适感。任何人都有喜怒哀乐,本为人之常理,但太过则可为疾病。在"喜怒忧思悲恐惊"等七情中,因怒致病的最多,对人的危害最大。面对恨怒,聪明的人可自消烦恼,安和情志,进而维护自己的身心健康;愚昧者则气结于心而病,甚至因怒而亡成为遗恨,这就是"患恨"。

如何消除"患恨"? 长沙马王堆医书的导引图是很好的消怒气功之

一。"患恨导引法"的锻炼方式为:盛怒时,使腹上收,下唇向前下移,气随口徐徐呵出。为了平息怒气,下唇向前移,将积蓄的愤怒、怨恨闷满、烦恼等诸气从口中徐徐吐出,人立可见心胸舒畅和缓,疾病不易发生。

马王堆医书中"患恨"导引图记载甚简,现代将其扩展,形成了一套系统的导引功法。这种功法包括 10 至 15 个小节,每小节包括浅呼吸引导式和深吐纳基本式两部分组成。其具体锻炼法为:站立,两目微闭,两腿自然分开与肩齐,两臂向前平举,掌心向下。然后集中思想,从头到脚作周身放松,随之意念从头顶百会穴经眼、鼻、胸、腹而至脐下丹田。

锻炼中有一些"关窍"之处需要加以注意。锻炼开始,先作浅呼吸,随着两手轻轻向前移动一次。然后做深呼吸吐纳:闭口用鼻深吸气,随意念送气经胸腹至下丹田,吸气时可将腹部鼓起。到下丹田时略停,再转降为升,由口吐气。呼气时腹收缩,先闭口使气由腹向上至胸到咽喉时张口吐气,吐得愈多愈干净愈好,直到气吐尽为止,随之鼓腮使唾液生,然而咽下,此为一小节完。再作浅呼吸引导,开始下一节,周而复始。两臂的动作,吸气时平举,呼气时逐渐收回,恢复原状,两臂自然下垂。

一呼一吸的吐纳过程中,逐步做到呼吸细、长、匀、深,切莫心急。如此反复三、五次,即可感到气顺心平,上下协调,怒火熄灭。一般一天可做二、三次,早晚作。若即时遇怒,心中发火,或觉有压抑感,情志不畅,可立即作。而且可从张口吐气直接入手,以求救急于"患恨"之初。

总之,人在遇到不称心之事时,宜及时导引,平息怒气,自我调息,以解除"患恨"。"患恨导引"法采取升降气功,通过腹式呼吸法,呼吸吐纳,使气在体内正常运行,则上下调和,左右平衡,气上逆者顺行,气郁结者疏散,便可逐渐解除发怒时上盛下虚,头昏脑胀,心胸痞满的状态,而疏达情志,调理气血。久久施行,能起到调节情绪,平调气血,却病延年的养生效果。

静坐为养生妙法

《万寿丹书·安养篇》曰:"众人大言,而我小语;众人多烦,而我小记;众人悖暴,而我不怒。不以俗事累意,不临时俗之仪,淡然无为,神气自满,以此为不死之道。"说明恬淡虚无,与世无争,精神内守,则气血调和,邪无所容,百病不生,故能健康长寿。古人舒畅情志的方法,以静坐第一,观书第二,看山水花木第三,与良朋讲论第四,教子弟第五。《寿亲养老新书》进一步列出静坐雅趣"十乐"为:"读义理书,学法帖字,澄心静坐,益友清谈,小酌半醺,浇花种竹,听琴玩鹤,焚香煎茶,登城观山,寓意弈棋。"可见宋儒及医家对以静为特点的娱乐雅趣的保健作用已有相当的认识和体验。

在《寿世青编·却病十要》有这样的条文:一要静坐观空,万缘放下;二要烦恼现前,以死喻之;三要常将不如我者,巧自宽解;四要造物劳我以生,遇病却闲,反生庆幸;五要深信因果;六要室家和睦;七要起居务适,毋强饮食,宁节毋多;八要严防嗜欲攻心,风露侵衣;九要常自观察,克治病之根本处;十要觅高朋良友,讲开怀出世之言,或对竹木鱼鸟相亲,悠然自得,皆却病法也。《寿世青编》还谈到病有"八不治",主要是调病过程中,太过分的心气动,淫欲动,情怀动,谋计动,烦躁动,约束太过,怨恼太过,思考死亡太过等八个方面。这八个方面需要以静的态度和行为去制约它。

其实,如果要讲静修的重要性的话,那么道教、佛教才是将"静坐"之类行为推到了最高高度。静坐、入静,佛教有相应的行为称"入定""禅定""禅坐"等。如台湾证严法师喜欢"静思",把房子命名为"静思居""静思精舍",写的书取名《静思录》。道教最重炼养,习静是它的基本功夫,"致虚极,守静笃",这种静坐观察功夫达到超然境界,静已是相对时空的极限。

道教中尚有《清静经》,全称《太上老君说常清静经》一卷,作者不详,专论静修,是道教炼养术重要资料。它首先阐述大道长养万物,而道有清、浊、动、静,"清者浊之源,静者动之基",清、静是浊、动的根源。因此,"人能常清静,天地悉皆归"。人神要常清静,必须潜欲澄心。最后指出,"如此清静,渐入真道,即入真道,名为得道"。所以《清静经》是教人潜欲入静的修炼要领,是道门日常背诵修持的重要功课之一。从"静"的具体行为和修持要求上,《清静经》强调静观,达到"观空"的水平,"观空"即为澄心,要把心中一切欲念泯灭净尽,达到"寂然"境界。"观空"是有三个方面的静观法,即是"观心""观形""观物"。其文曰:"内观其心,心无其心;外观其形,其形无形;远观其物,物无其物。三者既悟,惟见于空。"也就是内、外、远三种分观法,可以静观心、形、物。

仔细分析一下,《清静经》之"观心""观形""观物",恰好是炼精气神之要领。心之动为神,静则为心,静观其心可以全神;气也者,聚则成形,散则为气,外观其形可以全气;道之为物,其中有精,积精成物,远观其物可以全精。精气神三者合而为一,圆融成一太极,混混沌沌,似有似无,惟见其空。这可与儒医第一要"静坐观空"互为参合,实为却病养生的妙法。

居宜择"气"

前人说"居宜择气",这里的"气",主要指天气、地气和生气。全世界四大长寿区,前苏联的高加索山、巴基斯坦的罕萨、厄瓜多尔的维利巴姆巴、中国的新疆和广西巴马瑶族自治县,共同的特点是山峦绵延、环境幽静、树木葱郁、空气清新。唐初大诗人王勃曾记述滕王阁美景"物华天宝……人杰地灵",就涵盖了美好居住环境的天气、地气和生气三大要素。从生物进化角度看,人是自然世界的产物,生命源于自然界;中医更认为人体生命是由天地间精气物质氤氲化合而孕育诞生,并适应天地运动变化基本法则才能成形生长、进化繁衍,这就决定了人类对自然生态环境有天生的依附关系。

择天气,即指选择居住地的气象条件,包括阳光、温度、空气、气候等。理想居住地的天气要求空气清新,没有空气污染;温度适宜,无极寒或极热;气候宜人,四季分明或四季如春;空气湿润,雨量充沛,风沙较小,没有台风、飓风、沙尘暴等气象灾害。同时,居住地如风调雨顺,更有利于物产的获得;如果风雨失和,天气变化无端,则对人健康不利。

择地气,即指要选择居住地的地理环境状况,包括海拔高度、山水情况、土壤情况、有无地方病等。居住地海拔高度不能太高,最好在 2500 米以下,以防发生高原反应。居住地最好有山有水,且山清水秀。孔子说"知者乐水,仁者乐山",俗语也说"一方水土养一方人"。平常更多见到的是,好山好水出"好人",土肥地沃水甜的自然环境,能养育出身体健康、皮肤润泽的人。而古之雅士更是对美好山水十分钟爱,陶渊明就曾有诗描写其结庐之地:"山气日夕佳,飞鸟相与还。"这么美的景色和意境,多么令人神往啊!在现代社会,由于科技发展,我们还能得到地方土壤的元素数据,这也是择居的一大参照。地方土壤不能有某种元素的缺乏或过度聚集,即不能有地方病,否则对健康十分不利。

择生气,就是要选择居住地的生物条件,包括人群聚集情况。人作为自然生物,不能脱离其他自然生物存在,至少我们的食物就来源于自然生物。苏轼曾说:"无竹令人俗,无肉令人瘦。"而生物还能点缀我们的生活空间,给环境带来生气,莺飞草长、翠鸟婉转,配上优美的环境,更能令人心旷神怡。择生气,还包括了择人气,就是要参考人群聚集情况选择居住地。居住环境中人不能过多,否则像大型城市一样人来人往、熙熙攘攘,多令人感觉烦闷。宜居的地方,如小镇、如山乡,人群分布往往较为稀疏,却能阡陌交通、鸡犬相闻、邻里和睦,这才是有利于养生的环境。

总之,中医经典《黄帝内经》早就指出"人以天地之气生,四时之法成",即人的躯体结构、生理与心理活动本来就具有自然的属性。所以居住环境的选择,要充分参考居住地的天气、地气和生气,使人能与天地自然界紧密联系而构成为一个有机整体,即"天人合气"。

好生态造就好心态

俗话说"没有好的生态就不会有好的心态",此话一点不假。纵观世界几大长寿之乡,均位于环境优美的地区。人们不仅能自给自足,过着李白描述的"桃花流水窅然去,别有天地非人间"的生活,而且大多具有恬淡朴实的心态,因而得以健康长寿。再看邻国日本,之所以在长寿国家中名列前茅,除因饮食结构较为合理外,更重要的是环境优美,旅游资源丰富。其大多数国民,即使生活压力很大,也能很方便地得到心态的调节。由此观之,好的生态环境的确能促成好的心理状态。被称为"奉(养)生之始"的中医经典《黄帝内经》中就曾提到"恬淡虚无,真气从之,精神内守,病安从来",就是说,生活在优美环境中与世无争的人,多能形成"恬淡虚无"的心态,较少罹患疾病,健康能得到良好的保障和延续。那么,好的生态环境从哪些方面影响人的心态呢?

首先,好的生态环境必然具有清新的空气。尤其在山清水秀、鸟语花香的怡人之地,空气洁净、负氧离子含量高、尘埃及有害化学气体很少。常处于这样的环境中,遂能使人精神振奋,心旷神怡,烦恼与倦意全消,有助于调节精神、神经、心血管及呼吸系统功能,从而有利于健康。而且在面对远山、大海之时,呼吸之间,顿觉心胸开阔,有利精神调养。这也是疗养院和避暑山庄多建在山畔海边的原因,诚可谓"明月清风本无价,近水远山皆有情"。

其次,好的生态环境必然具有宜人的气候。宜居地区,大多有四季分明的特点,长期生活在这种环境中的人,自身必受自然环境的影响,随着四时变迁而有良好的心态变化。春天,"此谓发陈",万物生发,人的情绪随之舒畅;夏天,"此谓蕃秀",万物茂盛,人的情绪外向,精神盛旺;秋天,"此谓容平",万物成熟,果实累累,人的情绪渐趋内敛;冬天,"此谓闭藏",万物蛰伏,人的精神多藏而不露。在这种不受现代调温设施干扰的环境中,人的精神能得到最自然的调节,从而保持全年的情志顺畅和健康心态。

另外,好的生态环境能让人流连其间,忘却烦恼与忧愁,能为人减轻精神压力。现代人的一些疾病多由巨大生活压力引起,若能身处"采菊东篱下,悠然见南山"的世外桃源般的生态环境之中,"境由心生天地宽",自会感到心旷神怡,如是,则"不禳祸而祸去,不求寿而寿自延"。

两千多年前的《黄帝内经》总结高寿之人心态特点为"志闲而少欲,心安而不惧""以恬愉为务,以自得为功",这些心态都必须在优美的生态、宽松的环境中才能形成,因而可以说,好的生态才能造就好的养生心态。

养生当远离噪声

　　五音声响适度谐和,则流淌出一首首美妙动听的乐曲,会令我们心情陶醉而感觉愉快,有助缓解或消除工作带来的紧张和疲劳,从而有利于养生。反之,五音声响过大,一般白天超过 50 分贝,夜晚超过 30~40 分贝,就可能成为扰人的噪音;或五音杂乱无章、尖声怪叫刺耳等令人生厌的声音,都是噪音。

　　现代都市家居生活面对的噪音种类多、来源广,如单元楼住户装修施工的电钻声,窗外往来汽车的喇叭声,楼下商贩叫卖的吵闹声,夜里惊梦的硬底皮鞋脚步声,音量开得太大的电视机、音响声,用力开关门窗的撞击声,搬动桌椅家具的磕碰声,娱乐时牌的摩擦声、甩落声、人的笑闹声,空调机、电冰箱、洗衣机的使用噪声……在城市家居生活中,上述各种噪音是一个常见的、不容忽视的损害人体身心健康的因素。

　　噪音的危害首先是影响"心主神志"功能,从而影响和干扰人的正常休息、学习。若噪音达到或者超过 60 分贝,则扰乱精神情绪,使神不守舍,导致心烦不眠而难以安静入睡;也可引起心神涣散,使注意力不集中,导致工作、学习效率减低、差错率上升。若噪音至 70 分贝以上,则直接伤人心神,使人出现心慌难受、激动易怒,或烦躁惊恐、失眠多梦等异常精神情志症状。特别是老人、婴幼儿及病人,对噪音的干扰尤为敏感,其健康更容易受到损害,会诱发或加重疾病。现代研究还发现,在平均强度 70 分贝的噪声中长期生活的人,可导致心血管损害,会加速心脏衰老,使其心肌梗死发病率增加 30% 左右。长期生活在噪声环境中的人,还可使体内肾上腺分泌异常增加,导致血压上升,更易罹患心血管系统疾病;尤其是夜间噪音,会使心血管系统疾病的发病率明显升高。

　　中医认为"肾开窍于耳和二阴",即人体肾与耳窍及前后二阴在听觉、生殖等功能上关系密切。因此,噪音入耳可损害听觉,并由此伤肾,表现为听力减弱、幻听、耳鸣等耳窍功能障碍,严重的还可使人出现耳痛、头昏、头痛及噪音性耳聋等病症。据统计,若在 80 分贝以上噪音环境中生活,耳聋者可达 50%。现代研究还发现,噪音危害可使人体内分泌系统功能失调,也与女性月经紊乱和男性性功能障碍有一定相关性,而中医认为人之生殖功能主要与肾相关,说明噪音确实可以通过损伤耳窍而影响肾之功能。

另一方面,养生提倡远离噪声,但不是消灭一切环境声音,居家生活环境也不是越安静越好。若家居太过寂静,哑然无声、一片死寂,也会成为损害人体身心健康的因素。美国科学家做过一次静环境对人体影响的实验,即让每个受试者分别进入完全与外界隔绝的、寂静而无声无息的空间环境,并为其提供舒适的床椅用具、美味佳肴等生活条件。实验初期,参加实验的人尚能适应,感觉良好。3 天后即开始感到不适,他们自称由于生活空间太过寂静,都能听到自己体内血液的流动声、打鼓似的心跳声,以及肢体关节活动时的吱吱响声等,使其内心陡然产生令人难以接受的恐惧感。可见,人们日常生活环境太过寂静无声,同样对心身健康不利。特别是对于老年人而言,虽然他们大多喜欢幽雅安静的生活环境,但是一般不宜让老人独处于太过寂静的房间。在居室中适度播放音乐、收听新闻;或经常与儿女们交谈心声、倾听孙子们舒心的笑声,才是更有益于老人身心健康的理想居家环境。

总之,由于现代生活节奏的加快,及科技发展带来的各种新的交通、娱乐方式,使我们日常生活经常会接触到各种噪音,从而损伤心肾,不利于身体健康。因此,养生当远离噪声,为自己努力创造一个温馨静谧的环境。

室内空气污染是"温柔杀手"

中医早就发现,当进入山林、沼泽等湿热雾露、烟蒸云绕的空气环境中,人易在不知不觉中受到侵袭而发生许多疾病,这一病因被称为"瘴气"。室内空气混浊,气味恶臭或烟熏难闻的空气污染,其性质特点与瘴气相类似,伤人于无形,是人体发生多种疾病的较常见病因,堪称"温柔杀手"。

居室中较为常见的空气污染主要是人为原因造成的,种类繁多、来源广泛,对人体健康的影响也是多方面的。一般可分为化学性污染和生物性污染等类型。

化学性污染,是指某些有毒有害的化学物质引起的空气污染。常见于不合环保安全标准的建筑装修材料的使用,及施工过程中释放出的有毒有害物,其主要包括甲醛、苯、氨等。另外,某些化纤地毯、塑料地板砖、油漆、涂料等也含有一定量的有毒有害化学物;还有些生活用品如书刊报纸的油墨、日常塑料制品、厨房中的液化石油气或燃煤炉灶、化妆品、防腐剂、清洗剂、消毒剂等,在存放或使用时也可释放出多种有毒有害化学物,日积月累就形成空气污染。从而对家居健康造成损害。

空气中的有毒有害化学物,往往从口鼻吸入伤人,有的可使呼吸道受伤,出现咽喉不适、咳嗽、引发哮喘等;若一次性大量进入人体,对健康的危害严重,如可发生胸闷憋气、呼吸困难、恶心呕吐、头晕头痛、乏力虚脱、血小板或白细胞骤减等急性中毒症状。空气污染物中的很多成分如甲醛、苯系物、挥发性有机物等都有明显致癌作用,可导致肺癌、鼻咽癌、乳腺癌、淋巴系统肿瘤等。但多数情况下,这种损害是长期积累的,对健康的危害在短时间尚不明显,所以常常被人们忽视。

生物性空气污染是指因某些微生物,包括细菌、病毒、真菌、螨虫、花粉等引起的空气污染。其污染源常见于人口鼻喷出的飞沫,如病人唾液飞沫中的致病微生物,如结核杆菌、金黄色葡萄球菌、白喉杆菌、流感病毒等。这些飞沫可长时间悬浮于室内空气中,成为传染病的媒介,其被人吸入体内且人体自身正气衰弱时就会引起相应的疾病。其他诸如来自生活用品、废弃物上所带的病原微生物,宠物所带导致人畜共患疾病的微生物,及易引起过敏性疾病的螨虫、花粉等,也是导致室内空气污染而影响人体健康的常见生物性因素。

另外,室内吸烟、炊事烹饪、燃烧蚊香等行为,也会引起室内空气污染,当通风不畅、换气不良时,对人的危害尤其严重。香烟烟雾中化学成分有上千种之多,其危害人体健康的有害物质主要是烟焦油、尼古丁、一氧化碳等。以烟焦油为例,其在烟雾中被吸入体内,黏附于呼吸道和肺泡表面,影响正常呼吸,损伤细胞结构,使之发生癌变。尼古丁本身虽不直接致癌,但确定是一种促癌物,即它能促进多种致癌物的致癌性增强。香烟、蚊香、烹饪等产生的烟雾中还存在如氮氧化物、醛、烷、烯烃等挥发性气体物质,逐渐被吸入体内,长期积累也给健康带来明显损害。其他如厕所的恶臭、物品不洁发霉或生活垃圾的异味、燃煤炉灶所排放的含硫气体等,都可污染家居空气,轻则使人受刺激感到难受、烦躁不安、胸闷憋气,重者则导致疾病发生;有些恶臭物质的强毒作用如高浓度氨气还可使人中毒,严重危害人体健康。

总之,室内空气污染,天天接触,尤其一些无色无味的污染,不易发觉,更具危险性,可谓"温柔杀手",当为养生者所警惕!

吃人参不如睡五更

古时无钟，夜间就用更鼓报时，从黄昏起（相当于现今的 19 点），直到平旦（凌晨五点），将一夜分为五更。五更正是人一天最宝贵的休息时间，所以俗语说"吃人参不如睡五更"。人参不是人人可吃，夜间的睡眠却是每个人的生理需要，可见俗语颇有道理。古人有诗曰："夏新绢衣，秋新米饭。安稳眠睡，直千直万。"直道安稳睡眠的宝贵。前人亦有"千金难得买酣睡""不觅仙方觅睡方"的箴言。

夜间睡眠对人究竟有什么重要之处呢？清人李渔在其《闲情偶寄·颐养部》对此说得更为透彻："养生之诀，当以善睡居先。睡能还精，睡能养气，睡能健脾益胃，睡能坚骨壮筋。"结合现代研究来看，主要有两方面的重要作用。

首先，睡眠是人对自然界昼夜节律的一种生理适应。一日之内，天地阴阳规律性地消长变化不息，从而形成了白昼阳气盛与黑夜阳气藏的特点；同样的，人体在长时间的适应自然过程中，形成了与之相似的白昼清醒，夜晚昏沉乃至睡眠的生理节律。所以《黄帝内经·灵枢·口问》中说："（夜晚）阳气尽而阴气盛则目瞑。"这是人适应自然的生理需要，有着严格的节律性。

其次，从现代医学来看，睡眠对人体极为重要，能消除疲劳，恢复体力；保护大脑，恢复精力；增强免疫力；促进生长发育；延缓衰老，促进心理健康；还有利于美容。睡眠时人的基础代谢率下降，能有效恢复体力。睡眠还能增强机体产生抗体的能力，从而增强机体的抵抗力。同时，睡眠与儿童生长发育密切相关，婴幼儿在出生后相当长的时间内，大脑持续发育，这个过程离不开睡眠。近年来的许多调查研究发现，长寿老人多有一个良好的睡眠，提示睡眠与长寿也有很大的联系。正如唐代医学家孙思邈所说："灯用小炷，节爱精神。"睡眠充足的人，就像那用小灯芯的灯一样，能更长久地燃烧。

那么，夜间什么时候入睡最好呢？这个时间古今略有不同，古人娱乐活动较少，照明措施并不发达，所以起更，也就是 19 点的时候，已经开始准备睡眠了，直到 21 点的时候，多数已经上床就寝。然而对于现代人，由于工作关系，19 点的时候只是晚饭时间，再考虑现代娱乐方式的丰富和照明对人体节律的影响，一般 21 点开始准备睡眠，22~23 点就寝较佳，至晚不能超过 0 点，否则有损健康。

"睡五更"对人体恢复功能的正常发挥，还取决于睡眠质量的好坏。整个睡眠过程要能够保持一定的深度，梦少或者自感无梦，同时成人睡眠时间要保证 6~8 小时。第二天醒来没有困倦疲惫感，感觉睡眠能有效恢复体力和精力。能满足这些条件，就是一个好的睡眠。

可见，夜间睡眠不仅是人恢复一天疲劳的主要途径，更是一味有益身心健康的滋补品，是抵御疾病的一道防线，是延年益寿的一种灵丹妙药，其效胜过人参多矣！

天天洗脚人难老

中医学认为，人体是一个统一的整体，人体的脏腑、器官、四肢、百骸相互关联，在经络的联系下，构成一个大系统。人体某一个组织发生病变，有可能影响到其他部位。因此，全身的疾病可以影响到脚，脚的病变也会影响到全身，并引发相应的疾病。

树的生命源头在根，而脚是人体的根基。根深者枝叶茂盛，脚健者通体安和，故有"养树扩根，养生护脚"之说。中医经络学说认为，人体的经络有12正经和8条奇经，其中6条正经、3条奇经从足部走过，脚是足三阴经的起始点，足三阳经的终止处。人的踝部以下有33个穴位，双脚穴位共达66个，约占全身穴位的1/10，人的五脏六腑在脚上都有相应的穴位。刺激这些穴位时，刺激的信号会沿经络传导到全身。因此，热水泡脚如同用艾条灸这些穴位一样，有温煦脏腑，通畅血脉，平衡阴阳，滋补元气，壮腰强筋，消除疲劳，增进食欲的作用，故有强身健体，延缓衰老，祛病延年之效。因此，"天天洗脚，胜吃补药"，以及"三天吃只羊，不如洗脚再上床""夜夜把脚洗，难得寒气从脚起""睡前洗洗脚，胜过安眠药"等谚语是确有一定道理的。足浴当前已成为人们养生保健，追求健康长寿一个行之有效的措施。

脚掌有无数神经末梢，可与大脑相连；同时，双脚密布众多的血管，故有"第二心脏"的美称。另外，脚掌远离心脏，血液供应少，皮下脂肪层较薄，保温力差，所以脚掌一旦受寒，常可引起感冒等多种疾病。热水泡洗双脚，具有促进气血运行、温煦脏腑、通经活络的作用，从而促进全身血液循环，改善毛细血管通畅，改善全身组织的营养状况，加强机体新陈代谢，使人体感到轻松愉快，能对身体健康带来不小的助益。

"春天洗脚，升阳固脱；夏天洗脚，暑湿可祛；秋天洗脚，肺润肠濡；冬天洗脚，丹田温灼。"这首民谚道出了足浴养生的具体功效。实践证明，每天坚持足浴，对神衰失眠，关节酸痛，脚癣脚汗，冻疮等全身或局部疾病具有一定的防治作用。当人们经过长途旅行、剧烈运动或劳动之后，用热水泡脚,能使血管扩张,血流加快,使积累的代谢废物迅速排泄掉,能有效地消除疲劳,防止肢体关节的酸痛麻木。临睡前用热水洗脚,使人易于入睡,且更易酣睡。

尤其近些年来,中药足浴保健法以其疗效迅速,方法简便,使用安全,毒副作用少的特点,日益受到崇尚绿色自然疗法的人们所重视。适应足浴应用的需要,使用中药加工配制成的保健浴足液应运而生。将浴足液加入热水稀释后即可洗脚,非常方便。有企业开发了专门的足浴盆,盆底为双层,层间放置磁片,能通过磁场对足底反射区产生刺激作用。有的浴盆有振动功能,对足底能产生按摩作用,盆的振动还导致浴液的波动,从而对足背及足踝处也有轻微的按摩作用。有的足浴盆具备了自动加热、保温,与按摩、冲浪、磁疗等基本功能,有的还可以自动完成煎煮足浴药液,设有熏蒸、香氛等功能。有了这些先进而且专业的足浴盆,在家享受保健足浴变得简单又轻松。

俗语云:"脚是人之底,一日一次洗。"天天洗脚,真能使人"难老"啊!

乐 先 于 药

中国方块字是世界上独一无二的文字,音义相合,趣味无穷,亦隐含妙理。例如"乐"与"药"二字,"乐"繁体为"樂",本义是一种乐器;"药"繁体为"藥","草字头"说明与草木有关,"樂"示其发音似"yuè"。这说明,在文字起源上,必然"樂"在"藥"先。值得玩味的是,日常生活中,人们遇到身心不适,尤其是情绪波动时,首先想到的必然是"听曲消愁",而不会动辄取药服用。可见,在养生、疗疾方面,乐亦先于药。

音乐对人体的作用机制,主要在于能舒畅情志、调理脏腑、通行血脉,就如《史记·乐书》中说:"音乐者,所以动荡血脉,通流精神而和正心也。"简而言之,"角"音似"木"的生发,入肝;"徵"音似"火"的热烈,入心;"宫"音似"土"的厚重,入脾;"商"音,似"金"的清肃,入肺;"羽"音,似"水"的润下,入肾。利用音乐的五行性质,针对不同的脏腑功能失常,可以用相应的音乐进行纠治,这就是中医的"音乐疗法"。

当然,通过同样的机制,音乐在养生领域运用更加深广。《荀子·乐论》中言:"君子以钟鼓道志,以琴瑟乐心。……故乐行而志清,礼修而行成,耳目聪明,血气和平,移风易俗,天下皆宁,美善相乐。"可见,通过弹奏或欣赏积极向上、优美动听的音乐,能调理人之身心,维护健康,却病延年。古人由于教育方式的不同,从小必习"乐",对此受益尤多,因乐消病、因乐得寿的例子不胜枚举。较著名者如欧阳修,他极其钟爱音乐养生,尤爱古琴,一生与琴为伴。在他晚年身体衰老、琐事缠身、政见难抒之时,是音乐,帮他"离苦得乐",令其生活中充满了情趣,甚至治好了他多年中指拘挛的旧病。故而他在《江上弹琴》一诗中咏道:"境寂听愈真,弦舒心已平。用兹有道器,寄此无景情。"

要行音乐养生,则欣赏音乐的时候,一定要集中注意力,用心去听,一面听一面进行联想或想象。同时要根据音乐的作用机制,恰当选择乐曲,一般推荐中国古典音乐,更能引起我们的共鸣。其中,角调式音乐如《胡笳十八拍》;徵调式音乐如《喜洋洋》《步步高》;宫调式音乐如《春江花月夜》《平湖秋月》;商调式音乐如《将军令》《潇湘水云》;羽调式音乐如《乌夜啼》《稚朝飞》,养生者可据喜好而用之。另外,还需注意的是,《黄帝内经》中说:"淫邪不能惑其心。"《礼记·乐记》也说:"凡奸声感人,而逆气应之;逆气成象,而淫乐兴焉。"也就是说,音乐应选择积极向上者,而那些不健康的"靡靡之音",会蚀人身心,应为养生者所摈弃。尤其是现代社会,更须警惕颓废、消极甚至淫佚之乐对人的伤害。

总之,对于养生而言,正如著名养生家石天基所作《却病歌》云:"心病还需心药医,心不快活空服药。且来唱我快活歌,便是长生不老药。"真的是,却病延年,乐先于药;音乐养生,有胜服药!

琴以闲素心

月白风清之夜，周围静悄悄，可以弹几首优美动听的乐曲，李白谓"琴以闲素心"。音乐与人们的生活是水乳交融的，白居易说"今夜闻君琵琶语，如听仙乐耳暂明"。美好的乐曲不仅丰富了人们的精神生活，还能增进健康，防治疾病，使人延年益寿。

音乐家多长寿。《中国音乐词典》中126个音乐家平均寿命为62.6岁，高于同时代平均寿命的三分之一。再从国外许多音乐家的长寿史记载中可以印证，如"圆舞曲之王"约翰·施特劳斯活到85岁；著名的《茶花女》作曲者威尔第享有88岁的高龄；音乐大师斯达柯夫斯基95岁还站在乐队的指挥台上；法国钢琴家普勒沃特104岁还能弹琴演奏；等等。音乐家之所以长寿，不仅是指挥乐队或个人演奏过程中身体得到锻炼，而且心灵也时时受优美乐曲的熏陶，身心两方面享受一种高尚的自我满足。鲍达列夫说"音乐以不可思议的形式激发人们的精神和体力"，点出了音乐能够助人延年益寿的原因所在。

其实，音乐对人体身心方面的作用，在我国春秋时期甚至更早便已有深刻认识，并加以利用。《论语》中记载，72岁的孔子对音乐、驾车、狩猎、登山、射箭等各种兴趣娱乐均有擅长。孔子在齐国听到古曲《韶》后竟然进入"三月不知肉味"的入神境界；当他欣赏了乐师演奏《关雎》乐曲时，赞叹不已，发出了"乐而不淫，哀而不伤"的赞美。孔子还是一位"歌手"，他喜欢与别人一道唱歌，如果唱得好，又诱发了感情，他还一定要别人再唱一次，自己也再应和一次。孔子是一位被历代人们公认的著名思想家和教育家，他为实现自己政治主张而奔波一生，无奈他生不逢时，他所处逆境不言而喻。但身居逆境中的孔子居然还能享有古稀之年，这无疑与他广泛的兴趣爱好有关，音乐在其中功不可没。《乐记》中就揭示："知律吕声音之道者，可以行天地人事也。"中医经典《黄帝内经》还将五音(角、徵、宫、商、羽)纳入中医藏象系统而研究，提出宫对应脾，商对应肺，角对应肝，徵对应心，羽对应肾，从而将音乐引入医学领域。

晋代著名音乐家嵇康在《琴赋》中指出了音乐有解郁作用，他认为音乐"可以导养神气，宣和情志，处穷独而不闷者，莫近于音乐也"。值得一提的是，虽然嵇康 39 岁就因受诬陷而死，但他喜好养生，曾写出《养生论》这样的养生千古名篇，也可谓一位养生历史名家，因而他对音乐养生作用的总结，具有实际的指导意义。对于音乐的养生作用，后世也不乏心得体会，如唐代诗人白居易精通音乐，在其诗集中就言，"本性好丝桐，坐机闻即空；一声来耳里，万事离心中。清畅堪销疾，恬和好养蒙；尤宜听三乐，安慰白头翁"。白居易，号"乐天"，能乐天，享寿 74 岁，这何尝不是音乐养生的功劳啊？！

总之，在音乐的氛围中静养心身，既是一种享受，更是清心妙法和养生"妙药"，善养生者必当好之！

寿从笔端来

书法是一种以静为主的、静中有动的活动,长期坚持,其养生作用实不可小视。书法,外讲究指、腕、肘、臂的协调动作;内则讲究运气,不仅要随笔走而调呼吸,更需以心意引导,已近于气功,所以是一种有助于气血流通、经络循行的锻炼方式。清代书法家周星莲说过"作书能养气,亦能助气"(《临池管见》),尤其对手臂经络的通畅循行十分有利。在生理上,书写可以灵活指、腕等关节;平稳悬笔,促进肘臂之力。日久功夫深,还可以通过上肢三阴、三阳经络而作用于全身,活动气血,平衡脏腑,自然有助于身体健康。

习练书法,常会进入书意境界,起笔收笔抑扬顿挫,有节律一呼一吸;行笔扩胸开合,腹肌一起一伏;呼吸深缓平顺,心跳均匀有力。神经系统、心血管系统、呼吸系统和运动系统,以及骨骼、关节及肌肉的精细运动处于高度协调之中。书法之专心致志、凝神定气的运动,能使神经系统兴奋和抑制得到平衡,肌肉关节都能得到锻炼。心律平稳均匀,呼吸平顺,内脏器官的功能也得以调整,使新陈代谢旺盛,机体抵抗力增加,能有效预防疾病,从而延缓衰老。

习练书法,对以脑力劳动为主的知识分子,及精神压力越来越大的白领阶层来说,有特别的益处。当读书人沉醉于知识的海洋中,往往静而有余,动而不足。静则生阴,需要动而生阳以调节之。因此,坚持习练书法,是脑力劳动者一个很好的调节方法,可在不知不觉中得到健身锻炼,更能通过书法带来的精神享受,怡畅心神,从而起到养生效果。研究表明,书法对于调节人的呼吸、脉搏、心跳、血压、脑电、肌电等均有有益作用。以肌电反应强弱来说,书写各种字体的肌肉活动量中,写篆书时书写活动量最低,而草书最费力。按汉字形体演变的顺序——篆、隶、楷、草的书写活动,其所需的肌肉活动量越来越高。

有趣的是,"字如其人",书法与人的性格特征有一定的关系。颜真卿人品敦厚、刚正严峻,他的字体刚健笃实;欧阳询外表恬静平和,内里却有一股刚正之气，他的字体也是外柔内刚。同样，写出的字体也可以表现出作者的情绪，孙过庭评价王羲之的字："写乐毅则情多怫郁；书画赞则意涉瑰奇；黄庭经则怡怿虚无；太师箴又纵横争折；暨乎兰亭兴集，思逸神超；私门戒誓，情拘志惨。所谓涉乐方笑，言哀已叹。"书法内容不同，书写时的精神状态就不同，笔下反映出的字的"风骨"就有不同，都要与书法内容相合。想象一下，如果写岳飞的《满江红》，就能"壮怀激烈"，直欲"朝天阙"；写柳永的《雨霖铃》，就能进入"多情自古伤离别"的情绪状态，那对人的情绪调整，对精神养生，其作用有多么大啊！

另外，还要全面看待"笔端"二字，一切需借"笔"达意的活动皆可致长寿，非止书法与绘画。典型者如写作，故作家、文学家中亦不乏长寿者。仅从近现代来看，巴金 101 岁、冰心 99 岁、梁簌溟 95 岁、冯友兰 95 岁、叶圣陶 94 岁、南怀瑾 94 岁等，著作等身，也皆得长寿，可谓其中翘楚。

总之，从历史来看，书法家和文学家的寿命比一般人长，如颜真卿、柳公权、欧阳询、赵孟頫四大书法家，享寿均在 70 岁左右，真可谓"寿从笔端来"。

"左牵黄，右擎苍"，健康在身旁

宋代大文学家苏东坡在《江城子》一词中说："老夫聊发少年狂，左牵黄，右擎苍。""黄"者，为狗；"苍"者，为鹰，皆是打猎良伴。到了现代，宠物更成为了不少人生活的伴侣，甚至是心理的寄托。

随着经济的高速发展和生活节奏不断加快，人们在充分享受丰富物质生活的同时，也承受着巨大心理和精神压力，这些都需要某种渠道给予释放和宣泄。特别是与工业社会相伴产生的都市化发展趋势，家居环境已很难做到原始自然山水、田园风光，取而代之的是高楼大厦群的生活社区。电气化、网络信息化，使一家一户的居家生活更趋封闭独立，人与人之间的交流日益减少，友情亲情逐渐淡化，缺少了相互关怀、真情倾诉。这一切都会导致普遍的、带有社会性的人的心理、生理平衡失调，甚至发生疾病。总而言之，都是孤独"惹的祸"。在这种情况下，挑选一些自己喜爱的宠物，在家中饲养和赏玩，既可以调节人的精神情绪，放松紧张，使失常的心理归于平衡，又可舒解消除人们躯体的生理疲劳，成为了不少都市人调节心理，排解寂寞的方式。

不论是侍弄花草、临缸观鱼，抑或是提笼遛鸟、喂猫逗狗，人们通过这些逗弄赏玩宠物的活动，以及平时对宠物的饲养关照，可使紧张心情和精神压力得以疏解宣泄，焦躁情绪得以抚平，疲倦烦恼得以消除。同时，人们还能从中寻求到某些情感寄托，内心获得莫大的慰藉和满足，而感受到生活快乐幸福，使居家身心更加健康，也促进了社会的和谐与安定。我国民间有"听鸟鸣聪耳，看鸟飞明目"的俗语，即是养鸟有益于人体健康的经验之谈。所以，现今饲养和赏玩宠物，成为许多人日常居家生活的重要内容。

通过饲养宠物活动，不但能够对人的身心健康起到调节和维持作用，有些宠物本身也是人类值得信赖的朋友和保护人们健康的"医生"，这也是人们钟情于宠物的一个重要原因。逗弄自己喜爱的宠物，可以降低血压，减缓心跳频率，松弛紧张情绪。更重要的是还能够帮助沮丧的人改变消极人生态度,并建立或恢复自信心。很多人可能有这样的感受,在一个陌生、或者尴尬难处的环境中,如果出现一只小猫,或跑来一只宠物狗,不仅会舒缓或解除紧张和不安情绪,还能陡然让大家产生共同话题,甚至出现热烈和谐的氛围。这其中,宠物起到了培养或增强人们交流沟通能力的作用。总之,饲养宠物在维护居家心身健康方面、在对某些疾病患者的康复方面都有奇妙的作用。

饲养宠物过程中带来的运动疗法和劳动疗法,对于居家心身健康有积极地促进作用。如轻抚狗背,给它刷毛清理,领它出去散步,这对活动人的肢体关节,呼吸新鲜空气,刺激人体大脑细胞,保持良好的精神状态都有很大益处。养鸟者清晨遛鸟,提拎笼把有节奏地前后摇甩鸟笼,既锻炼鸟儿站枝平衡、脚爪紧握栖木的能力,又锻炼活动了人手的指腕关节和脚膝关节而使身体强健。同时还通过漫步于树林草坪、溪水山边,使人吸取更多新鲜空气,接触美好自然景色而醒脑除烦,令人心情愉快、精神振奋。

有些时候,宠物还能帮助人们躲避危险。如宠物小鸟纤细娇弱的生理特点,使其对居家生活中如煤气、天然气等有毒有害气体特别敏感,当有毒有害气体在居室环境中仅有很低浓度尚不能被人察觉时,小鸟就会出现烦躁不安,啼鸣哀叫等类似的报警信号,起到一定的预防和保护作用。又如猫狗等动物,天生对自然环境的异常改变,比人敏感得多,因而在灾难来临前,如地震等,往往能提前示警,给人赢得宝贵的躲避时间。

"一猫一狗真朋友,山鸟山花好伙伴",宠物是现代都市人的良伴,能帮助人们调节身心,对养生有益。有宠物相伴,真心对待宠物,健康就在身旁。

旅游观光好养生

　　旅游观光，即是离开居住地去接触和感受大自然及人类社会这个大千世界的旅行活动。人们在领略秀丽山川美景及名胜古迹，或参加不同体育娱乐活动的同时，不仅锻炼了身体，增强了体魄，而且开阔了眼界，丰富了知识，精神上得到了高层次的享受，是一项有益于身心健康的休闲活动，因此受到了不同年龄、性别、职业以及各社会阶层人们的普遍欢迎。

　　由于旅游观光能满足人们各种需要，这些需求都直接关系到身心健康与生存质量，因此旅游成为了养生保健的重要举措。古今中外，很多名人和长寿之人都好行游。孔子《论语·雍也》中说："知者乐水，仁者乐山；知者动，仁者静；知者乐，仁者寿。"但不管是智者还是仁者，不论是动还是静，不问是乐还是寿，所爱之物不外山水二字而已。被人誉为"一代文豪兼寿星"的清代学者袁枚，享寿82岁，他一生最大的乐趣，便是"游遍山巅和水崖"。从他留下的诗篇中可以看出，中国名山胜水，几乎都有他的足迹，他自己也以此为荣，曾赋诗说："自觉山人胆足夸，行年七十走天涯。公然一万三千里，听水听风笑到家。"袁枚70高龄还游黄山，77岁时，曾两次游历天台山，并作诗写道："一息尚存我，千山不让人。"真是一个越老越精神的寿星啊！旅游之根本在于亲近自然，俄国著名科学家巴普洛夫晚年仍有浓厚的兴趣在花园里搞扫路、种花、挖土、施肥、浇水、捉虫等劳动，这是他寿达89岁的原因之一。

　　旅游观光不仅是一种休闲娱乐方式，同时也是一种综合性的文化活动。不同旅游地的自然风光、文物古迹、建筑雕刻、绘画书法、音乐舞蹈、风俗美食所形成的山水文化、历史文化、园林文化、建筑文化、民俗文化、饮食文化以及文学艺术等都能满足人们多方面的文化需求。审美需求是人类高层次的精神需求，由于旅游活动本身所具有的功能特点，集自然美、社会美、艺术美、生活美于一体，故旅游者在整个旅游活动过程中既可以欣赏旅游地美丽的自然风光，又能体验当地文化艺术和社会生活。唐时李太白一生好游，"五岳寻仙不辞远，一生好入名山游"，是李白不息的遨游;"相看两不厌,只有敬亭山",是诗仙深情的凝望,这给后人留下了大量精神财富,引发了无数游客的共鸣。因此,旅游中每到一地,遍踏崎岖蜿蜒的野径山道,欣赏自然赐予人类的秀美风光,品味古人留在当地的文化遗迹,能洗练身心,提升健康水平。

现代社会中,由于现代文明的负面影响,更加使人们产生了"重返大自然"的强烈愿望。据世界旅游组织的统计,全世界的旅游活动中,对自然风光的观光旅游、回归自然的绿色旅游,仍是各类旅游项目的主流。南宋长寿诗人陆游说:"本自无心落市朝,不妨随处狎渔樵。"是啊! 虽然身处闹市,不妨得暇便出游。旅游观光,真是养生妙法!

"性"福养生

"食色,性也",性生活,是人类纯洁而自然的天性;"饮食男女,人之大欲存焉",性生活,也是人类最基本的需求之一,故有人把性生活和物质生活、精神生活一起列为人类三大生活内容。和谐适度的性行为合乎天地自然之道,也合乎社会伦理之道,还能调节内分泌,舒畅身心,有益健康,添福增寿。

然而,自古以来,似乎中国人性格内敛,不爱谈性,不爱研究性,实则不然。性生活,古称"房事""房中",其养生功能及养生方法,历来受到人们的重视和研究。在秦汉魏晋相当长的一段历史时期中,"房中术"与"神仙术"一直是养生的两大主流。尤其在中医学领域,东汉时成书的《汉书·艺文志·方技类》所载的医家类 36 家中,房中就占有 8 家,共著述 168 卷。我国现存中医学经典《黄帝内经》已全面论述了房事与人体生理病理及寿夭的关系,甚至记载了"七损八益"的房事养生方法,称"能知七损八益,则二者可调,不知用此,则早衰之节也"。唐朝大医家、养生家孙思邈,更是对房事养生有着较为科学的认识,从房事频率、养生要点、房事禁忌等方面做了全面论述,在今天都有十分重要的现实意义。宋明之后,理学大盛,但由于过度推崇"存天理灭人欲",逐渐使人避谈性、羞谈性、以性为耻,我国进入了性禁锢和性封闭的不正常时期。直至现代,又渐开放和自由,多种性认识并存,呈现归于理性之势,且以生殖为目的的性生活在人们的日常生活中所占的比重越来越小,而以生活娱乐、健康保养为目的的性行为则成为当下夫妻生活中不可或缺的重要内容。

房事养生,古人早有"欲不可早,欲不可纵,欲不可绝"的告诫。人要想使性生活成为延年益寿的动力,其关键在于掌握性生活的要领,即"行房有度"。东汉班固指出"乐而有节,则和平寿考",然而"迷者弗顾,以生疾而陨性命"。适度性生活有益健康,过度纵欲则招灾致病,故此古代性保健,十分重视节欲保精,其要在"有度"。简略言之,性生活不能勉强,应当是情浓之时的水到渠成;性生活的全过程应当自然而然地进行和完成,不应产生身心两端的不舒适感；性生活后，不能影响睡眠及次日的精神状态。满足此三者，即为"有度"。其次，尚应注意房事卫生、房事禁忌。舒适惬意、温馨甜蜜的良好环境，有助于增加房事和谐，提高房事质量。

总之，梁代陶弘景《养性延命录》中精辟指出："房中之事，能生人，能煞人。譬如水火，知用之者，可以养生；不能用之者，立可死矣。"性生活是养生的重要内容，尤其夫妻之间，房事和美才能有幸福生活。对个人而言，房事有度，"勿令竭乏"，则精之生泄正常，人才能终身受益，健康长寿。故而，和美性事，是养生之福啊！

晚年不避"性"

两千多年前的告子曾云："食色，性也。"意思是男女性行为同饮食一样，不仅是人之先天本能，也是后天的最大欲望，且贯穿大半生，可以持续到百岁不消失。正常的性生活，是健康人生理上的自然需要。它可以有效地促进机体内各种腺体的活力，从而增强生命活力，使人情志愉悦。如果在老年期对性欲进行不适当的抑制，就会出现失眠、焦躁、头痛等不适，尤易使人失去奋发向上的竞争精神，甚至诱发高血压、焦虑症、抑郁症等。

瑞典研究人员对性生活积极的老年人与独居的老人进行了比较，发现前者精力更旺盛，记忆力也更强，而终止性生活会导致老人记忆力和智力明显下降。同时发现，长寿老人的性活动与生殖能力比较强，说明性活动与身心活跃程度成正比。

长期以来，人们总认为老年人行夫妻生活会伤身损命，主张到老即独身禁欲，才能长寿。实际上，这些观点都是片面的。老年人和青年人一样，同样有性欲望，生理上仍需性爱抚，在性生活中还能保持相当的能力。只不过老年人的性冲动不像年轻人那样具有喷泉一样的激情，一触即发，而是像蜡烛一样燃烧着不灭的星星点点的火焰。并且，老年人的性生活不一定局限于性器官的接触，抚摸、拥抱、亲吻均可使其获得性的满足和情志的愉悦。老年人的性生活既是高龄期生理上的需要，也是精神生活的需要。所以老年人只要没有异常或意外情况，完全可以享受正常的性生活。

但人到老年，体力和能力明显衰退，不可能再有年轻人那样的房事频度，性生活的间隔时间应适当延长。中国老年人性生活的频率，可以参考唐朝百岁医学家孙思邈所描述的："六十者，即闭精勿再泄也，若体力犹壮者，一月一泄。"也就是说，60 岁的老年人，身体比较健康，没有心脑血管疾病者，可以每个月房事一次。当然，这一频率并不固定，与每个人的身体状况密切相关，比如西方人，身体相对较强壮，这个间隔就可短一些；而身体虚弱的老年人，间隔时间要长些；患有疾病的老年人，应在咨询医生后适当安排性生活。

另外,祖国医学认为,人到老年,大多肾虚,导致了性功能的衰减。我国传统的饮食疗养,积累了不少补肾延衰的药膳食疗方,可根据老年人的自身情况斟酌选用。再结合调情志、适劳逸,以及气功、针灸、按摩、药物等保健方法,即可补肾填精,延缓性衰。

因此,老年人不应害怕、逃避甚至禁绝性事,完全可以"放手去爱",大胆追求"性"福,令金色的"黄昏"更加美好!

醉以入房，养生大忌

古人对养生有很多警示语，诚为金玉良言，其中，"醉以入房"就是古今养生家谆谆教戒的"养生大忌"。"醉以入房"，顾名思义，就是酒醉后肆行房事。《黄帝内经》第一篇就把"醉以入房"列为早衰的重要原因，其后又有篇章进一步指出"数醉入房"是形成热厥病的主要原因。为何养生有此一戒呢？因为不论古今，总有人歪解"酒能助兴"，认为此"兴"亦可为"性"，因而多有酒后乱性的伤身之举。

醉以入房，其害首先在"醉"。"酒通血脉，消愁遣兴，少则壮神，多则损命"，这不仅是中医对酒的认识，也是诸多养生家的共识，因此醉酒之害自不须多言。其次，在房事与健康的关系方面，至少从养生角度来看，古今认识是相似的，那就是，欲不可绝，亦不可纵。常言道"纵欲催人老，房事促短命"，酒后难于自控，房事不节，容易纵欲过度，耗伤精气，引起早衰，于养生大为不利。

由此可见，醉已害生，醉后肆行房事，为害更烈，可谓雪上加霜，所以古人常将"酒色"并提，以警世人。晋朝嵇康就曾写道："纵体淫恣，莫不早徂。酒色何物，自令不辜。歌以言之，酒色令人枯。"南宋大诗人陆游也曾写下"不从酒色来，病自无根株"，认为戒除醉酒贪淫，能少罹患疾病。另外，醉酒行房，不利于家庭和美，夫妻健康。醉酒之后，人的行为失控，房事行为自然难于把持，或动作粗暴，或草草了事，都会影响夫妻感情，甚至落下病根。

醉后行房还会损害下一代健康，诚如明代龚廷贤《寿世保元》云："大醉入房，气竭肝肠伤，丈夫则精液衰少，阳痿不举；女子则月事衰微，恶血淹留。"酒精可损害生殖细胞，使受精卵质量下降，酒后怀孕可造成胎儿发育迟缓，反应迟钝和智力障碍，还可导致胎儿面部、骨骼、四肢和心脏等器官的畸形。国外有"星期六婴儿"之说，这是因为男女周末寻欢作乐，恣意酗酒，结果酒后怀孕所生的婴儿多体弱智低。可见，醉酒行房伤身损命，当慎之、忌之！

　　或有人要说,我跟老公(老婆)偶尔浪漫一下,品一杯美酒,吃一顿美餐,甜蜜之余行一次夫妻大礼,难道也会伤身么? 这就要注意一个饮酒"度"的问题,也就是不要喝醉,达到人未醉而心已醉,或为人醉而非为酒醉的状态最好。这样能营造一种甜蜜的氛围,亲密之时双方更能情浓意洽,动作轻柔,则有利养生。养生反对的是醉酒后面酣耳热,目迷眼花,身不由主,动作粗暴,肆行房事,当然害人害己,极为不美!

　　醉以入房,实为养生大忌。所以为了自己的身体健康,为了家庭的幸福和美,更为后代着想,饮酒须适量,更不要"醉以入房",否则健康一去不返,悔之晚矣!

不负春光不负生

时光荏苒，四季流转，在爆竹声和欢笑声中，新一年的春天也悄悄来到。进入春天，冬寒逐渐消退，气候渐转温暖，风和日丽，柳絮飘飞，体感日趋舒适，自然万物欣欣向荣，鸟啼虫鸣，鱼跃兽腾，春光明媚，生机盎然。

在这个美丽的季节，正是养生的好时光。"一年之计在于春"，养生亦当如此，在春天应该做好计划，用亲近自然、调适生活、负日而暄、舒畅精神等方法，保养生命，为整个一年的身体健康打下良好的基础。在所有的春季养生行为中，最值得推荐的就是"踏青"。

踏青，也叫探春、寻春等，唐代最盛，风行至今。其之所以能流传千年，不仅因文化传承，也因暗合养生大道。因为踏青过程中，"春风桃李花开日"，美景动人，令人气和志达，愁烦顿消，有助于肝的疏泄；人接触了纯净而美丽的大自然，呼出浊气，吸入清气，而且是清新的空气，再加上美景中人多喜深呼吸，能吸入更多的清气，吐故纳新，有助于肺之呼吸功能的加强；春光明媚，春风轻拂，春阳渐长，令人舒畅，气血随之而畅达，有助于心之气血的畅通；踏青郊游，主动而为，四肢勤动，忽行忽停，忽快忽慢，能助长脾肾之气。可见，踏青真是春天的养生好方法，所以《素问·四气调神大论》中主张春天要"夜卧早起，广步于庭，披发缓形，以使志生……养生之道也"。文中提出的舒缓形体，在庭院中散步等，就是鼓励人们春天时多多接触大自然，以适应春天的特点，感受盎然的春意，达到养生的目的。

踏青养生，重在接触自然，这是第一要义。如今的城市，污染越来越重，个人在室内、庭院中很难感受到春天的气息，只有到公园，最好是郊外，方能真正接触大自然。一路走，一路游览，一路心旷神怡，这就是踏青。春天踏青，不必追求景点的"大"，那些大的景区，在初春的时候，景色并不是最美的时候。一般可以到城市周边的公园、古镇游览，交通、食宿都很方便，自驾、公交随意选择。公园、古镇中有盎然的春光，有宽阔的地方，有湖泊、小溪的一带春水，有小贩，有超市，有饭馆，有旅店，"宜醉宜游宜睡"，更宜养生。

踏青养生,在游览之外,还要结合对情志的调节。春季养神的关键是"使志生",即要在精神上刻意使自己的情志与自然配合,达到舒展条达,乐观"恬愉"的状态。"使志生"的核心是要精神愉快,以满足"肝主疏泄"的功能特点。因春属木,与肝相应,在志为怒,恶抑郁而喜条达,故而在春天只能让情志生发,切不可扼杀;只能助其畅达,而不能剥夺;只能赏心怡情,绝不可抑制摧残,由此才能使情志与"春生"之气相适应。所以,如果计划出行郊游,在各种先期准备中,首先要准备好心境,抛开那些烦恼忧愁和郁怒,专心与大自然对话,感受大自然的勃勃生机,这才是境美、心怡、身健的完美踏青养生。

总之,春天已至,春意盎然,大自然等待着与我们春游会面,分享春光。此时,可以经常出外踏青,多多感受天地万物的勃勃生机,才能不负春光,不负养生。

圣人避风，如避矢石

被称为"奉生之始"的中医经典《黄帝内经》中，有一句很著名的话："夫上古圣人之教下也，皆谓之虚邪贼风，避之有时。""虚邪"，唐代王冰解释："邪乘虚入，谓之虚邪。"简单理解，就是指能乘虚伤人的各种邪气，以风为代表。风邪变化最为迅速，一旦人的正气有所虚衰，首先伤人的就是风邪。其他邪气也要依附于风邪，所以"风为百病之长"，又以"贼风"称之。其实，风邪之贼，还在于其伤人的时候喜欢乘机偷袭。大风来到，多数人都知道躲避，也很少有人因为大风吹刮而致病。恰恰是那种小风，尤其是缝隙中吹来的似有似无的风，最能伤人，因为人们对这种风警惕性低，这也是"贼风"二字的另一个由来。所以唐代王冰说"窃害中和，谓之贼风"。

对风邪按时避忌，是历代医家和养生家的共识。宋代文豪邵雍指出，风寒凛冽之时，应闭户独坐，司马光亦和诗说"细雨寒风宜独坐"。其实，早在《黄帝内经》中就强调"圣人避风，如避矢石焉"，古语也称"避色如避仇，避风如避箭"。"矢石""箭"，都是对风邪伤人犀利的形容。步翼鹏《养生诗歌》中说："风寒之中人也，皆乘虚而入。劳倦之余，入房之后，内心有忧，皆当避风。不避而邪必乘虚而入也。"那么，哪些时候应该特别留意避风呢？

首先，春季当避风。春天多风，又兼春天天气变化迅速，春风来去不定，让人应接不暇而伤人。南宋诗人陆游写过"一春常是雨和风，风雨晴时春已空"的诗句，概括了春天的特点。此时应当特别注意对风邪的避忌和自身的防护。古时大养生家陶弘景就此曾作歌云："尝闻避风如避箭，春风多厉须防患，况因阳发毛孔开，风才一入成瘫痪。"春天常提"春捂秋冻"，"春捂"就是对春风的一种很好避忌方式。衣服慢减，或随身带一件厚衣服，任凭春风吹，我自岿然不动，自不会受风得病。所以《黄帝内经素问·生气通天论》云："清净则肉腠闭拒，虽有大风苛毒，弗之能害。"

其次，体虚之时当着意避风。《黄帝内经》说："邪之所凑，其气必虚。"

风邪要想伤人，多要等"乘虚而入"的机会，故被称为"虚邪"。所以如果各种原因导致自己身体虚弱，或是局部的正气不足，都要小心风邪的侵入。前者最常见于老年人，后者如酒后、大汗后、激烈运动后等，均易受风发病。宋代医家陈直在《养老奉亲书》中这样告诫老人："老年人肌肉瘦怯，腠理开疏，若风伤腠中，便成大息，宜深慎之。"除老人外，儿童、孕产妇、体虚之人，因为正气不足，也对风"宜深慎之"！另外，人在大汗出之后，体表卫气耗损过多，毛孔开张，此时风邪容易乘虚而入，也当避风。所以酒后、运动后、食后、服用发汗解表类药物之后，均会令人汗出，此时要注意保暖，千万不能图一时爽快而肆意吹风。

总之，春意已深，春风已盛之时，"虚邪贼风"伤人于不知不觉之中，可谓"温柔一刀"。此时应当特别注意按时避忌风邪，莫因受风生病而辜负大好春光！

夏季养生莫善于"清"

夏季烈日炎炎，万物生长，却又暑邪当令，火热炽盛。正似《水浒传》云："赤热炎炎似火烧，野田禾苗半枯焦。"这一季节，正需慎养，古人虽为安然度夏总结了很多养生方法，但总不离"清"之一字。

夏日酷暑难耐，民谚说的"人到夏至边，走路要人牵"，生动地反映出人们这时的生理状态。因此，夏季养生首先要注意清暑降温。这就要求在生活中要注意几个方面，一是少吃多餐，一顿饭吃的东西越多，身体产生代谢热量也就越多，人会感觉越热；二是多用温水冲澡以清暑，特别适合在睡前进行；三是运动得法。运动时要避开炽热烈日，并注意加强防护，最好在清晨或傍晚天气较凉爽时进行室外运动锻炼；运动量要适中，可选择如散步、慢跑、打太极拳、做广播操、练气功等；运动之后切勿用冷水冲头洗澡，以免招致感冒。另外，夏季适逢阳光毒、天气热的时候，应尽量避免在强烈阳光下进行户外工作或活动，特别是午后高温时段和老、弱、病、幼人群。但这一时段恰是午休的好时机，所以在午时 11 点至下午 14 点之间，最好安排 15 分钟至 1 小时的睡眠时间，以躲避高温时段。

夏季养生还要注意"清凉"。此清凉首在心中，所谓"心静自然凉"。心情烦躁，人体腺体分泌加强，产热会增多，在夏天会感觉更加闷热，所以古人有歌诀云："避暑有要法，不在泉石间，宁心无一事，便到清凉山。""乘凉"也是夏季的一大特色，主要目的是给自己提供一个清凉的环境，或采用各种降温方式以应对天气的闷热。夏日炎炎，有条件的话最好的"清凉"方式就是选择一些靠山临水的景区旅游或小住，近者如公园，远者如古镇、名山大川，也可以到沿海沙滩消暑。但要注意安排好行程，备好必需品，注意旅程安全。

夏季自然界微生物大量滋生，人体体表汗泄增多，因此要注意"清洁"问题，包括食物的清洁和个人卫生的清洁。夏季尽量不要在路边小摊购买肉制品尤其是散装肉制品；做饭最好按人口食用量估算，尽量每餐不要剩饭，宁少勿多，若有剩菜剩饭又不愿丢弃，即使经过冰箱冷冻保存，也必须彻底加热后食用；夏季切忌过度食用冷饮或者热食后立即冷食，防止影响脾胃的正常消化功能；瓜果蔬菜食用前一定要洗干净，减少残留物对人体的伤害。个人卫生方面，夏季每周至少应洗两次温水澡，但不可冷水冲凉，尤其是活动汗出之后，否则容易感受寒邪而为病，浴液应选择有清凉杀菌作用的，洗后一身舒爽，颇为惬意。平常贴身的床单、被罩、枕巾、个人衣物要经常洗涤晾晒，凉席应每周刷洗晾晒，被褥、枕芯经常翻晒，以防污垢聚集。

由上可见，夏季应针对暑热当令的特点进行养生，其着眼点在于清暑、清凉、清洁之"清"。诚可谓"暑热当夏，清清为治本"。

"春捂秋冻"，占据养生主动

"春捂秋冻、不生杂病"是一条保健防病的谚语，其意思是劝人们春天不要急于脱掉棉衣，秋天也不要刚见冷就穿得太多，适当地捂一点或冻一点，对于身体的健康是有好处的。用现代观点来分析，这条谚语也是颇有道理的。

当冬季向春季转换时，人体的防卫体系处于"冬眠"初醒之际，尚未能完全适应春季的来到，因此，在这一阶段不能急于一下脱掉衣物，而应该根据气候变换，逐渐脱衣。甚至当"倒春寒"来临，还可临时多加衣物。同时，"春捂"还需要注意可"捂"至体感微热，也就是说，平时衣服可以在自我感觉舒适基础上，再多加一件薄装。

但是，"春捂"也要"捂"得适当，绝不是衣服穿得越多越好，而是强调脱衣要"递减"，并且根据不同体质，因人而异。春末，气候已经温暖，如果仍然穿着很厚，捂得过度，使人动不动就汗流浃背，不但不能使人免受疾病的侵袭，反而会使人体内的体温调节紊乱，招致一些疾病。要使身体能够适应气候的变化，减少疾病，春捂只是一方面，更重要的是要注意锻炼身体，增强体质，多进行室外活动，或散步，或做操，或练拳，或参加其他体育运动，并持之以恒。

春捂其实还有一些具体的运用要点。首先，冷空气到来前的一到两天，当未雨绸缪。许多疾病的发病高峰与冷空气南下和降温持续的时间密切相关。比如感冒、消化不良等病症，在冷空气到来之前便捷足先登。而青光眼、心肌梗死、中风等，在冷空气过境时也会骤然增加。因此，捂的最佳时机，应该在气象台预报的冷空气到来之前的一到两天，再晚便可能会因冷而致病了。

其次，春捂还要把握气温。春天的气温变化无常，冷空气活动仍较频繁，所以早晚仍然较冷，如果日夜温差大于8℃，这是"捂"的信号。对多数老年人或体弱多病而需要春捂者来说，15℃可以视为捂与不捂的"临界温度"。也就是说，当气温持续在15℃以上且相对稳定时，就可以不捂了。

"捂"的衣衫,随着气温回升总要减下来,但减得太快,也不符合"春捂"的原则,一般认为"捂"一周到两周的时间恰到好处。

季节转换,夏去秋来,秋风飒飒,虽凉还不至于太寒。如果早早就着裘穿棉,随着寒冷的加剧,就会越穿越多,人体御寒能力也就越来越差。宋代女诗人李清照所谓"乍暖还寒时候,最难将息",确实反映了秋之特点。此时,养生当行"秋冻"。相对地,"秋冻"也有不少需要加以注意的内容。

古语说:"冻九捂四",其中"冻九"指的是到了九月不必急于增加衣服,不妨冻一冻。"秋冻"可以保证机体从夏热顺利地过渡到秋凉,提高人体对气候变化的适应性与抗寒能力。这样的防寒锻炼帮助人体的抗御功能更加稳固,从而激发机体逐渐适应寒冷的环境,对疾病,尤其是呼吸道疾病的发生起到积极的预防作用。

初秋,虽然气温开始下降,却并不寒冷,这时是开始"秋冻"的最佳时期,最适合行耐寒锻炼,增强机体适应寒冷气候的能力。在夏末秋初开始"秋冻"才能自然过渡到对秋凉和冬寒的机体调节,增强抗病能力。在昼夜温差变化不是很大的初秋,无须急忙加衣,"冻一下"无妨,并可适当延长秋冻的时间。但是夜间入睡时一定要注意盖好被子。秋天夜晚的寒气与夏夜的凉爽不同,人体在睡眠状态容易感受风寒。在昼夜温差变化较大的晚秋则切勿盲目受冻。晚秋常有强冷空气侵袭,以致气温骤降,此时若一味强求"秋冻",不但对健康无益,还容易引发呼吸道和心血管疾病。此时应随时增加衣服,以防感冒。

就人体而言,青壮年包括体质较好的老年人最好不要早添厚衣,这样有利于人体对气候变化的适应。抵抗能力较弱的老人和孩子,自身调节能力差,遇冷则抵抗力更降,御寒能力减弱,身体会很快发生不良反应,诱发急性支气管炎、肺炎等疾病,故当注意气温变化而添加衣服,不能教条于"秋冻"而伤身。有慢性疾病的人不宜进行"秋冻",尤其是患有慢性支气管炎、支气管哮喘、冠心病、高血压者。寒冷刺激会使支气管和血管痉挛收缩,导致患者旧病复发,出现哮喘、心绞痛、心肌梗死和中风等的发生。

其实,"秋冻"的含义不只局限在不忙添衣,还应从广义上去理解,如增加运动锻炼、户外活动,多接触自然环境等。

天气渐凉时,如果加强防寒锻炼,可使人体的防御功能得以唤醒,增强机体适应寒冷气候的能力，有利于避免许多疾病的发生。不同年龄可选择不同的锻炼项目，但无论何种活动均以适量为宜，切忌大汗淋漓，使阳气外泄，伤耗阴津，削弱机体的抵抗力。当周身微热、尚未大量出汗时即停止，对身体最为适宜。散步与慢跑，节奏和缓而运动量适中，是理想的秋季运动项目。如果决定进行冷水浴锻炼，应在整个秋天坚持，不要间断。

由此，我们可以看出，"春捂秋冻"既顺应了春秋两季的养生原则，还提倡了积极健身的保健方法，实为前人留给我们的宝贵生活及养生经验。当然，"春捂秋冻"还要因人而异，因时而为，灵活运用。对于老人、小孩及体弱多病者，由于生理功能差，抵抗力弱，当天气骤然变冷或变热时，及时增减衣物是必要的，否则反而对身体健康不利。

森林浴——最自然的养生术

当人们远望一片片茂密青翠的森林,会有一种清新喜悦的感觉。如果你能穿行在林间或在其中多滞留一点时间,接受一下森林浴的洗礼,你会更加体验到树木花草带来的莫大益处。研究表明,森林同人类的健康关系密切,森林浴同空气浴、日光浴一样,主要是通过自然环境调节精神、消除疲劳、抗病强身,是养生不可缺少的条件,是保健的良友。

森林环境对人体身心健康的有利因素是多元而综合的,其中主要有气象要素、生物要素、大气的物理特性和景观要素这四种因素。它们虽然分别引起人们不同的心理、生理上的反应,但从整体上讲是综合作用于人的。森林环境对人体的养生保健功能主要表现在产生空气负离子、释放植物精气、降低噪音、净化空气等对人的生理心理产生的积极影响。

森林的绿色、和谐环境,对人的生命健康也颇有益处。在森林环境中,郁郁葱葱的林间,枝叶交相覆盖,这绿色的世界对人体的神经系统及大脑、视网膜具有调节作用。绿的色调,柔和舒适;青色的光波,长短适中。林木的这种绿色和青色,能吸收强光中对眼睛有害的紫外线,又可减少强光对眼睛的刺激,消除眼睛的疲劳。绿色能给人以凉爽的感觉,对大脑皮层产生良好的刺激,使紧张的精神情绪得以改善,呼吸均匀、血压稳定。另外,森林里景色优美,树木参天,落叶遍地,柔土小径,辅之以潺潺流水,小鸟鸣叫,啾啾虫鸣,汇合在一起,形成一种自然和谐的气氛,充满着诗情画意,令人感到舒适、安逸、情绪稳定。森林浴能使人的紧张精神得到松弛,消除疲劳,恢复体力。

有鉴于森林各种综合环境对人体健康丰富的有益作用,发展出一种新的健身方式,即"森林浴",就是在林荫下散步、小憩和娱乐,利用森林有益健康的综合因子进行养生保健。在林内步行是"森林浴"最基本的方法,所以有人把森林浴也叫做林内步行运动。在林间小道上散步,老年人宜漫步缓行,走平缓道路,中、青年人可走有一定坡度的道路,边走边深呼吸。

森林浴还可采用其他姿势或形式。如慢跑浴,在林间慢跑,增加呼吸量,人体可更多地吸进新鲜空气;坐浴,静坐在林荫下的座椅上,或在林中空地的草坪上席地而坐,深呼吸,此法适宜年龄较大、体弱、有慢性病者;卧浴,静卧在林荫下的吊床或长椅上,闭目养神,深呼吸,此法适宜年龄较大、体弱、有慢性病者;运动浴,在林内设置的网球场、羽毛球场进行活动,或参加骑马、射箭、健身操、保健操、跳舞、放风筝、跳橡皮筋、做游戏等体育娱乐活动;练功浴,在林中打拳、舞棍、练气功。总之,只要环境选择在自然森林中,人体自身的运动形式可以不受太多限制。

森林浴的施行也有一些基本条件,即绿树成荫,凉爽、宜人;空气清新,不含有毒物质;林间小道或集中沐浴场有一定厚度的落叶层覆盖;树叶、树形美观,景色美丽;林区内应有一定数量的能够大量挥发出芳香物质的松、柏、银杏等树种;有鸟叫蝉鸣、溪流水声,林中空地鲜花盛开,彩蝶纷飞。

进行森林浴时,最好选择一大片森林,森林越开阔,则空气质量越高;在森林中步行最少3小时以上,直到身体微微出汗,最好能在山庄或林中小屋小住几天;手抱树木,全身可随手臂的屈伸作来回运动,使上身关节得到舒展,消除疲劳;多做深呼吸,尽量将体内的废气排出,当精神抑郁时,还可在森林中放开喉咙,有节律地发出吼声,每次间隔半分钟;衣着以吸汗、透气的面料为宜,不可穿得太少,以免感冒。

沐浴清气好养生

随着空气污染的加重，人们对清新自然的新鲜空气越来越渴望，因而逐渐衍生出一种新的养生保健方式，即"空气浴"。空气浴就是指让人的体表全部或部分裸露在特定的空气环境中，使体表直接接触空气，利用空气来刺激肌肤的一种养生保健方法。人从外界呼吸的空气，中医称之为"清气"。然而，现代都市的空气，越来越与"清"字背道而驰，因此，沐浴真正自然"清气"的空气浴，受到了养生者的热求。

空气浴能通过气温和皮肤温度之间的差异，来锻炼皮肤耐受气温变化的能力和促进体温调节功能的完善，用以提高机体适应外界环境变化的能力，逐步地、有规律地培养身体对寒冷的适应性，增强免疫力。同时，这种锻炼还给神经系统、心血管系统以良好的影响，使内分泌系统工作正常。一个温度适应性锻炼较好的人可以更快地适应冷和热、潮湿和干燥、大气压波动等的不良影响。温度适应性锻炼中，安全、轻松、简便的手段，就是利用自然空气进行空气浴，因而，空气浴可以说是一种简便、低廉、高效的养生之法。

空气浴作用的发挥还依赖"负离子"。负离子的寿命很短，一般只存在几分钟，在人口密集、通风不良的室内，甚至只存在几秒钟。郊外负离子多，存在的时间也长。这种负离子对人体的各种生理功能都有影响。对于神经系统，负离子可使大脑皮层功能和脑力活动加强，精神振奋，工作效益提高，使睡眠质量得到改善；对于心血管系统，负离子有明显扩张血管的作用，可解除动脉血管痉挛，达到降低血压的目的；对于血液系统，负离子可使血液流速变慢、延长凝血时间，使血中含氧量增加，有利于血氧输送、吸收和利用；负离子对呼吸系统的影响最明显，能提高肺活量，使肺部吸入氧气量增加，二氧化碳排出量增加，有改善和增强肺功能的作用。所以，人们称空气负离子为"空气维生素"，而空气浴又被称为"空气负离子疗法"。

根据空气温度的不同，空气浴可以分为热空气浴、温空气浴、凉空气浴和冷空气浴。热空气浴,气温为 30℃以上;温空气浴气温为 20~30℃;凉空气浴,气温为 14~20℃;冷空气浴,气温为 14℃或低于 14℃。

健康的人进行空气浴,可从热空气浴或温空气浴开始,时间不要超过 20~30 分钟。然后逐步增加,每天增加 5~10 分钟,直至增加到 1~2 小时。此后,可以逐步转向温度较低的空气浴。空气浴适宜从气温较高的季节,即夏天开始,这样到了秋天,就足以进行冷空气浴了。空气浴后,最好能进行温水淋浴。

空气浴可与健身运动相结合,即在空气浴时配合一些健身运动,如步行、跑步、健身操、气功、球类等。根据个人的体质与气候情况,每次的时间可以从 10 分钟开始逐渐增加到 1~2 小时。深秋季节以后,气温逐渐降低,可在起床前用双手摩擦全身肌肤,使皮肤发热,然后穿上单衣,在户外参加健身运动,接受冷空气的刺激。

空气浴时还可以配合用毛巾擦浴身体的方法进行锻炼,增强空气浴的健身效果。首先,作热身活动。脱去部分上衣,作一些简单活动,使身体发热,如走、跑、徒手操或游戏等,活动量根据气温高低来确定。其次,擦浴锻炼。脱光上衣,坐在椅子上用干毛巾按口令,或在音乐伴奏下,有顺序和节奏地摩擦皮肤,先上肢,次前胸,再颈肩,后腰背部,直至皮肤微微发红、发热。第三步,结束。迅速穿好衣服,然后喝一杯温开水。每年九月中旬至次年春季,是开展摩擦式空气浴的适宜时期。当天气晴好,气温在 20℃以上时,可在室外做早操时进行;20℃以下,要在室内,上午 10 点钟左右进行;气温降到 12℃以下,则要控制室温,以防受凉。锻炼要遵循渐进性原则,逐步增加擦浴时间,开始只做 5 分钟,隔三五天延长 5 分钟,直至 20 多分钟。

总之,自然界新鲜、清洁,富含负离子的空气,才是人体真正需要的"清气"。因此,利用空气浴,使人沐浴在"清气"之中,能调节人体之气,是养生保健的妙法。

合理用脑神不衰

随着科学技术的飞速发展，人们逐渐从繁重的体力劳动中解放出来，更多地从事脑力劳动，这个趋向对人体健康长寿的影响，越来越引起人们的关注。怎样保护大脑、防止脑功能衰退就显得非常重要。

要防止脑功能衰退，最好的办法是勤用脑。"用进废退"，是自然界的普遍法则，生物体中任何组织、器官、系统，都是愈用愈发达，不用则退化，人的大脑同样如此。用脑越勤，大脑各种神经细胞之间的联系越多，形成的条件反射也越多。

"生命在于运动"，对于"脑力劳动"而言，也是如此。其实，脑力运动是保证人体健康长寿至关重要的一个方面。日本科学家曾对 200 名 20~70 岁的人做了试验，发现勤于用脑的人，即使到了 60 岁，思维仍然敏捷；而那些不肯动脑的人，那些年纪不大就自以为接受新知识已经为时过晚的人，即使年龄才 30 几岁，思维也会变得迟钝。著名历史学家司马迁就说过，精神不用则废，用之则振，振则生，生则足。勤于学习思考，大脑就会至老不衰。

虽然勤用脑能防止大脑功能衰退，但亦不可过度。就像一架机器一样，如果不注意保养，只是一味地加大油门，开足马力，拼命运转，必然磨损过度，终致提前报废。一个人如果做某件工作或思考时间过长，就会使有关的神经元通路网络刺激过度，容易产生疲劳感。解决的方法就是休息。休息的方法有两种：一种是安静的休息，使整个脑彻底休息，进入睡眠或闭目养神，在过度疲劳的情况下，这种休息是有益的。另一种是活动性休息，即参加文体活动，使大脑不同的神经元通路网络轮流兴奋和开放，从而使疲劳的那部分得到休息，这是比较积极的休息，因为文体活动不仅可以消除脑的疲劳，还能加强心血管的功能，促进血液循环，提高机体的免疫力，这些不是睡眠或闭目养神所能代替的。对于中年人来说，一般在经过一个半小时的脑力活动后，就应当有段休息时间。一些人在工作之余，听听音乐，或下下棋，便会觉得心情舒畅，忘掉一天紧张工作的疲劳感。

　　大脑保养，还要注意避免不良刺激。这里所说的不良刺激，是指能使脑功能衰退的因素，如噪音、空气污染、过量嗜酒等等，若不加以注意，会严重影响大脑的功能活动。

　　少量饮酒对健康是有好处的，但大量饮酒，尤其是饮烈性酒，对脑功能有影响。若一次饮用大量烈性酒，会引起急性酒精中毒，也就是人们所说的醉酒状态。表现为先兴奋、后抑制，严重的可因呼吸中枢麻痹而致死。若是长期饮酒成瘾，对神经系统也能造成很大的危害，可出现手指颤抖，智力减退，记忆缺损，最终变成痴呆。因此，脑力劳动者一定要少饮酒，尤其不要饮烈性酒。

　　另外，还应戒烟。几乎所有的脑力劳动者都知道吸烟对人体健康有害，可许多脑力劳动者用脑越厉害吸烟也越多。不少人认为，吸烟可以"提精神""帮助思考"，实际上，吸烟虽可提高脑的兴奋性，但却使脑的兴奋和抑制过程发生紊乱，而大量吸烟则使脑抑制，出现神经过敏、记忆力减退、手指颤抖、精神恍惚、工作效率降低等症状。因此，为了自己和周围人的健康，最好不吸或少吸烟。

　　以上几法，可防止脑功能衰退，若能切实行之，将大大延缓大脑的衰退。

养颜先养神

什么是容颜美的最关键因素呢？这里以女性为例略作探讨：是某一面部器官的完美？杏核眼、樱桃口、尖下巴等等，不一而足，此以卡通人物为最，也是现代很多"人造美女"的"火力"方向，但若"卡通人物"真在大街出现，恐怕不能称之为"美"。那么是五官比例？现代"刀工"发展极快，君不见某友邦众多女性相貌惊人地相似与"完美"，却不能抢占我国民众"美感"的前几位，恐怕比例也不是关键因素。

究竟什么是关键因素呢？这方面，惜字如金的中国古代诗人应该是最有话语权的，因为他们必须找一个最能引起人"美感"的因素切入，诗句才能动人和精炼。且看这一句："清水出芙蓉，天然去雕饰。"仔细品味，这句耳熟能详的诗词，用来形容美女时，最重要的在于"天然"背后隐藏的那种"清"的气质，就是因为气质，才能打动人的美感。再看这一句："回眸一笑百媚生，六宫粉黛无颜色。"将美女的美集中在"笑"上，与《诗经》中所说的美女"巧笑倩兮，美目盼兮"跨时空呼应着。由"笑"进而生"媚"，"媚眼含羞合，丹唇逐笑开"，不见面，只想象，都觉得甚美。这里的"笑""媚"实际指的是"微笑"，或者说是一种"笑意"。或有人说，这些美女的气质与媚都是天生的，现代已不存。其实不然，在中医看来，气质、笑媚其实都是人"神"的一种，都是可以通过后天修养而实现的。因此，要想拥有美丽的容颜，就要先"养神"。

那么，如何养"神"呢？

首先，一个人要想拥有良好的气质，需具有很高的思想觉悟和文化修养，也就是要塑造美好的心灵，即让人们通过欣赏音乐、艺术、诗歌、园艺、大自然，而获得喜悦心情，从而促进身体内有益的激素和各种酶的分泌，使人健美。在这一过程中，不仅人的精神得到调节，而且能起到提高修养、开阔心胸的作用。在这些活动中，推荐读书，读好书，并且是用心读好书。要在读书时，将自己的精神贯注其中，努力达到与作者的共鸣，这样一部书读完，相当于对书中情节的一次亲历，气质就会在不知不觉中得到提升,这才叫"腹有诗书气自华"。

其次,培养良好的情绪,至少应省思节怒。中医认为,思虑过度,会耗伤心神,损伤脾胃,令人饮食减少,气血不足,进而容貌憔悴,所以对容颜美的伤害很大,欲美容者对此避忌为好。养颜还要节怒。发怒者五官总会有"怒气"浮现,让人敬而远之,美丽形象大打折扣,更会加速衰老,使容颜早枯。因此要学会控制自己,尽量做到不发怒,或者怒而不过。万万不可认为发怒是"正直""坦率"的表现,甚至是什么值得炫耀的"豪放"。

再次,要学会"微笑"。在人与人的交往中,轻松、自然的微笑往往是个人魅力的重要组成部分,再漂亮或英俊的人,逢人便绷脸,一丝笑容都没有,或者笑得很勉强,人们终究会对其疏远。而一个气质优雅,待人和善,面带微笑的人,总能给予他人以"如沐春风"的感觉,让人不知不觉中产生亲近感。相传,当年文成公主为了安定边疆,出嫁西域,许多奸人暗中阻止并派人加害于她,但一看见文成公主那平静的笑容时,都手软无力,下不了毒手。由此可见,笑能感染他人,提高自己的魅力。所以,想要美丽,学会笑吧!

总之,养颜当先养神。人们不仅要追求外在美,更要追求心灵美,只有两者有机地结合在一起,"神貌和美",人才能更健康、更美。

牙好就能命久

　　牙齿保健应从幼儿开始,从小养成良好的口腔卫生习惯,对健康长寿将是十分有益的。我国古代养生家对此十分重视,早就提出"百物养生,莫先口齿"的主张。据考证,在一千多年前的辽代,就开始使用牙刷。现代调查研究发现,镶配的假牙不能完全取代自然牙齿的作用,绝大多数长寿老人,口腔中都保有一定数量的自然牙齿。中医认为,"齿为骨之余",老年人牙口好,侧面说明骨骼情况尚可,同时有助于维持消化水平,自然有利于长寿。可以说,牙好,生命就能长久,老年人尤其如此。中医养生学非常重视牙齿保健,认为保持良好的卫生习惯,是固齿保健的重要方法。

　　首先,应当正确刷牙。正确的刷牙方法是,上牙由上向下旋转刷,下牙由下向上旋转刷,上、下前牙里面要顺牙缝刷,嚼东西的牙面应前后来回刷。为了把牙面刷的较干净,必须选用刷头小、毛软而有弹性的保健牙刷。每天至少早晚各刷一次。有些食物嵌塞,易形成菌斑,刷牙是难以去除的,最好用牙科探针轻轻剔出嵌塞食物,清洁菌斑。有人习惯用牙签,但一定不要用力太大太猛,以免刺伤牙龈。

　　其次,口宜勤漱。漱口能去除口腔中的浊气和食物残渣,清洁口齿,进食之后皆需漱口。漱口用水种类很多,如水漱、茶漱、津漱、盐水漱、食醋漱、中药泡水漱等,可根据自己的情况,选择使用。古人喜欢用茶水漱口,因为苦涩的茶水中含有分解某些有害物质的成分,此外茶水中还有少量的氟,可以起到促进牙体健康的作用。在历代医书中多推崇以清热解毒、芳香化湿类中药煎水漱口,所用药物有金银花、野菊花、藿香、佩兰、香薷、薄荷等,不仅能保持口腔清洁,还有香口祛秽作用。

　　第三,齿宜常叩。叩齿是健康长寿的重要方法,一直为传统养生家所重视和采用,尤其清晨叩齿意义更大。具体方法是:排除杂念,思想放松,口唇轻闭,然后上下牙齿相互轻轻叩击,先叩臼齿 50 下,次叩门牙 50 下,再错牙叩犬齿部位 50 下。所有的牙都要接触,用力不可过大,防止咬舌,每日早晚各作 1 次。坚持叩齿可以坚固牙齿,使其不易松动和脱落;加强咀嚼力,还可刺激唾液的分泌,促进消化功能。

第四,牙龈按摩。牙龈按摩可以促进牙周组织的血液循环,使牙齿支持组织的代谢增强,也就相应地增强了牙齿的抗病能力。牙龈按摩可以在口腔内进行,也可以在口腔外进行。

在口腔内进行时,最好在早晚刷牙后做。将手洗净,伸食指进入口腔内,压在牙齿的唇颊面和舌面的牙龈上,然后自前向后做旋转揉动。以后又由后向前旋转,如此来回 20 次,再做另一侧,然后做舌侧。也可在刷牙时,将刷毛压于牙龈上,牙龈受压暂时缺血,当刷毛放松时局部血管扩张充血,反复数次,使血液循环改善,增强抵抗力。

在口外进行时,将嘴唇闭合,用右手或两手手指压在上、下唇、腮部做揉捏动作,但注意力量要达到上、下牙龈,分上、下和前、中、后 5 个部位,每个部位各做 20 余次,直至局部微热发红为止。其作用是促进口腔和牙龈的血液循环,健齿固齿,防治牙齿疾病,且有美容保健作用。

第五,药食保健。口腔、牙齿患病与营养不平衡有一定关系。因此营养要合理,应适当多吃些含维生素 C、维生素 A、维生素 D 较丰富的新鲜蔬菜、水果、动物肝肾、蛋黄及牛奶等。多摄入含牙齿发育所需营养素的食物,例如核桃、梨、芹菜、乳酪、绿茶、洋葱、香菇、薄荷、枸杞子、大枣、蜂蜜等来保护牙齿,防治牙周病。妊娠期、哺乳期的妇女,及婴幼儿童尤应注意适当补充这类食品,保证牙釉质的发育。

另外,应注意早期预防,积极治疗牙病。牙病中龋齿最为常见,造成龋齿的原因有三:一是食品中含有成分很高的蔗糖,蔗糖对牙齿危害很大。二是细菌和食物残渣粘在牙齿表面,使蔗糖类发酵产酸,破坏了牙齿组织内的钙和磷。三是牙体本身结构与龋齿的发生是相关的,如深的窝沟、牙齿排列不齐、相互重叠,这样,食物残渣就容易滞留、堵塞甚至患龋齿。故此,要针对这些因素,有针对性地施行预防措施,减少因牙病带来的牙齿损害。

总之,一个人如果能有一副自然牙齿相伴到老,说明肾中精气充足,这类人即使进入老年,身体也多能保持健康,长寿自然可期。

回 养生先养"生之本"

在中医藏象学说中,心的生理功能,不仅包括主血脉,而且还包括主宰精神、意识、思维活动。《素问·六节藏象论》云:"心者,生之本,神之变也,其华在面,其充在血脉。"同时,中医强调心为五脏六腑之"大主"、为"君主之官",甚至以"生之本"来说明心在脏腑中的重要地位和在人体生命活动中的重要性,因此,养生首先要做好对心脏的保健。

保养心脏,始于优生,当先重视养胎。母亲怀孕 3 个月内,感受外邪,或母亲年龄过大,或服用不当的药物,或接受放射性等有害物质,或受过惊吓、生活不安定、休息不佳等因素,均可能使胎儿罹患先天性心脏病。因此,母亲在怀孕期间,要重视养胎。养胎着重要调适寒温,避免感受外邪;要在医生的指导下服用药物;注意膳食合理,避免营养缺乏;保持情绪稳定,避免接触容易引起情绪大起大落的事物;注意劳逸结合,从而预防胎儿先天性心脏病的发生。

保养心脏,要注意合理饮食。首先应注意饮食宜淡。《素问·五脏生成》指出:"心之合脉也……多食咸,则脉凝泣而变色。"《素问·生气通天论》也说:"味过于咸,大骨气劳,短肌,心气抑。"这里的"脉凝泣而变色"及"心气抑"即是饮食过咸对心脏及其所主血脉造成的危害。现代医学也证实,过多摄入食盐,易导致或加重高血压,容易引起心脏病。故为了保养心脏,饮食不可过咸,每天食盐摄入量小于 6g 为宜。

保养心脏,还要少食肥甘。《素问·生气通天论》曰:"高粱之变,足生大丁。"长期过食肥甘之品,容易使气血运行不畅,痰瘀留结于血脉,心失所养,导致心脏病发生。所以,对于中年以后的人群,为保护心脏,应少食肥甘,多食谷蔬与水果,谷蔬如玉米、小米、萝卜、黄瓜、冬瓜、芹菜、韭菜、木耳、黄花菜等;水果如苹果、梨、核桃、山楂等。

现代研究认为,由于动物脂肪富含饱和脂肪酸,如动物内脏、蛋黄、某些鱼类(青鱼、沙丁鱼等)和海鲜(虾、蟹等)等,若长期食用,易致动脉硬化。其他鱼类、瘦肉、脱脂奶、豆制品、坚果等,富含优质蛋白质、必需氨基酸和微量元素,可预防动脉硬化,宜适当多食。

保养心脏,需保持适度运动。先贤认为"流水不腐",强调经络气血通畅是保持健康的基本条件。心主血脉,主持全身血脉的运行。适度的运动,可以促进气血运行,促使血脉通畅,对心脏具有保养作用。现代医学也认为,经常运动可预防肥胖,控制体重,增加冠状动脉血流量,改善心肌营养,提高心脏功能。当然,运动的强度、频度、时间和方式要因人而异。运动量过小,达不到锻炼效果;运动量过大,则耗气伤形,尤其老年人,更应根据自身情况,量力而行,不可过于疲劳。

保养心脏,要重视保养心神。心主神明,为"精神之所舍",如果长期情志过极,处于紧张、郁怒、恐惧、悲伤等负面情绪中,可损伤心神,导致抑郁、心烦、心悸、失眠、头晕头痛等症状。心在志为"喜",一般来说,喜属良性刺激,有益于心主血脉的功能,"喜则气和志达,营卫通利"。但是喜乐过度,可使心气涣散,心神受伤,即所谓"喜乐者,神惮散而不藏"(《灵枢·本神》),故中医学素有"喜伤心"之说。现代医学认为,如经常过于欣喜激动,可以导致血内儿茶酚胺类物质增高、交感神经过度兴奋、全身血管收缩,从而诱发高血压、心绞痛、心肌梗死、严重心律失常或发生猝死。因此,保持一种恒定淡然的心态,不以物喜,不以己悲,使心神安定,心态豁达,为保养心神的要点。

学会保养"娇弱"的肺

《素问·灵兰秘典论》指出："肺者,相傅之官,治节出焉。"肺具有助心治理人身五脏六腑、四肢百骸的功能,对人体的生命活动过程起着非常重要的作用。肺的主要生理功能是主气、司呼吸、主宣发和肃降,通调水道。中医认为,肺为五脏之华盖,称为"娇脏",是非常娇弱的脏器。肺在呼吸过程中,与外界直接相通,外界的冷暖变化和各种致病微生物、灰尘等有害因素,都时刻影响着肺。肺脏的形态结构和功能退化,更易受外界有害因素的侵袭。因此,肺脏保健是预防疾病,增进健康,延衰防老的重要环节。

保养肺脏,首当尽力呼吸清洁空气。肺主呼吸之气和一身之气,调节气的升降出入运动。吸清呼浊,吐故纳新,从而保证人体新陈代谢的正常进行。保护肺脏健康,首先应提高空气质量,尽量避免吸入空气中的杂质和有毒气体。如二氧化碳、一氧化碳、二氧化硫、氯气、甲醛、有机磷农药,还有空气中的可吸入颗粒物。有毒有害物质吸入过多,可引起肺部病变和全身病变。

因此,要积极预防和控制空气污染,改善劳动环境、居住环境、居室环境,对灰尘多的环境进行"净化"处理,搞好环境卫生。在空气不尽如人意的环境中,要主动采取预防措施,如添置防尘器具、通风设备、空气净化设备,佩戴防尘口罩等。

保养肺脏,还要培养良好生活习惯。如不吸烟或少吸烟,研究表明,长期吸烟者的肺癌发病率比不吸烟者高 10~20 倍;注意饮食宜忌,肺为"娇脏",饮食宜少吃辛辣厚味,切勿过寒过热,尤其是寒凉饮冷,中医早有"形寒饮冷则伤肺"之明诫。因此在饮食上一定要合理调摄,切不可贪凉饮冷。

保养肺脏,适度运动锻炼必不可少。早晚到空气新鲜的地方活动肢体,散步、做广播体操、打太极拳、练气功等,可有效地增强体质,改善心肺功能;经常训练腹式呼吸以代替胸式呼吸,每次持续 5~10 分钟,通过腹式呼吸,可以增强膈肌、腹肌等的活动,加深呼吸幅度,增大通气量,减少残气量,从而改善肺功能等。

肺直接与外界空气相通,保养肺脏,还需注重防寒保暖。寒冷季节或气温突变时,最易患感冒,诱发支气管炎,因此,要主动适应外界自然气候变化,注意防寒保暖。随气温变化而随时增减衣服,汗出之时要避风;室内温湿度要适宜,通风良好,但不宜直接吹风;胸宜常护,背宜常暖,暖则肺气不伤;平常应加强耐寒锻炼,可从秋季开始,施行冷水洗面、空气浴、按摩健鼻等方法,增强机体耐寒能力,预防感冒。

养好脾胃固根本

脾胃是气血生化之源,人出生以后的生长发育,及维持生命的一切营养物质,主要靠脾胃运化水谷以供给。若脾胃功能减弱,则人体的生长发育、新陈代谢就会受到影响,《素问·平人气象论》指出:"人无胃气曰逆,逆者死。"所以历代养生家特别强调"脾胃"的重要性,著名医家华佗曾说:"胃者,人之根本也;胃气壮则五脏六腑皆壮也。"总之,养生必须要保养脾胃之气,而保养脾胃,重在饮食有节。

首先要定时定量。《素问·痹论》说:"饮食自倍,肠胃乃伤。"指出饮食过饱,会损伤脾胃功能。每餐最好只吃七八分饱,在吃下顿饭前保持适度的饥饿感,可始终保持旺盛的食欲和良好的消化吸收功能。对于老年人来说,更应少食多餐,既保证营养供应,又不伤脾胃。

其次,饮食宜清淡。每餐粗细粮搭配合理,多吃蔬菜、水果,既可均衡营养,又能保证每天摄入必要的纤维素,促进食物在肠道中的移动,保持肠道中含有一定量的水分,帮助消化,防止便秘。特别是中老年人,不宜多吃肥腻、油煎、过咸的食物,要限制动物脂肪摄入,戒烟、酒或少量饮酒。

此外,饮食宜温、熟、软,勿食或少食生冷,以"热不灸唇、冷不振齿"为宜。老年人由于牙齿松动,一定要食用软食,忌食黏硬不易消化的食物。

情志不畅,也会影响脾胃功能,因而保养脾胃还需舒畅情志。情志抑郁导致肝气郁结,木不疏土,会影响脾胃腐熟和运化水谷的功能,导致出现纳谷不香,胃脘胀满,大便溏薄等症状;水谷精微得不到转输,不能灌溉四傍,则会有身体滞重、倦怠等表现。良好的精神状态可以提高人的消化能力,增强食欲,因此调节心理状态,保持情志舒畅,是保证脾胃功能正常发挥作用的重要方面。

保养脾胃,可行叩齿咽唾及摩腹散步的运动。牙齿和唾液对人体的消化吸收功能有重要作用,牙齿不好,缺乏唾液的人,脾胃功能必然受损。因此,保健脾胃应保持牙齿功能正常和唾液充足。著名医家孙思邈说:"叩齿三百下,日一夜二,即终身不发,至老不病齿。"叩齿的具体做法是:摒除杂念,全身放松,口唇轻闭,上下牙齿有节律地互相轻轻叩击。唾液,古称"金津玉液",自古流传着"白玉齿边有玉泉,涓涓育我度长年"的谚语,认为口中津液充盈,是健康长寿的保证。咽唾的方法是:晨起漱口之后,宁神闭口,先叩齿36次,然后咬紧牙齿,用舌在口腔中四下搅动,不拘次数,以津液满口为度,再分3次缓缓咽下。

饭后摩腹散步也是脾胃保养的好方法。孙思邈《千金翼方·退居》说:"平旦点心饭讫,即自以热手摩腹,出门庭行五六十步。"饭后切忌立即躺在床上,应先先缓慢地走50~100步,长期坚持,对调整胃肠功能,促进食物的消化及吸收,防治消化不良和胃肠道慢性疾病大有益处。但饭后散步要因人而异。所谓"饭后百步走",适合平时活动较少、长时间伏案工作、形体较胖的人。这类人也不应刚吃完饭就"立即""马上"出去散步,而应在饭后大约20~30分钟之后再开始,这有助于减少脂肪堆积和胃酸分泌过盛。"饭后不要走",则适于体质较差、体弱多病者,尤其患有胃下垂等疾病的人,这类人饭后非但不能散步,还应平卧10分钟;若患有心脑血管疾病如高血压、冠心病等,步行锻炼最好在晚餐后两小时,以没有气急、气短,身体微出汗为限度,每次可行走15~20分钟,中途还可依据自身情况休息。所以,饭后散步应该因人而异,不可拘泥。

饭后摩腹也应注意时间和技巧。人体腹腔内有重要的脏器,是诸多脉络的所在处,经常按摩腹部,可疏通经络,加速气血运行,起到强身健体,延年益寿的作用。但如果饭后即刻按摩腹部,会加快胃的蠕动,令那些还未消化完的食物过早地被推入小肠,不仅增加了小肠的负担,也会使食物得不到足够的研磨和混匀,营养素得不到充分的消化和吸收。揉腹最佳时间应在晚饭后,临睡前。脐窝正中的神阙穴具有补虚、固本、安神的作用。以此为中心,分上、下腹。先按神阙,再按上腹和下腹。具体方法:双手重叠,先逆时针后顺时针揉按腹部各108次,这样,不仅可以调理许多疾病,还能减肥,调节睡眠。

养肝重在"条达"

肝主疏泄,调理全身气机,是气机升降出入的枢纽;肝主藏血,是贮藏血液、调节血量的重要器官。肝主疏泄与主藏血功能相互联系、协调平衡。如果疏泄不及,肝气郁结,可致各种气滞血瘀的病理变化;如果疏泄太过,影响藏血功能,又可导致各种出血。所以肝脏保健应以两者为中心。现代医学认为,肝脏是人体最大的消化腺,是人体新陈代谢的枢纽,还有解毒、调节水液与激素平衡的作用,虽然中医所指的肝与西医所指的肝脏在结构和功能上不完全相同,但都认为肝脏保健十分重要。肝脏保养,重在顺应肝之"条达"的要求,注意疏通调畅。

首先应当合理饮食。肝的疏泄功能是促进脾胃运化功能的一个重要环节。肝脏活动必需的蛋白质和糖类等,要从饮食中获得。所以饮食要保持均衡,食物中的蛋白质、碳水化合物、脂肪、维生素、矿物质等要保持相应的比例;尽量少吃辛辣食品,多吃新鲜蔬菜、水果等。同时,还宜适当食用含纤维素多的食物,高纤维食物有助于保持大便通畅,有利于胆汁的分泌和排泄,这是促进肝脏疏泄功能的一项重要措施。不要暴饮暴食或常忍饥不食,饥、饱不匀的饮食习惯,会引起消化液分泌异常,导致肝脏功能的失调。

为保护肝脏,不宜进食太多的脂肪,否则有引起"脂肪肝"的可能性。切忌嗜酒,肝脏代谢酒精的能力是有限的,过量饮酒可引起食欲减退,造成蛋白质及 B 族维生素缺乏,发生酒精中毒,还可导致脂肪肝、肝硬化,若急性中毒还可引起死亡。因此,日常生活中切忌过量饮酒,以免损伤肝脏。

另外,应避免长期大量服用损害肝脏的药物。如氯丙嗪、磺胺、异烟肼、苯巴比妥制剂等,如因治疗需要,则应配合一些保肝药物及其他综合性保肝措施,以免损伤肝脏功能。同时,多喝水以补充体液,增强血液循环,促进新陈代谢,促进腺体分泌,以利消化、吸收和废物的排除,减少代谢产物和毒素对肝脏的损害。

其次要注意戒怒防郁。人的情志调畅与肝的疏泄功能密切相关。反复、持久或过激的情志,都会直接影响肝的疏泄功能。肝喜条达,在志为怒,怒伤肝,抑郁、暴怒最易伤肝,导致肝气郁结或肝火旺盛的病理变化。因此,要逐渐培养控制自己的过激情绪和疏导不良情绪的能力,要尽力做到心平气和、乐观开朗、无忧无虑,从而使肝火平息,肝气得顺。

最后,采用一定的健肝锻炼。保健肝脏的运动锻炼的原则是动作舒展、畅达、缓慢,符合肝气生发、条达的特点。散步、踏青、打球,及传统的健身术诸如太极拳、八段锦、易筋经等,既能使人气血通畅,促进吐故纳新,强健身体,又可以怡情养肝,达到护肝保健之目的。

总之,不论从西医或者中医角度,肝脏都是人体极为重要的脏器,因而保养肝脏,是养生的一大内容。肝喜条达,故此保养肝脏,重在顺应其性,使肝疏泄正常,则健康可保,寿命可久。

固肾培元以养生

中医学认为,人体生长发育、衰老与肾关系密切。可以说,衰老与否、衰老速度、寿命长短,在很大程度上取决于肾中精气的强弱。肾的精气旺盛,人就不易衰老,衰老速度也缓慢,寿命长;反之,肾中精气衰,衰老就提前,衰老的速度也快,寿命短。正如著名医家叶天士的《临证指南医案·痰饮》中所说"男子向老,下元先亏"。这里的"下元",即指先天元气,元气藏于肾,元气亏,即肾气虚,故人体衰老。所以中医养生,尤重养肾。肾脏保养主要着眼于固肾培元,即保养肾中精气。

固肾培元,首先当从饮食着手。肾脏本身需要较大量的蛋白质和糖类,故有利于肾脏的饮食宜选择高蛋白、高维生素、低脂肪、低胆固醇、低盐的食物。常选用的食品有瘦肉、鱼类、豆制品、蘑菇、水果、蔬菜、冬瓜、西瓜、绿豆、赤小豆等。另外,适当配用一些碱性食物,可以缓和代谢性酸性产物的刺激,有益肾脏保健。具体而言,其一,摄入蛋白质应适量。过高的蛋白饮食会产生较多的代谢产物从肾排出,如酮体和非必需氨基酸都必须从肾排出,加重肾脏负担而不利肾脏健康;但蛋白质过少会影响组织重新合成。因此要注意摄入蛋白质适量。其二,避免高脂、高糖、高盐食物。糖和脂肪摄入过多,则体内糖原和脂质沉积,使人肥胖,血脂增高,易致动脉粥样硬化、血栓形成、高血压等,使肾脏萎缩变性,危害肾脏健康。高盐饮食影响水液代谢,加重肾脏负担。每日用盐以少于 6 克为好。其三,适量饮水。饮水的多少,应根据需要,不必过多饮用,更无必要自己控制,应以自觉舒适为度,过多过少都可伤肾,过多则加重肾脏负担,过少则易引起肾中尿酸盐沉着。一般每日饮水量不能少于 1200 毫升,即普通矿泉水瓶 2~3 瓶。其四,慎用药物。有些药物对肾脏有损害,如二氯化汞、四氯化碳、巴比妥类、磺胺制剂、多粘菌素、先锋霉素、卡那霉素、新霉素、灰黄霉素、链霉素等等,这些药宜慎用。非用不可时,应采取短期少量或适当配伍,以免损伤肾功能。

固肾培元,还要注意节欲保精。精为人身三宝之一,保精是强身的重要环节。在未婚之前要防止"手淫",既婚则需节欲,绝不可放纵性欲。《内经》就有"强力入房则伤肾"之说。所谓伤肾实由失精过多引起,因此,节欲保精,是强肾的重要方法之一。现代免疫学亦认为,长期的性生活过度,会使人体免疫系统的调节功能减退,因为性交频繁,在短时间内多次引起高度的全身性兴奋,可使人体大量消耗能量,器官功能的适应性减弱。

固肾培元,还可采用药物和功法。《素问·上古天真论》说:"女子……五七,阳明脉衰,面始焦,发始堕。""男子……五八,肾气衰,发堕齿槁。"女性35岁、男子40岁以后,肾中精气不足,导致阳明经脉中的气血衰退,表现为面部开始憔悴,头发逐渐脱落。因此,妇女在35岁、男子40岁后宜服用滋养肾阴、温补肾气药物以养肾之精气,如清宫寿桃丸等。

有一些传统功法和锻炼方式也可起到固肾培元的作用,如摩腰和"六字诀"中的吹字功。摩腰的锻炼方式为,端坐,宽衣,将腰带松开,双手相搓,以略觉发热为度;再将双手置于腰间,上下搓摩腰部,直至腰部感觉发热为止。搓摩腰部,实际上是对腰部命门、肾俞、气海俞、大肠俞等穴的自我按摩,而这些穴位大多与肾脏有关。待搓至发热时,可起到疏通经络,行气活血、温肾壮腰的作用。"吹"字功锻炼方式为,直立,双脚并拢,两手交叉上举过头,然后弯腰,双手触地,继而下蹲,双手抱膝,心中默念"吹"字音,连续做十余次,可固肾气。

总之,肾藏精,乃人之"先天之本",主导着人体的生长盛衰。养生者,必须注意对肾中精气的保护和培养,正如古代养生家所言:"善养生者,必保其精。"

养生贵在谨于微

明朝时，大医学家、养生家张景岳曾说："知命者其谨于微而已矣"，又说"履霜坚冰至，贵在谨乎微，此诚医学之纲领，生命之枢机也。"其中的"谨于微"三个字，一语中的，是养生精华的高度浓缩。"微"，就是容易让人忽略的细微之处，往往是影响健康的最主要因素。纵观古今，死于意外及暴病者只是极少数，多数情况下，生命之伤皆"害成于微"，故养生当于微细之处格外谨慎。

首先，微习谨行。养生之"谨于微"，应当先形成良好习惯。"不积小流无以成江海"，谨细地将好习惯带来的一次次微小增益蓄积起来，才能形成强健壮阔的涛涛"生命之海"。生活的方方面面，起居、饮食、言行等，都是好习惯形成的空间；一生的时时刻刻，生、长、壮、老，都是好习惯形成的时间。因此，微习谨行的养生，就是要从点点滴滴中养成好习惯，并将其贯穿于一生，成为生命常态，形成"长效机制"。北宋大文学家苏东坡的"长寿经"就蕴含四大好习惯，"一曰无事以当贵，二曰早寝以当富，三曰安步以当车，四曰晚食以当肉"，即好心态、好睡眠、好行为、好饮食，当为我们所借鉴。

其次，微处谨防。人的一生必然会面临各种伤生损命的危险因素，这些因素初时往往毫不起眼，累积至一定时候就会爆发出来，似乎"病来如山倒"，让人措手不及。养生若能尽可能躲避、防范、减少危险因素，生命健康就能"源远流长"。这就是南宋大诗人陆游之"养生如艺术，培植要得宜；常使无夭伤，自有干云时"诗中所反映的养生道理。陆游儿时体弱多疾，后来悟得养生要妙，"中年弃嗜欲，晚岁节饮食，中坚却外慕，魔盛有定力"，用意志力摒弃不良习惯，从而赢得了 85 岁的高寿，这一寿数就是在现代也颇令人羡慕。总体而言，"微处谨防"应当"伤人之徒，一切远之"。

第三，微病谨治。身体稍有不适，或者病情比较轻的时候就要及时调养或治疗，将疾病扼杀在摇篮之中。中华文明重视"履霜坚冰至"的防微杜渐思想，中医历来重视预防为主的"治未病"，应用在养生中，就是"谨于微"的养生方式。清代大医家吴鞠通的《温病条辨》中说:"圣人不忽于细,必谨于微,医者于此等处,尤当加意也。"病越轻,生命受伤越小;病越重,生命受伤越重,养生不能因病情轻微而忽视防治。相反,在病微之时,是治疗的最佳时机,因此"尤当加意"。

总之,《证治心传》说:"享期颐、登上寿者,皆是守身执玉之士。孰得孰失,岂可不慎于细而谨于微哉!"《道德经》言:"天下大事必作于细。"生命健康、延年益寿是天下大事之最根本者,更当"谨于微"啊!

下篇

名家共话养生

国医大师邓铁涛：
百岁大医的养生秘诀

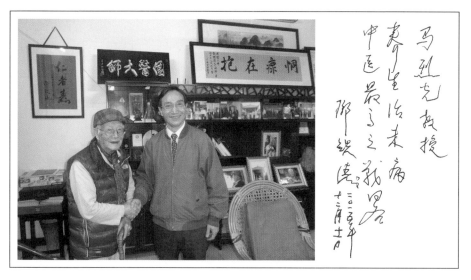

邓铁涛，1916年生，首届国医大师，广州中医药大学终身教授，博士生导师，全国著名中医学家、教育家、享受国务院政府特殊津贴专家、广州中医药大学邓铁涛研究所所长。

2015年12月中旬，本刊（即《养生杂志》，后同）主编、博士研究生导师马烈光教授应邀赴广州开会之余，特地登门拜访了国医大师邓铁涛教授。邓老不仅是大医国手，也是养生大家。他几十年如一日，坚持施行养生，形成了一整套较为完善的养生系统。这次马教授造访，不仅为了拜见前辈，也是为了向邓老请教养生。邓老当时虽寿晋百岁，但仍精神矍铄，目光有神，反应灵敏，说起养生，侃侃而谈，与马教授相谈甚欢。故本期将谈话整理成文，以贺邓老期颐之禧。

马烈光：邓老，我在三十多年前就曾聆听您的教诲，受益至今啊！尔后虽多次在学术交流会座下听您做主旨演讲，可惜未能有机会受您面命，引为憾事。这次冒昧来拜访邓老，竟得召见，真是幸甚至哉也！

邓铁涛：烈光啊，你"咬定青山不放松"，执著研究中医养生，可谓成果颇丰，已有"青出于蓝"之势，我很欣慰啊！尤其近些年来，你非常重视并积极参与养生科普，真与我不谋而合。我始终认为，医者必须做好科普宣传，让群众在日常生活中掌握简单、方便、有效、不花钱或少花钱的方式方法，才能达到不生病、少生病的健康长寿目的。

马烈光：邓老，我听说您几十年来，一直坚持养生，并有一套自己的养生方法，这次登门，就是希望向您请教养生之道啊！

邓铁涛：养生对于人的生命健康是非常重要的。养生重于治病，是我一直倡导的理念。我认为，健康要求应上升到精神世界，中医要综合运用气功、文学、音乐、歌舞、美食、药膳等，变医院为保健园，变被动诊疗为主动预防治未病，让人们通过中医养生，享受健康的快乐。因此，我早年就提出，应发扬传统的食疗养生和体育运动等保健方法，用中医扶正固本、祛邪防病理论指导保健工作。同时要充分运用现代科学仪器，定期进行健康体检，实现中西医结合保健，提高保健水平，做到无病早防、有病早治，以防为首、防治结合。医学应以养生保健为中心，保障人们生活得更愉快、舒适。

马烈光：是啊！当前医学模式已经发生了转变，其实早在中医体系确立时，养生已是其中的重要内容，所以才有"圣人不治已病治未病"的名言流传至今。那您在日常生活具体是用什么方法进行养生呢？

邓铁涛：我的养生经验和方法，包括5个方面的内容：养心养德、静以养神、动以强身、饮食养生、日常保健，不过养心养德是最核心的内容。

马烈光：这一套养生方法自成体系，涵盖了精神、动静、饮食、起居等养生的主要内容，确实很全面了。难得这次拜访您的机会，学生想详细学习、讨教一番啊！《黄帝内经》曰"得神者昌，失神者亡"，养生以养神为第一要义，而养神重在养心。古人尚认为"大德必得其寿"，养德也是养生的重要内容。那可否请您先谈一谈养心养德的具体内容呢？！

邓铁涛：好。"百行德为先"，养生首重养德。德的字形由"彳"、"直"、"心"3个部分组成。"彳"表示与行走行为有关；"心"表示与情态心境有关；"直"与"值"同音，字形本义为"心、行之所值"，是关于人们的心境、行为处于什么水平或什么状态的判断。孙思邈在《千金要方·养性序》中指出："性既自善，内外百病皆悉不生，祸乱灾害亦无由作，此养生之大经也。"因此，长寿者需品行端正。其实，一个人的品德是可以修炼的。作为师长，应处处为人师表，以身作则、言传身教。"学我者必须超过我"就是我的座右铭。因此我常常教育后学者要"立志先立德""青出于蓝胜于蓝"。作为医生，必须先学怎样做人，然后再讲学医。只有处处存济世之心，怀回生之技，将良好的医德医风和高超的医疗技术相结合，才能成为人民信赖的好医生。

马烈光：邓老，这一点上，我们真的不谋而合啊！我曾经写过一篇长文，"不善养生难为大医"，其立论点就在于，中医人要想成为唐代大医家孙思邈所说的"苍生大医"，必须德高、艺精、寿长。因此，养生就是中医成才所必须具备和精通的知识与技能。今天见到您，才发现您是我这篇文章的最佳现实佐证！您的第二个养生大法是"静以养神"，请您再谈谈这方面的心得吧！

邓铁涛：人若想健康长寿，除了要有健康的体魄外，还要有一个好的精神。神藏于心，心是"君主之官"，主血脉、主神志，为五脏六腑之大主。精神奕奕是身心健康的反映。所以《素问·灵兰秘典论》说："主明则下安，以此养生则寿，殁世不殆，以为天下则大昌。"这是中医最基本的东西，相信你我都已滚瓜烂熟，我就不赘言了。总之，养生必先养心，保养心神是养生长寿的首要问题。养心就要调节七情，从而防止七情太过而损心神。《素问·上古天真论》说："恬淡虚无，真气从之，精神内守，病安从来？"这是养生防病的大前提，是延年益寿的指导思想。也就是说，做人要胸怀广阔，做到"恬淡虚无"，不患得患失，使精神经常处于稳定的状态，疾病就不容易发生。这些原则虽然是两千多年前提出的，可是至今仍然是养心的真知灼见，值得我们重视和继承。

马烈光：是啊，《黄帝内经》中还说"夫智者之养生也，必顺四时而适寒暑，和喜怒而安居处，节阴阳而调刚柔"，都说明了养神养心的重要性。养神、养心的关键在于"安"或"静"，心神恬静安定，就能保持气血流行平稳，保证心之功能的正常发挥。而精神躁动不安，则气血流行失和，不利于养生。所以明代龙遵叙的《食色绅言》指出："若人恬淡，则神安魂清。"《文子》一书中也说："夫精神志气者，静而日充以壮，躁而日耗以老。"除了遵循"静"之原则外，您在日常生活中，还采用哪些具体的养心方法呢？

邓铁涛：我认为读书写字是很好的养心方法。我平常酷爱读经典，如《论语》《孟子》《道德经》《庄子》等。闲暇时我喜欢练习书法。通过实践，我发现书法具有非常好的养生效果。因为书法能养神，养神能练意。习练书法，能使一切杂念全抛之九霄云外。每当我心情不舒时，就会持笔写字而令自己安静下来。此外，我平时还用静坐、冥想等方法以静心。静坐的要点是：双腿盘坐，稳坐于椅上，上身自然放松，头位正直，自然闭目，两手置于腹前相互轻握，采用正常呼吸，每次静坐约30分钟。此法不但在晨起和入睡前可以帮助静心，还能在旅途奔波中帮助安定心神。

马烈光："寿从笔端来"，历史上的文学家、书法家和画家，常能享以高寿，足见书画的养生效果。动静相依，养生缺一不可。那么，您在"动以强身"方面，有哪些心得呢？

邓铁涛：日常生活中，我将运动作为每日必修课来做，所以这里我就将"动以强身"和"日常保健"一起谈一下吧。其实，提倡体育运动以增强体质，从而达到祛病延年的目的，这已是家喻户晓的事了，在我国更是古已有之。"生命在于运动"，其根本原因在于中医所说的"动则生阳"。阳气是人体生殖、生长、发育、衰老和死亡的决定因素。阳气越充足,人越强壮;阳气不足,机体就会生病,甚至死亡。如果人久坐少动,阳气无以化生,就容易感到疲倦乏力、没有精神,所以人必须运动。我这一生,酷爱八段锦,每天早上必须练一会儿。练习八段锦要真正达到显著的效果,需要配合科学的呼吸方法。在初学阶段,练习者可以采取自然呼吸;待动作熟练后,转用腹式呼吸。在掌握呼吸方法后,开始注意呼吸与动作配合,最后逐渐达到动作、呼吸、意念的有机结合。如"两手托天理三焦"这一式,每一个完整动作可作为一个呼吸循环。呼吸是以上肢动作为主,吸气时腹肌收缩,将丹田之气提至膻中;呼气时腹肌舒张,将膻中之气沉入丹田。这样往返推动内气的升降鼓荡,可以按摩胸腹两腔脏器,而通三焦经、心包经,促进全身气血循环,改善各种慢性病症状。

马烈光:古云"形不动则精不流,精不流则气郁",不利于健康,所以养生非常重视运动的重要作用,所谓"流水不腐户枢不蠹"。古人创造出的丰富多彩的导引、气功方法,是养生的巨大财富。这些方法,如太极拳、易筋经,还有您老用的八段锦,任选其一,长期坚持,就能起到很好的养生效果,您就是榜样啊!除了这些方法之外,您的养生体系中,想必还有其他长期坚持的好方法吧?

邓铁涛:我日常坚持的保健方法,还有冷热水交替沐浴法、三步按摩法、综合摇橹法等。

马烈光:您在这个年龄还能用冷热水交替沐浴法,我感到很惊讶啊。这种锻炼方式我是有所耳闻的,其对人的血管有很好的锻炼作用,但这恐怕需要锻炼很久,您就给我们具体讲讲这个方法吧!

邓铁涛:好的!这个方法我已经坚持了数十年,我把它别称为"血管体操"。其机制在于冷水能促进血管收缩,而热水能使血管扩张,冷热交替,血管一收一张,可以增加血管壁的弹性,减少血管壁上脂质的沉积,延缓血管硬化的发生。我曾在澳洲诊治一位妇女,她的皮肤粗糙皲裂,久治不愈。我就教她用"血管体操",半年后果然痊愈,皮肤也开始变得细腻,说明这个方法不仅对我有效,对其他人也是有效果的。但是,必须强调,运用这个方法时,要因人因时而异。所谓"冷、热水",只是指在洗澡过程中保持一定的冷热温差,并且要以能接受为度。特别对于年龄较大的高血压患者,刚开始时温差不能太大,否则会出现意外。只有长期习惯之后,再逐渐将温差稍微拉大,才是安全的锻炼方法。

马烈光:"民以食为天",最后,我特别想听您谈谈您在饮食养生方面的心得,请邓老指教!

邓铁涛:我的饮食养生,关键在"杂食不偏"。就是不忌口,不养成饮食依赖,什么东西都吃。在日常生活中,五谷、五果、五畜、五菜必须全面摄取、合理搭配,才能补充人体气血精微,达到健康长寿的目的。不过,我平时虽然不偏食,但强调饮食要有节度。大凡食无定时、过饥和过饱,都易伤脾胃。脾胃损伤,则诸病丛生。无论是养生保健,还是治病救人,都要重视脾胃功能的调理。除了"杂食不偏"外,我倒是一直在坚持吃一种食物:核桃。一般我是每天坚持吃1~2个。核桃的中药名为"胡桃仁",有补肾、固精强腰、温肺定喘、润肠通便的功效,适合老年人常食。我认为到现在仍能很少出现夜尿频繁,且大便通畅,与常吃核桃有一定关系。但核桃不能多吃,如果食后有咽喉疼痛等热象时,可以适当喝些淡盐水,或吃雪梨、火龙果等蔬果以调节之。

马烈光:邓老,今天与您在羊城畅谈养生,真是"听君一席话,胜读十年书"啊!您不仅养生理论精深,更笃行大道,可称养生之榜样,众生之楷模!晚辈在此恭祝邓老"天天开口笑,寿比南山高"!

国医大师程莘农：
豁达生活，认真吃饭

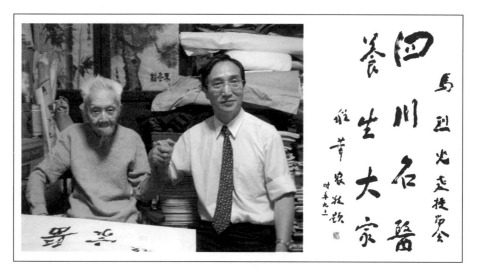

程莘农，1921年生于江苏淮阴（今淮安）。教授，博士研究生和师带徒导师，中国工程院资深院士。中国著名针灸学专家，国医大师，享受国务院政府特殊津贴。

九十多岁的程院士，其养生之道，总结起来就"八个字"，即豁达生活、认真吃饭。生活上，一床一桌一电视、两椅两窗两字画、三面书墙三把针。

马烈光：程老，您好！您是现今屈指可数的既是院士又是国医大师的中医界老前辈，可谓中医泰斗，是我辈中医人的楷模啊！您今年已经93岁高龄，一定有什么养生秘诀吧？

程莘农：我的养生之道，总结起来就"八个字"，即豁达生活、认真吃饭。生活上，一床一桌一电视、两椅两窗两字画、三面书墙三把针，这就是全部了。

马烈光：我知道您是性情中人，经常为中医大声疾呼，遇到不愤之事总是仗义执言，甚至拍案而起。但是《素问·阴阳应象大论》说："暴怒伤阴，暴喜伤阳。"这对您的健康会不会有影响呢？

程莘农：我向别人拍桌子，不是真的生气，大喊大叫之后我就忘了。我说的不对，别人不当场和我辩论是他的问题，别人说的不对，我就要当场和他辩论。人要是生了气，还是当场发出来好，否则情志郁结于内，更易影响脏腑气血而生病。能把怒气发出来，就不叫"生气"，叫"散气"，则气机由郁结而变舒畅，能将怒气对人的健康损害消弭于无形。当然，发怒只是生活中的特殊状态，日常的养性功夫不能少，我主张要清心寡欲和淡泊名利，就是欲望不能太多，挫折不能看得过重，正所谓"心清水现月，意定天无云"。平常有时间，我还经常练字，练字能涤荡心胸，助人沉静下来，是养心佳法。

马烈光：您的养生"八个字"还提到了饮食养生。用"认真"二字来总结吃饭，那么您日常饮食是如何"认真"的呢？

程莘农：《素问·脏气法时论》曰："毒药攻邪，五谷为养，五果为助，五畜为益，五菜为充，气味合而服之，以补精益气。"所以，认真吃饭首先要食合五味。平常我没有特别嗜好或忌吃的食物，蔬菜、肉食，我都搭配食之，这正符合中医饮食调养中"合五味"的原则，即食不可偏，杂合而食。其次，食要清淡，多吃暖食。可能因为我是江浙人，所以平素口味清淡，每餐喜欢吃轻、清、甜、淡的食物，经常喝粥，很少吃油腻、油炸、过咸的食物，我感觉这对我的养生十分有益。尤其老年之后，口味愈发清淡，不喜欢肥甘厚味之品，日常以粗茶淡饭为主。另外，老年人吃饭一定要"暖"，不能吃冷食。暖食之"暖"，即热不灼唇、冷不冰齿。在日常饮食中，我从不吃生冷食物。因为"胃为阳土"，脾喜燥恶湿，故而不吃冷食就能减少寒湿对脾胃的侵犯。而常吃暖食更可温暖脾胃，增益其消化、吸收能力。

马烈光：您这是在讲要认真选择饮食内容，那吃得"认真"还有其他涵义吗？

程莘农：饮食习惯也要体现"认真"。首先要专心用餐。吃饭要专心、心平气和，贯彻古人强调的"食不言"，脾胃才能不受过怒、过喜、过思、过悲、过恐等负面情绪影响，而高效发挥其受纳腐熟、运化精微、化生气血的作用。其次要做到每餐七分饱。进餐时不能挑剔食物，但每类食物都适可而止，吃至七分饱即可，绝不多吃。如果一不小心吃多了，就按摩腹部，以促进运化。第三就是要根据季节来吃，如春季减酸增甘，以护养肝脾；夏天多食粥汤，以清热解暑，护养心脾；秋季多食酸味果蔬，以收敛肺气、养阴润肺；冬季食宜温热，减咸增苦，以养心肾。

马烈光：程老，您的主要研究领域是针灸，养生"八个字"里又有"三把针"之语，那能否谈谈针刺养生呢？

程莘农：针刺养生，是运用针具通过对特定穴位的刺激，施以提、插、捻、转、迎、随、补、泻等不同手法，激发经络本身的功能，以达到疏通经络、调畅气血、和谐营卫、增强体质、延年益寿的目的。针刺用于养生保健，由来已久，早在《内经》中就有阐述。《灵枢·逆顺肥瘦》指出："上工刺其未生者也。"发展到唐、宋、明清时期，出现了较多的针灸著作。在这些著作中，记载了大量针刺养生的内容。时至今日，针刺养生成为一种别具特色的防病治病、延年益寿的养生方法。

马烈光：针刺养生和针刺治疗疾病有何不同呢？

程莘农：针刺养生与针刺疗疾的方法相同，但各有侧重。养生保健而施针刺，着眼于强壮身体，增进机体能力，旨在养生延寿；治病而用针法，则着眼于纠正机体阴阳、气血的偏盛偏衰，意在扶正祛邪。因而，养生针刺，在选穴、施针方面，亦有其特点。选穴则多以具有强壮功效的穴位为主，施针的手法、刺激强度宜适中，选穴亦不宜过多。

　　马烈光:针刺养生既然不同于针刺疗疾,那么针刺究竟具有哪些养生作用呢?

　　程莘农:针刺的养生作用主要有三:一是疏通经络,和畅气血。即《灵枢·九针十二原》所谓"欲以微针,通其经脉,调其血气"。针刺前的"催气""候气",刺后的"得气",都是在调整经络气血。如果机体某一局部的气血运行不利,针刺即可激发经气,促其畅达。所以,针刺的作用首先在于"通"。经络畅通无阻,气血通畅,机体各部分才能密切联系,共同完成生命活动,人才能健康无病。二是调理虚实,平衡脏腑。在人体生命过程中,机体的脏腑功能,阴阳气血的盛衰,都会随着外环境以及生活习性的变化而产生虚实盛衰的偏差。针刺养生则可根据具体情况,纠正这种偏差,虚则补之,实则泻之,补泻得宜,可使弱者变强,盛者平和,阴阳平衡,健康延年。三是谐和阴阳,延年益寿。"阴平阳秘"是人体健康的关键。针刺可以通经络、调气血,使机体内外交通、营卫周流、阴阳和谐。如此生命力自然会健旺,从而达到养生保健,延年益寿的目的。

　　马烈光:针刺养生的这些作用,有没有一些研究支撑呢?

　　程莘农:有! 现代研究证明,针刺某些强壮穴位可以提高自身机体新陈代谢能力和抗病能力。针灸有明显的促进机体康复的作用。对于运动系统、神经系统、内分泌系统以及循环、呼吸、消化等系统疾病的康复有良好的作用。如运动系统疾病,针刺相关穴位可以改善骨质疏松患者的骨密度。脑瘫患者用头针可增加病灶血流量,提高脑组织的摄氧能力,激活脑神经细胞,修复受损的神经元。针刺对机体有双向免疫调节作用,使低下的免疫功能增强,使过度亢进的免疫功能减低。

　　马烈光:据我所知,人身的腧穴虽然非常多,但不是每一个穴位都有保健功效的,更多偏重于治疗。那么哪些穴位能用于养生保健呢? 又该怎样进行针刺呢?

程莘农：有养生效果的腧穴，多称之为"保健穴"，这些穴位中，有的适合于施针，有的适合于施灸，有的则针和灸均可。适合于针刺的主要是五个穴位：足三里、关元、气海、曲池、三阴交。

马烈光：程老，我这次好不容易才得见尊颜，干脆趁这个机会，您就给我和读者朋友们详细说说这些穴位和刺法吧。

程莘农：马教授，我也很长时间没有见到你了，今天相见，非常高兴，也是谈性大发，索性就多说几句吧。针刺养生的常用穴位，首先要提到足三里，位于膝下三寸，胫骨外大筋内，为全身性强壮要穴。经常刺之，可健脾胃，助消化，益气增力，提高人体免疫功能和抗病功能。一般用毫针直刺1~1.5寸，可单侧取穴，也可双侧同时取穴。作为养生应用，则针刺得气后，即可出针。但对年老体弱者，可适当留针5~10分钟。隔日一次，或每日一次。

其次，是关元穴，位于脐下3寸，为保健要穴，有强壮作用。一般用毫针斜刺0.5寸，得气后出针。每周针1~2次，可起到强壮身体的作用。

第三是气海穴，位于脐下1.5寸，有强壮作用。一般用毫针斜刺0.5寸，得气后，即出针。每周1~2次，可与足三里穴配合施针，能增强机体免疫功能和抗病能力。

第四是曲池穴，位于肘外辅骨，曲肘时肘横纹尽头处，具有调整血压、防止老人视力衰退的功效。一般用毫针直刺0.5~1寸，针刺得气后，即出针。体弱者可留针5~10分钟，每日一次，或隔日一次。

最后是三阴交穴，位于足内踝高点上3寸，胫骨内侧面后缘，对增强腹腔诸脏器，特别是生殖系统的功能有重要作用。一般可用毫针直刺1~1.5寸，针刺得气后，即出针，体弱者，可留刺5~10分钟。每日一次，或隔日一次。

马烈光：程老，南宋陆游说"九十衰翁心尚孩，幅巾随处一悠哉"，今天见您虽然寿逾九十，却不显衰态，童心未泯，悠哉更胜，晚辈也是高兴异常啊！您还不顾高龄，耗费气津给我们讲了这么多养生知识，真是太感谢您了！

国医大师朱良春：
颐养天年贵在勤

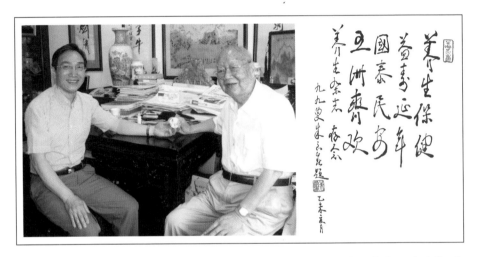

朱良春，1917年生，江苏镇江市人，首届国医大师。曾任南通市中医院院长、农工民主党南通市委会主委、政协南通市委会副主席、南通市人大常委等职。现任南京中医药大学兼职教授、中国中医药学会风湿病专业委员会顾问等职。

　　朱老不仅是国医大师，也是养生大师，今年虽近百寿，但身体健康，思维敏捷，每周仍能坚持门诊，还经常为病人讲解养生之道。本刊主编马烈光教授在江苏开会期间，有幸拜谒了朱老，并与这位医界寿星、养生达人畅论颐养天年之法。

　　马烈光：朱老，您既是国医大师，又是"长寿仙翁"，真是中医的表率，我十分敬佩啊！30多年前我第一次见到您的时候，您就给我留下了十分深刻的印象，所以这次利用南京开会的机会，偕同中国首善陈光标先生来拜望您！我听说您80岁以前，每天骑自行车上班，坚持了近30年。后来，不骑了，就每天活动四肢，早晨醒来时，双手搓热，在面部耳后擦擦；晚上利用观看新闻联播的时间，活动10分钟，直到身体微微发汗。看来，您肯定有不少养生秘诀啊，不知能否为《养生杂志》的读者一弘大道？

朱良春：其实，真正的养生法则必然是平淡的、朴实的，但又是需要坚持的。养生没有捷径，健康也不可能一朝一夕获得，全靠自己身体力行、持之以恒。所以，养生很简单，贵在一个"勤"字，维护健康没有秘诀，就是精神愉快、适量运动、勤于动脑、作息规律、饮食平衡这5条，这5条说来都是老生常谈，但真正能持之以恒，勤用不辍的很少。

马烈光：您这么大年龄还能坚持门诊，恐怕是最年长、最勤奋的"上班族"了。您会不会有疲倦、厌烦的时候呢？

朱良春：医学工作其实很有趣，我虽然年岁大了，心态自觉保持得很好，并不感到疲倦，也不勉强，很乐意为病人服务，更有责任告诉公众该如何养生保健。

马烈光：养生内容包罗万象，我想请朱老先就各个方面给我们简单介绍一下您的认识。养生重在养心，请您先谈谈精神养生吧！

朱良春：情绪困扰是百病之源，精神抑郁，或过度紧张、冲动、暴怒等情绪波动、失衡，容易削弱人体免疫系统功能，是强烈的促癌剂、心脏病的触发器、胃肠病的腐蚀剂等。我常说乐则长寿，神安延年，我想这个道理大家一听就懂，但是不是真的能把得失看淡、把名利看开，在遇到不顺心的事时，尽量不懊恼、不烦躁，不为一点小事耿耿于怀呢？如果能做到，就是精神养生有成了。

马烈光：那么运动养生呢？

朱良春：活动活动，要活就要动。运动养生很重要，不动肯定是不行的。就像你前面说的，我的办法是，每天晚上站着收看新闻联播，一边看一边活动四肢，手臂来回摆动，有点像打太极拳，腿则下沉、弯曲，呈半蹲姿势,这样5分钟就能感觉身体变热,10来分钟就觉得微有汗意,这时我就不动了,慢慢放松。我认为运动一定要适量,贵在坚持,贵在勤用不懈。

马烈光:我听闻您生活起居非常规律,这对您养生必然有很大帮助了。

朱良春:是啊,古人讲"日出而作,日落而息",这是符合人体规律的。中医认为,白天属阳,晚上属阴,白天要活动,晚上要休息,如果长期该活动时不活动、该休息时不休息,就会导致人体五脏六腑功能失衡、气血混乱,伤害自身健康。每天晚上11点到凌晨1点是阴阳交接的时候,这是一天中阴气最盛、阳气最弱之时,是最好的睡眠时间,如果连续熬夜,就会损耗人体阳气,即使你第二天睡到10点也不容易补回来。而且我毕竟也上年纪了,平常不严格遵守作息规律是不行的。

马烈光:饮食养生方面呢?

朱良春:"节食可祛病",饮食一定要合理搭配并有所节制。宴请一般多是肥甘厚腻的美食,我是不太参加的,实在推辞不掉,也尽量以素食为主,肥腻少吃一点。现代人开着车、坐着电梯去健身房锻炼,胡吃海塞后再寻觅各种保健品、减肥药,这都是不足取的。

马烈光:朱老,您的养生之道我大致有所了解了,这其中,我又对您提到的饮食和运动特别感兴趣,您能再详细说一下吗?

朱良春:《黄帝内经》说:"饮食自倍,肠胃乃伤。"中医古老的养生智慧,到了现代仍然有重要的现实意义。日常如果吃得太多,就会损伤肠胃。反之,如果按时进餐,结构合理,适量有度,少吃凉、辣、油腻之类的食物,则有利于脾胃的正常运转。所以,饮食宜清淡、温和、易消化,切忌肥甘厚腻之品,同时还要多吃五谷杂粮。

马烈光：朱老，坊间流传您有一碗喝了70年的"养生粥"，这是真的吗？

朱良春：是啊，确实有一款药膳粥，我一直喝到现在。说起来，还有一段故事。我记得在上世纪30年代末，我随老师章次公先生在上海行医，当时霍乱横行，两人日夜操劳，渐觉体力不支，人也逐渐消瘦。我母亲知道后，把绿豆、薏仁、扁豆、莲子、大枣洗干净，用黄芪浸泡过的水大火煮开，换小火煮40分钟，再放入枸杞煮10分钟，煮出来的粥不仅味美，而且能抗疲劳、强体力。这个方子，名叫"黄芪饮"。我记得当时吃了几个月后，精神就开始好转，不再感觉疲劳，于是这个习惯就保持下来。到现在我还坚持每天喝上一碗。

马烈光：仔细想想，方子配伍还是很精当的。心主血脉，心的功能正常，则气血运行正常、精力充沛，绿豆清热解毒入心经、莲子味微苦能够清心养心。肝藏血，肝经气血充足则体力强健，所谓"肝为罢极之本"，枸杞恰恰是补肝佳品。脾主运化，承担消化吸收功能，红枣、薏仁、扁豆都能健脾。肺主气，肺气足才会生机旺盛，薏苡仁健脾利水，又有一点补肺、补气的功效。肾藏精，莲子、薏仁、枸杞都对精有补益作用。这几样东西合在一起能滋补、调和五脏，使正气充足，精力、体力旺盛，再加上补中益气的黄芪，食疗效果非常好，而且这个粥方非常便宜，普通老百姓都能够消费，喝70年之言不虚啊。

朱良春：现代人的养生误区在于对疾病的过度恐惧，有病就补，没病更补，加上现在营养保健品良莠不齐，其效果往往还不如坚持喝这一碗粥。

马烈光：说到保健品，您是怎么看的呢？

朱良春：保健品并不是每个人都需要吃。中医要求辨证论治，因人而异，从内在调理，以达到保健的目的。每个人的体质不一样，不要轻信广告宣传，要经医生检查后再确定自己适合吃哪种补品，否则不是保健，而是影响健康了。

马烈光：那么运动养生方面，您能再详细谈谈吗？

朱良春：好的。"生命在于运动"是一句至理名言。运动可延年，要活就要动。长期坚持适量运动，能使身体各个系统器官得到锻炼，增强生理功能，促使身体充满生机和活力。反之，缺乏运动，势必导致早衰。运动有些情况下可以替代许多药物，但是药物，却不能代替运动的作用。因此可以这样说，要保持和提高工作效率，预防衰老和疾病的方法之一，是积极坚持适量的体育活动。这是运动养生首先要明确的。

马烈光：是啊，只有先知晓运动养生的作用，重视运动，才有更大的积极主动性去规划、实现运动养生。您能再推荐几种运动方法吗？

朱良春：我比较推荐三种简便易行的健身运动：一是爬楼梯，可以增加下肢肌肉和韧带的活动能力，保持关节的灵活性，还能促进人体能量代谢，增强心肺功能，不过老年人不太适合。现代人多数住楼房，可以每天利用平常时间，刻意爬爬楼梯，不一定要爬多少层，关键要注意爬楼梯的节奏，心率达到运动要求即可。

马烈光：对，现代体育运动是有一个运动的心率要求，大概 120 次／分左右，养生就不这么精确了，总之能让自己维持在运动状态 15~30 分钟左右就可以了。

朱良春：第二个运动是反序运动，也就是倒着走路。向后退着走，能使我们的神经系统得到更加全面的锻炼和建立新的平衡，使肌肉的活动更加全面，适应性和灵活性都能得到提高，适于各年龄段的人，老年人选择好场地的话也是很适合的。

马烈光：我记得这一好的锻炼方法，曾经在上世纪末很流行，近十几年不知为何逐渐提的人少了，偶尔在公园才能见到一两个人在采用。其实这确实是一种很好的锻炼方式，而且能对大脑起到一定的锻炼作用，不过由于运动量很轻，所以必须勤用久练。

朱良春：第三种运动是小雨中散步。可以吸收更多的负离子，具有安神调气、降低血压的作用。不过要注意，切忌早晨空腹运动。因为运动需要能量，平时能量来源主要为饮食中摄入的碳水化合物，如果空腹运动，主要的能量就要靠脂肪。这时，血液中游离脂肪酸就会明显升高，脂肪酸虽能成为心肌等活动的能量来源，但其量过多又可成为心肌的毒物，从而引起心律失常，甚至猝死，特别是中老年人，更应该注意。

马烈光：好的，运动养生您讲得也很透彻了。"勤"之一字，是养生的要点之一，在运动养生上体现得尤其深刻。今日听闻朱老讲解养生，真是颇为受益不虚此行！也祝愿朱老健康长寿！

院士陈可冀：
中庸养生之道

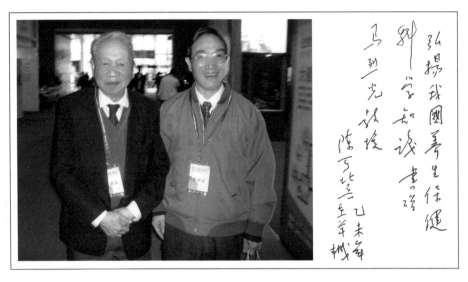

　　陈可冀，1930 年生，主任医师、教授、博士研究生导师，中国科学院院士、国医大师，我国著名中西医结合内科、心血管科专家，享受国务院政府特殊津贴，现任中国中医科学院首席研究员、西苑医院心血管病中心主任，兼任中国中西医结合学会名誉会长、中华医学会常务理事及老年医学学会主任委员、中国老年学学会名誉会长、中央保健委员会专家小组副组长等职。

　　2015 年 12 月中旬，由中华人民共和国商务部批准的"中国国际中医药大健康博览会暨高峰论坛"在广交会会址隆重召开，中国科学院院士、国医大师陈可冀教授担任大会学术委员会主任委员，本刊主编、博士研究生导师马烈光教授担任副主任委员。马教授在开会之余与陈老探讨了养生之道，陈老还亲自为马教授题词。

　　马烈光：陈老，早在 2010 年时，成都召开"第三届中医药现代化国际科技大会"，我就曾在会上见识您的风采，可惜会议安排太紧，未及详谈。

今日在羊城又见到您老，还能当面讨教养生，真是我一大幸事啊！您老是心血管病的专家，敢请您先讲一讲心血管病的防治！

陈可冀：那我就先谈谈心血管病的现状吧。我们先关注两组数字：一组是40秒和10秒，"40秒"说的是，在美国，大约每40秒会有一个人猝死于心血管疾病；而在中国，约10秒就有1人因心血管疾病死亡。另一组数字是，国家心血管病中心发布的《中国心血管病报告2014》，指出我国心血管病患病人数为2.9亿，心血管病死亡占城乡居民总死亡原因的首位，农村为44.8%，城市为41.9%。

马烈光：多么可怕的数字啊！10年前，美国的心血管发病率很高，他们通过不断努力，改善了这种局面。而我们却随着生活水平的提高，步入了美国后尘，成为心血管疾病的高发国家，真是一种悲哀！造成中国心血管病高发的原因是什么呢？

陈可冀：原因主要有两个：一是吃得太好了。以广州为例，几十年前高血压患者还很少，改革开放后，生活条件好了，高血压发病率则居高不下。二是由于生活节奏快，人们普遍精神压力大，心情不佳，加速了血管老化。要预防心血管病，就要从这两方面下手。

马烈光：是啊！俗语说"祸从口出病从口入"。从前，这句话中所谓的"病"，是吃不好、吃不干净导致的胃肠道疾病；现在，更多见的是吃得太好、营养过剩或营养失衡而导致的疾病。这类疾病还有"美称"为"富贵病"或"现代文明病"，心血管病就是其中之一。您说预防心血管病，要从这两方面下手，那么您有什么具体建议吗？

陈可冀：饮食方面，早餐可以喝碗燕麦粥。燕麦含有丰富的纤维，能减少胃肠道对胆固醇和脂肪的吸收，从而降低血脂。中午要吃饱，可以吃些豆制品，有利于降低胆固醇。晚餐则不能吃太饱，建议以素食为主，少吃高脂肪、高热量、高钙及易胀气的食物。心理压力方面，我觉得，没有什么比保持好心态更重要,平常尽量少计较,淡泊名利,自然心理压力就会下降。

马烈光:您提到了素食,这是现代很流行的一种饮食方式,我主编的《养生杂志》也做过相关的专题。那这种饮食方式对心血管病确实有预防作用吗?

陈可冀:素食指一种不食肉、家禽、海鲜等动物产品的饮食方式,包括严格素食、乳蛋素食、乳素食及蛋素食等不同饮食模式。素食与心血管健康的关系一直备受关注,近20年来,全球学者对其进行了较多的临床研究,为素食与心血管健康关系的阐明提供了许多循证医学依据。国外研究者认为,"素食降血压"的机制可能与以下几个方面相关:一是素食富含纤维素、少脂肪;二是素食中富含钾离子,而研究显示富钾饮食可降低血压;三是素食者通常摄入钠和酒精的量较杂食者低;四是素食中饱和脂肪酸含量低而不饱和脂肪酸含量丰富;五是有证据表明,素食者血压黏稠度较杂食者明显降低。

马烈光:不过我也听闻一些专家并不支持素食,认为素食会造成营养物质的缺乏,尤其是动物源性营养素的缺乏。

陈可冀:是啊!国外这些研究者所称的"素食",可能更多的是"乳素食"或"乳蛋素食",而不是严格素食,或称纯素。有证据表明,严格素食或对心血管健康产生不良影响。我自己曾对北京各寺院中年龄63岁以上、持纯素14年以上的僧尼的血压、血脂水平及动脉粥样硬化等特点进行研究。结果发现,长期过分严格素食和膳食不平衡,可致内源性脂质代谢障碍,虽形体未必肥胖,但心血管疾病的发生率并没有降低。

马烈光:这样看来,素食的研究还有很长的路要走啊。不过,日常生活中,以素食为主当不会错。我国发布的居民膳食宝塔,每天建议摄入的禽畜和鱼虾类肉食总计也只二三两,而主要食用的薯、豆、谷及蔬果类,是以斤计算的,从比例来看,算得上是一种"素食"了。我注意到陈老您虽然

86岁高龄了，仍然经常参加各种学术会议，时常发表主旨演讲，想必平常您尚有自己的养生方式吧？

陈可冀：其实我自己也没有什么特别的养生方法，不过是在生活中比较强调中庸之道而已。我曾主持过《中国养生文献全书》的编写，在其序言中，我就将"中庸调和"列为中国传统养生学的三大特点之一。它追求的是人身阴阳、气血、动静的多方位协调，而不是局部的解剖学或单纯的某一生理学效应。总之，养生的饮食起居等各方面都必须做到《黄帝内经》强调的"食饮有节，起居有常"。

马烈光：我曾多次利用这本巨著查阅资料，它堪称养生研究者的必备书啊。我还记得您在该书序言中引用了南北朝道教宗师兼医学家陶弘景的话："能中和者必久寿。"那么，您在养生中如何践行"中庸调和"呢？

陈可冀：首先就是适当的运动与休闲，要脑体结合、动静劳逸协调。以前我很喜欢游泳，现在毕竟身体状况不如从前，基本保持每星期游泳一次的习惯，我认为是比较适合我的。如今我每天持之以恒的锻炼方式就是散步。散步是老少咸宜的运动方式，而长期从事脑力劳动的人，在散步中还可以享受到生活情趣和健康乐趣。

马烈光：陈老讲得颇有深意。每个人对自己的身体要有一个评估，结合自己的情况，确定运动量，不能运动过头，否则就不是养生，而是伤生了。前面我们谈到了素食，那您在饮食养生方面肯定也有心得吧？

陈可冀：饮食上，我认为首先应该荤素搭配，主张杂食，多吃蔬菜、豆类。光吃荤，会导致血脂偏高，完全吃素，也会导致缺乏营养。其次，就是甜咸适中。一般人50岁以后，机体代谢能力降低，糖吃得过多，容易引起高血压、糖尿病；而北方爱吃咸，盐多了，也可使血压增高。我的家乡是福建，口味偏甜，尽管我已经在北京住了大半辈子，但还是爱吃甜食，不过现在已十分克制。过去爱吃动物内脏,现在也不吃了,因为动物内脏胆固醇高。

马烈光:这些可称您在饮食上的"中庸之道"啊!

陈可冀:的确可以这么说。当然,中庸之道,还要多包容、宽容,不要迁怒于人,这一点很重要。我是一个急性子,但一辈子从来不对病人生气,我觉得这对于我的健康很有帮助。

马烈光:陈老,今日您能耐心给我讲解心血管保健知识,又介绍自己的养生经验,令我颇为受益,真是万分感谢啊! 最后,恭祝陈老生命之树长青,"养怡之福"永葆!

中医泰斗李克光：
传岐黄术　享彭祖寿

流光催我鬓毛颁

眼匮苦六十年学海

渊深无止境康强征

路待扬鞭

莫谓呻吟非白唤顽

知谨慎系安危勤求

古训探真理博采众

方悟指归

右录拙作医米满六十年

自勉诗二首

乙酉初冬

克光时年八十三岁

烈光仁棣雅正

李克光，1922年生，担任四川省中医药研究院名誉院长，原四川省政协副主席，四川省中医学会名誉会长，中华全国中医学会理事，内科学会常务理事，《中国中医年鉴》及多家医药杂志的编委；四川省科技顾问团顾问；四川省高级职称评审委员会副主任委员；中国农工民主党第十一届中央常务委员等职。

马烈光：李老，2012 年，您就 90 岁高寿了。您是我的恩师，也是我学习的榜样，请您给学生传授一些您养生的经验吧！

李克光：烈光啊，你是专门研究养生的，相信这方面，你已经"青出于蓝"了！今日你我相聚，我就随便谈谈吧！学习中医，首当深研《黄帝内经》，这是被奉为圭臬的经典之作。

马烈光：李老是我研究《内经》的引路人，20 世纪 70 年代初您就亲自给我们上《内经》课，迄今仍记忆犹新。我毕业后选择留校任教，也是蒙恩师的指点。您对《内经》"治痿独取阳明""寒厥""热厥"等的独特见解对我启发很大，您还经常传授我《内经》课教学方法和教学技巧，鼓励我大量旁参《内经》诸家注解，理论联系实际，学以致用，给了我很大触动和启发。

在与您朝夕相处，耳提面命的那段日子里，我觉得是我学术水平提高最快的时候。尤其是当年与您和几位老师一起校注《黄帝内经·太素》的那段时光里，在大量查阅资料并反复请教李老的忙碌中，更加深了我对《内经》的理解，至今仍然怀念不已啊！

李克光：是啊！当年确实在《黄帝内经太素校注》上倾注了大量心血，现在上年纪了，精力已难以为继，应该着重谋划的是养生和健康。生活中我越来越体会到，《内经》的"养生五则"，即"法于阴阳，和于术数，食饮有节，起居有常，不妄作劳"，是关于养生之道的高度概括和总结，是指导人们养生的普遍原则。善养生者，无不应遵循此养生五则。当然，在具体实行的时候，必须从生活的方方面面着手。那么，你说养生首先应该保养什么呢？

马烈光：应该是精神调养吧，《内经》说"精神内守，病安从来"嘛！

李克光：对啊！精神内守的精髓就是恬淡虚无。意即安闲清静，没有杂念。思想恬淡，对老年人尤为重要。而比这比那，患得患失，则是养生的大敌。志不贪，故所欲皆顺；心易足，故所愿必从。事实上，许多人刻意去追求某种东西，弄得自己心神不宁，却往往事与愿违，反惹出无穷烦恼。调摄精神，还贵在一个"静"字。

《素问·痹论》说得好，"静则神藏，躁则消亡"。心静则"精神内守"，脏气协调，"正气存内，邪不可干"。反之，心绪躁动不宁，五脏精气耗散，百病由此而生，此乃养生之大忌！孔子说过："君子有戒：少之时，血气未定，戒之在色；及其壮也，血气方刚，戒之在斗；及其老也，血气既衰，戒之在得。"有此三戒，才能做到"静则神藏"，才谈得上精神内守。

马烈光：孔子"三戒"实为千古绝唱啊！李老，您现在身子骨还这么硬朗，除了"志闲而少欲"外，平时还保持运动吧？请您也透露一下！

李克光："生命在于运动"，我年轻时爱好体育运动，打球、武术、游泳等，什么都喜欢。到了老年，剧烈运动不适合自己，我逐渐发现步行才是最佳运动方式，而且一直在坚持着。常言"饭后百步走，活到九十九"。走路可谓一切锻炼形式的基础，又是老少咸宜的自我锻炼的最佳方式。走路可快可慢，轻松自然，随心所愿，无需复杂的动作要领，无需吐故纳新的呼吸配合，无需精神意志的高度专注，安全、方便，不受时间、场地和经济条件等限制，是最大众化、最行之有效的锻炼方式。既能畅旺气血、滑利关节，又能舒经活络、强筋健骨，还能和调五脏，舒畅百骸，使精神倍增、体力健旺。人人皆可行之，有百利而无一弊。当年我在50多岁时，带学生下乡巡回医疗或上山采药，全靠两条腿，日行几十里，甚至上百里，有时全是崎岖山路，而且连续一月甚至数月天天如此，渐渐地就"练"出来了。到了老年以后，凡距离不太远，或时间较充裕，能安步者，绝不坐车。这早已成了我的一种习惯，也是一种需要。老年人锻炼的时候都可以用这种方式，唯须注意以此法锻炼，必须持之以恒，方可获益于不知不觉的咫尺之间。养生调病，皆当知道有此妙法，不可以其普通而忽视之,更不可因无恒心而半途而废。

马烈光:李老,我知道您在业医外,还特别喜欢下围棋,而且自幼得到名手马自安先生指点,青年时代已成蜀中知名高手。向以头脑灵活、思维敏捷,棋风稳健著称。但纹枰对坐,拼搏之间也毫不犹豫,妙手迭出,同时妙语连珠,往往倾倒众后学者。我听说您去年还到陕西、甘肃、浙江等全国多个地方参加老年围棋比赛,是真的吗?

李克光:呵呵! 这一辈子我是放不下围棋了。退休以后的这么多年来,我曾多次代表成都中医药大学、四川省卫生厅、四川省老干部、科技界,参加过无数次大赛。无论个人成绩,还是我们的团体总分,均连创佳绩,多次获得优胜名次,现在家里的冠军奖章、奖杯、奖牌、奖状,至少有几十个,也算是老来一乐,而且这也正是我喜欢做的事情。有几年还多次与日本、韩国、美国、法国、台湾和香港等地棋手对弈,以棋会友,既交流了棋艺,也增进了同各国和海峡两岸朋友间的友谊,同时也充分显示了中国以及四川省、成都市围棋界的强大实力。蒙同道的抬爱,我被推举为四川省棋类协会顾问,四川省老年围棋协会会长,好多国际和国内的重大围棋比赛,都特邀我担任赛事的总裁判长。这些年我越发感觉到,沉浸于棋道之中,对于保持思维的敏捷有很大的帮助,而且老人嘛,总要给自己找点事情做,"老有所为,老有所乐"嘛! 更何况我还有很多老棋友,又跟那些省市的围棋协会是熟识了,所以每年都会举办几次围棋比赛,不图争名次,只为下棋之余,能跟老朋友们顺便游山玩水,开阔胸怀,还能活动腿脚,所以弈棋对我来说是一种极好的养生方式,何乐而不为呢!

马烈光:恩师啊,今日学生能再次聆听您的教诲,真是"幸甚至哉"啊! 您不仅学识渊博、医术精湛、医德高尚,而且善于养生,寿至九十岁高龄而"动作不衰",神思不减。学生现在也"一轮花甲又起头"了,时常尚感到精力不足,真的希望寿数也能向老师看齐! 汉初史学家司马迁云:"高山仰止,景行行止,虽不能至,然心向往之。"兹感李老授道之恩,即兴拟诗以志!

恩师谆谆教诲深，润物无声胜有声。

春风大雅能容物，秋水文章不染尘。

座右铭言传岐黄，庭中桃李沐朝暾。

当年幸立程门雪，永世无忘化雨恩。

国医大师颜正华：
益寿延年从科学养生开始

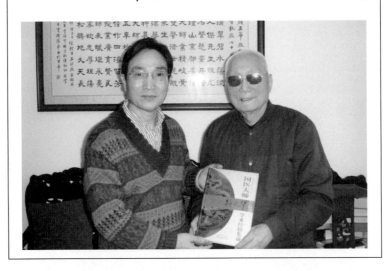

马烈光 教授 雅属

拯黎元於仁寿
濟羸劣以获安

甲午之春 颜正华书

　　颜正华,1920 年生,北京中医药大学主任医师、教授、博士研究生导师,国医大师、全国老中医药专家学术经验继承工作指导老师、首都国医名师,国家级非物质文化遗产传统医药项目代表性传承人。

"养生"一词，始见于《庄子·养生主》，而《孟子·离娄下》中也曾出现"养生者不足以当大事，惟送死可以当大事"之文。在历史上，养生又有摄生、道生、奉生等多种别称。养生之"养"，含有保养、调养、补养、养护之意；"生"，含有生命(身心)、生存、生长之意。养生，即摄养身心，以期保健延年，也就是根据生命的生长规律，采取保养身心的手段，以提高健康水平，减少疾病，延年益寿。

今天，通过本刊主编、博士研究生导师马烈光教授与北京中医药大学终身教授、中医教育家颜正华教授的对话，将让我们共同认识到：养生应从树立正确科学的养生观念开始。

马烈光：正如《素问·上古天真论》所云："形与神俱，而尽终其天年。"神乃形之主，是生命活动的主宰，只有精神调畅，才能促进脏腑的功能活动，保持阴平阳秘的生理状态。无神则形不可活，无形则神无以附，两者相辅相成，不可分离，养生应当"形神共养"。那么"形神共养"的内涵主要体现在哪些方面呢？

颜正华：首先是养形。主要是保养人体的内脏、五官九窍及精气等。如中医养生学一向重视形体保养，特别是精、气、神的摄养，视其为人生"三宝"。其中，精和气都是构成人之形体的基本物质，是立命之本。相对而言，精是生命之源、生命之本；气则是生命的动力，推动生命的各种功能变化。同时，精和气之间又是相互滋生、相互转化的，精盈则气盛，气足则精充。

其次是养神。中医学认为，"神"是人体生命活动的主宰。在正常情况下，人的精神情志变化是机体对外界各种刺激所产生的重要生理反应，它不仅是生命过程中正常的心理活动，而且人"神"的健康，可以保证人体之环境适应力和抗病能力的正常。所以养生强调"精充、气足、神旺"，中医将之概括为"形与神俱"。

马烈光：中医学认为，动与静是自然界物质运动的两种形式，两者不可分割。有动才有静，无静则无所谓动，动中包含着静，静中蕴伏着动。对于生活于自然空间的人来说，只有动静协调，才能保持自身机体阴阳、气血、脏腑等生理活动的协调平衡。那养生保健的动静平衡原则是什么呢？

颜正华：其总的原则是动养静养，各有所重；有机结合，相反相成；合理施用，健体长命；偏执过用，伤体致病。也就是说，养生必须遵循生命运动的客观规律，动养与静养要有机结合。动养、静养均要适度，动养而不过劳，静养而不过逸。顺之者则健康长寿，违之者则体弱短命。体宜动，心宜静。勤动体，要劳而不急；多用脑，要思而不急。动静结合，心体互用，协调平衡，养护身心。

马烈光：虽然肾是先天之本，但脾也是后天之本，在您看来，在两者的养护上是否又有轻重的区分？

颜正华：我认为这不能一概而论，主要要因人而异，酌情而定。对于健康人来说，若先天禀赋充足，肾气不衰，当以顾护脾胃为要，与临床诊治疾病一样，将顾护脾胃贯穿于日常养护保健的始终。若先天禀赋不足，神气衰惫，当以顾护肾脏为要，以补先天之不足；同时还要注意顾护脾胃，以求通过调补后天而充实先天。对于患病者来说，当以养护脾胃为要。我认为，许多病患者原本脾胃被伤，若养护保健特别是饮食调养不当，势必会再伤脾胃，加重脾胃功能的失调，影响人体对饮食及药物的消化吸收，更会降低药物治疗与康复的效果。只有将顾护脾胃放在养生的首位，通过养护患者的脾胃，才能使其脾胃功能早日恢复强健，治愈疾病、康复身体也就有了希望。

马烈光：中医常常反对千篇一律地采用一种养生法，而是针对各自的不同体质、证候与影响健康的危险因素，有的放矢地采用相应的养生法，也就是辨体识证，审因施养。那在您看来，这8个字具体而言又是什么意思？

颜正华：所谓辨体，即辨识体质；所谓识证，即辨识证候。前者是针对无疾的健康者而言，后者是针对已患疾病特别是慢性疾病者而言。至于审因施养，即指养生者要力争做到了解自己的体质或影响健康的因素，并在此基础上选择适宜的方法进行养生。这是中医养生的又一重要原则，对指导我们的养生意义重大。

马烈光：一个人的健康长寿，依赖多种养生方法，从多种角度、相互配合地进行养护调摄而实现。那么具体的方法到底有哪些呢？

颜正华：数千年来，我们的先辈在养生保健的过程中积累了丰富的经验，形成了一系列行之有效的养生方法。在这些方法中，有专于养神的，如清静养神、和情护神、修性驭神、移情调神、愉悦畅神等；有专于养形的，如饮食养生、运动养生、中药养生等；有形神兼养的，如起居养生、气功养生、房事养生等。有偏于动养的，如各种体育锻炼、正常的体力劳动与脑力劳动等；有偏于静养的，如气功中的各种静功、读书、听音乐、佛教中的打坐参禅等；有动静兼养的，如打太极拳、练书法、画画、下棋等。各种方法不但各有特点和长处，能分别从不同角度对人体进行养护，而且还能相辅相成，互为补充。我们应当同等对待，择善而取，多法配合，以求佳效。绝不能厚此薄彼，更不能只顾其一，不及其余。

马烈光：在您的养生的理念里，还有句话叫做动态行进，通贯终生，具体来说是什么意思呢？

颜正华：所谓动态进行，即通过动态的养护调摄，整体平衡人体的功能。人类的个体与世上万物一样，也在不停地变化着。同一个体，无论健康或患病，其机体的阴阳消长、气血运行等，也因种种外界条件的变化和内部生命活动的需要而不断地发生变化。这不断变化的机体生理或病理环境，就要求我们要不断变换养生保健方法和手段，而不能呆板不变。

所谓通贯终生，即养生保健应贯穿于每个人整个生命过程。人类养生的行为活动应与人终生相伴,每一个人的养生保健当贯穿于出生前、出生后,病前、病中、病后的全生命过程。其健康长寿,不能仅靠一朝一夕的摄养,而是要针对人体各个时期的不同情况,终生进行动态调养。

马烈光:持之以恒,坚持不懈这一原则,既是中医养生的重要原则,又是决定我们能否圆满取得养生成果的重要保证,应该时刻铭记在心。那具体来说,我们应该从哪些方面做呢?

颜正华:第一,要养生常态化。中医养生学认为,科学养生是人类生命活动中不可缺少的一部分,是每一个人日常生活中必要的内容。健康体魄必须依靠科学养生才能达到,而长寿则是健康身心长期积累的结果。

第二是要多法配合常态化。中医养生学认为,每一个养生者要将多法配合常态化,时时处处以顺应自然、形神共养、动静结合为指导,采用多种方法,多方面进行养护调摄。

第三是要施法适度常态化。每个人在选择养生方法时,一定要找到适合自己养护调摄的那个量度,并且将这个量度常态化固定下来。那种不顾自身条件,盲目地急于求成,梦想通过短期、集中、超量度调摄而进行养生保健的做法是错误的,是不可取的。

第四是动态调摄常态化。要有意识地根据不断变化的自身健康或疾病等条件,以及不断变化的自然与社会环境等客观条件,随时随地调整选择适宜的养护调摄方法和量度,以适应不断变化的主客观情况,保证养生活动得体适度、稳定有效。

国医大师陆广莘:
养生以"生生之气"为本

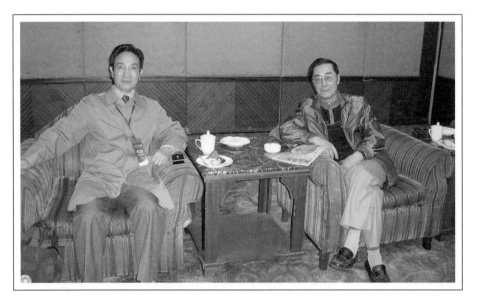

陆广莘,1927年生,中国中医科学院主任医师,为全国老中医药专家学术经验继承工作指导老师,首届国医大师。

2013年秋季,在南京召开的"世界健康促进联合会成立大会暨首届学术交流大会"期间,马教授与陆老邂逅,并共话养生。

马烈光:陆老,我对您仰慕已久,今幸得见,了却了一桩心愿啊!您历来强调中医是健康医学,与西医大异其趣,不能盲目"国际化",而削足适履,丢失自己的特色。更不能仅仅将眼光放在疾病上,而忘记健康才是人的根本。我是研究养生的,您这些见解真是一针见血,道出了我的心声啊!

陆广莘:中西医学由于各自不同的哲学背景和价值观,导致研究对象和目的不同，形成了不同的医学系统和各具特色的研究领域。西医以疾病为研究对象，使西医学成为一门以研究疾病及其对病因病理病位的认识，来决定其防治行为和效果评价的医学。中医以健康为目标，不论养生保健还是诊治疾病，其根本都在于人的"生生之气"。中医通过辨证论治而发现和发展人的生生之气，成为以"养生保健治病必求于本"为主旨的生生之道，聚毒药以供医事的生生之具，实现天人合德生生之效的健康生态的实践智慧学。

马烈光：陆老，我最近几年也提出了一个"本"论，就是东晋医药学家葛洪在《抱朴子》中所说的"养生以不伤为本"。这里的"伤"，伤的是生命，也就是说，只要是能让生命躲避损伤的理论和方法，都可以称为养生。今日听您一席话，我觉得您的"本"和我提出的"本"，实则一也。养生之本"不伤"，其着眼点就是生命健康；中医之本"生生之气"，我理解，其实质也是生命健康。

陆广莘：是啊，你所提的"不伤"之本与我所提的"生生之气"为本很有共鸣啊。其实，医学为何？难道仅仅就是治病的学科吗？早在上世纪七十年代，我就提出，"医学是以人类为中心的"，现在看来，无论中医西医，医学应当以生命健康为中心，以"生生之气"为中心。这个"生生之气"，就是人体的抗病恢复能力，就是"正气"，也是生命本身。

马烈光：西医近些年已经发现这个问题，其医学模式已经多元化，着眼点渐渐转向健康，因而出现了一系列新的学科，其发展势头强劲，直追中医。而中医至今还在将向世界证明自己作为主流方向，还在欣喜于国际的一次认可，狂喜于成为边缘化的"替代医学"，并可怜地以"国际化趋势的必然"而自慰，自废武功地希望融入另一套医学体系，这种趋势太可怕了。

陆广莘：这正是由于当代中医，丢掉了自身的特点，丢掉了自己"生生之气"的健康发展之本。其实，中医善于通过各种手段发掘、调动人体自身的积极因素,提高机体的抗病、祛病能力,中医的健康医学思想、提高自身抗病能力的思维方法应该大力宣扬和推广应用。中医,才应当成为"主流医学"。

马烈光:是啊! 医学面对的是人,最终也要从人的角度出发考虑问题,中医才是以人为本的健康医学。

陆广莘:从目前的状况来看,实施中医学以人为本的健康医学思想是一项十分复杂而艰巨的任务。只有在卫生系统、科教系统和其他相关系统全面贯彻落实以人为本的医学发展观,并互相密切配合,而中医界自身能够从"日用而不知"的自发状态到"自我清醒主动"的自觉状态,摆脱抱着金饭碗讨饭吃的自卑、自虐心态,坚定中医学的自我学科主体意识,发挥主体性作用,积极实践中医自身的以人为本的健康医学思想,持之以恒,假以时日,才能不断取得实实在在的成绩,才能从疾病医学的教条束缚中真正解放出来,才能堂堂正正地为中医"正名",使中医名副其实,而不是疾病医学的附庸,一个跟班的角色。

马烈光:我相信,随着中国文化的复兴,中医正名,养生大兴的日子不远了。我发现陆老您虽然年逾耄耋,但身体"倍儿棒",趁今天这个机会,也给我传授一些您的养生经验吧!

陆广莘:好的,我自己平常确实比较注重养生。作为中医,我觉得,要治病,自己的"生命之本"不能丢,这就要靠养生了。我的养生经验,首先在饮食,"吃喝皆养生"。我饮食坚持"少吃、慢吃、多嚼",这其实都是古人的养生智慧,今人能认真执行,我认为就是养生了。

马烈光:您能透露一下您的一日三餐食谱吗?

陆广莘:我一般早饭喝一大碗稠粥,五谷杂粮、核桃花生都入粥,再吃两个茶叶蛋。午饭一小碗米饭或一个馒头,配点荤素搭配的菜。晚饭从来不吃主食。鸡蛋是好食物,营养非常丰富,特别是蛋黄中含有丰富的卵磷脂,具有很好的补脑效果,茶叶蛋味道也很好。

马烈光:那您如何"慢吃"呢?

陆广莘:吃饭是一种享受,所以三餐我都尽可能慢吃,心平气和地吃,只有慢才能品出其中滋味,不然美食也就失去了意义。一罐酒喝上一个钟头方知酒香,一个馒头细细咀嚼方知麦香。

马烈光:生气不吃饭,吃饭不生气,这个"生气",除了发怒外,还应当包含吃饭的急脾气。像您这样,享受吃饭的悠闲,悠闲地享受吃饭,的确可养生啊。

陆广莘:至于"多嚼",我认为,饭贵在"品",只有用心咀嚼、细嚼慢咽才能做到"品",才能充分领略饭食的美味,达到养生的功效。比如我的早餐粥,其中放了五谷杂粮,都大有"嚼头"。老年人不能喝太稀的粥,即使牙齿不太好,也要吃些米饭、馒头等"干货",多咀嚼,通过多咀嚼,可以大大减轻胃的负担。

马烈光:您刚才说到了品酒,那您平常有饮酒的嗜好吗?

陆广莘:我经常会喝上一罐啤酒,如果天气转凉就改烫黄酒喝,或是喝点葡萄酒。喝酒,我是一个人喝,不跟别人比酒量,因为怕醉酒伤身。所以我认为,酒不是禁忌,不一定要断酒,但一定要有节制。

马烈光:我看您腿脚挺便利的,平常应该有运动锻炼的习惯吧?

陆广莘:是的,我有一套"关节活动操":双手扶住桌子,身体前倾,踮起脚跟,然后回到地面,这样反复踮脚。脚是离我们大脑最远的地方,下肢血液循环不好,通过踮脚可以让腿部的血液流动更通畅。这个操运动量小,动作和缓,适合老年人做。

马烈光:您还有其他养生秘诀吗? 敢请陆老今日一并传授啊!

陆广莘:我还喜欢用花椒水泡脚。取50克花椒放在布包里煮开,用水泡脚,对老寒腿、风湿引起的关节痛、肚子痛等能起到预防和缓解作用。另外,日常生活我都尽量保持规律,该休息的时候就休息,绝不熬夜,避免削弱自己的"生生之气"。

马烈光:好的,陆老,今日听闻先生授道,真是获益匪浅。孟子言"大人者,不失其赤子之心也",陆老心系中医发展,时时为中医寻本而呼吁,真可谓"中医赤子",当为我等后辈学习啊!

国医大师周仲瑛：
##　　吃得好，睡得香，想得开

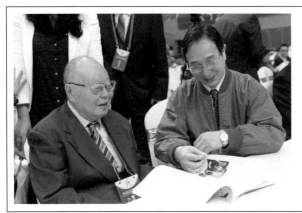

　　周仲瑛，1928 年生，南京中医药大学终身教授、主任医师、博士生导师。国医大师，享受国务院政府特殊津贴，全国老中医药专家学术思想优秀指导老师，第一批国家级非物质文化遗产项目"中医诊法"代表性传承人之一。曾先后任江苏省中医院副院长、南京中医学院院长等职。

　　2014 年 10 月，恰逢南京中医药大学六十华诞之际，马烈光教授应邀出席庆典，并与国医大师周仲瑛教授畅论养生。

　　马烈光：周老，今日我有幸参加南京中医药大学六十华诞盛典，更得见前辈，真是"双喜临门"！同时也想向前辈请教养生之道，望前辈垂训啊！

　　周仲瑛：不敢谈养生之道啊，我就说说我的养生经验吧。其实，总结起来就是九个字"吃得好，睡得香，想得开"。

　　马烈光："吃得好"是饮食养生，"睡得香"是起居养生，"想得开"是精神养生，三者俱得，则养生"思过半矣"！那么，怎样才能"吃得好"呢？

周仲瑛："吃得好"，并不是指经常吃什么山珍海味、滋补保健品，而是俗语所言的"心中有美味，嚼得菜根香"。我的一日三餐其实就是老伴亲自做的平常饭菜，自己家人做的饭才是最好吃的。所以只要是她做的饭，我都吃得津津有味，从来不挑食，更不暴饮暴食。

马烈光：家里的饭菜最益养生，我也深有同感。自家做饭，食材、烹饪、食具、卫生，都令人放心，进食环境大多温馨闲适，的确大利于养生。从另一方面来看，家里人吃得开心，对做饭者而言，也是一种精神满足，有益于其身心健康，可谓"双赢"。我平常在家就是"掌勺的"，本来因古人言"君子远庖厨"，还颇有些无奈。今日听闻您将在家吃饭作为养生第一事，顿有开悟啊！您养生之"睡得香"如何做呢？

周仲瑛：我的睡眠很好，我从中受益很多，所以我将"睡得香"列入养生经验之一。清代大文豪李渔曾谓："养生之诀，当以善睡居先。睡能还精，睡能养气，睡能健脾胃，睡能坚骨壮筋。"我平生不管是忙碌紧张还是相对空闲，也不论环境安静还是喧嚣吵闹，我倒头就能睡着。曾经有一次，我和我的学生们到建湖诊治肿瘤病人，正赶上修路，道路非常颠簸。我趁机闭目养神，渐渐噪声远离，入物我两忘之境，不觉间就已到目的地。在我感叹得窥"坐忘"门径时，弟子们却告诉我，是我睡着了。这么嘈杂我都能睡着，真是有些讶异啊。我平常生活比较规律，一般不过度熬夜，尤其在退休以后，养成了按时就寝的习惯，我想这可能也是我"睡得香"的原因。

马烈光：周老，这可是您的福气啊！《老老恒言》里说，"少寐乃老年大患"，又说老人"日未出而既醒，夜方阑而不寐"，说明老人睡眠大多不好。您能"睡得香"，难怪能寿过耄耋啊！您养生之"想得开"又是如何呢？

周仲瑛：圣人曰："得意淡然，失意夷然。"回首我这近九十年的风风雨雨中，磨难和坎坷颇多，有过困扰，受过屈辱，经历过失败，赢得过荣誉。不过面对这些时，我都能心态淡定，从容面对，做到宠辱不惊，原因就在于我能看淡，能"想得开"。我想，如果没有这种精神状态，恐怕我早已忧郁而终了。

马烈光：这种精神品质，您自己感觉是先天拥有还是后天锻炼出来的呢？

周仲瑛：当然是后天锻炼的结果，而且需要较长时间锻炼。其秘诀在于，分析解决问题时，精力集中，思维活跃，能够拿得起；闲暇休息时，则心境平和，杂念全无，能够放得下。同时，遇到一时想不通的问题，绝不冥思苦想，殚精竭虑。用现代的话说，就是要科学而合理地用脑，避免不健康的用脑方式。

马烈光：那么您老平常有没有什么爱好呢？

周仲瑛：明代御医龚廷贤在《寿世保元》中指出："诗书悦心，山林逸兴，可以延年。"我平常除了上门诊看病以外，最喜欢的唯有读书。这不仅是我的兴趣爱好，也是我的养生秘诀。我读书无拘无束，无功利要求，想读什么就读什么，想读多少就读多少，全凭自己的兴趣来决定。只要不碍作息，有利健康即可。我尤其喜欢读古人的中医著作，一旦在古籍中找到适合于自己临床使用的理论或方法，并且确有成效的话，那种与古人惺惺相惜的感觉，太美妙了！真如孔子所说"学而时习之，不亦悦乎"。

马烈光：周老，我今天得您九字养生经，与平日研究相印证，收获颇多啊！同时更感谢周老能给晚辈传授养生，再谢前辈！

国医大师李振华：
　　　　耄耋老人的养生经

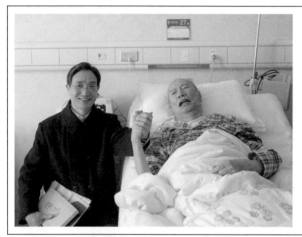

马烈光教授：
中医养生治未病
是世界医学发展的
方向
　　　　　李振华
　　2013年12月14日

　　李振华，1924年生，河南洛宁人。河南中医学院原院长、终身教授、主任中医师，享受国务院政府特殊津贴专家。第七届全国人大代表，首届国医大师，全国首批名老中医，中华中医药学会常务理事。

　　2013年12月14日，马烈光教授被河南省中医药学会、河南省中医院、河南中医药大学特聘为"中医养生学科终身导师"，在出席应聘活动期间，马教授特专程拜谒正在住院治疗的国医大师李振华教授，畅谈养生之道。

　　马烈光：李老，1983年11月1日，我作为"中医学科学模式和中医问题研究学术讨论会"（成都召开）大会秘书组组长，就与您老曾密切接触，多次聆听教诲。当年情景迄今仍历历在目，惜尔后几十年未能再晤，引为憾事。今天能再次见到李老，可谓得偿所愿，幸甚至哉啊！我研究领域是中医养生，所以最关心的就是您得享高寿的秘诀。还请李老不吝赐教啊！

李振华：我能年过九十，其实主要还是得益于中医。翻看了一辈子的中医古籍里，多数情况下养生都在最前面的几篇，可以说，开卷就是养生。因此在古籍中获取临床知识的同时，也会学到很多养生的理论和方法，后来逐渐将其用于自己的生活和工作中，不知不觉间，就已九十多岁了。晚年回头来看，我的养生方法，主要有五个方面，一是调于四时，天人合一；二是情志安宁，气血通畅；三是饮食有节，保护脾胃；四是益肾固精，全真养形；五是爱好书法，修身养性。

马烈光：您的这套养生系统已经非常丰富和全面了。例如第一条，"调于四时，天人合一"，其实是中医养生贯穿始终的大原则。《黄帝内经》中的养生五大法则，第一个就是"法于阴阳"。中医本身也强调天人合一，认为天地是个大宇宙，人体是个小宇宙，天人是相通的，人无时无刻不受天地的影响，养生当然也不能违背这种自然规律。

李振华：是啊，大自然随四季变换而表现出"风寒暑湿燥火"六种气候变化，人作为自然的一分子，必然要与之相应而作出调整和变化。所以，无论是起居还是养生，都不能违背自然的规律，否则就会生病，甚至死亡。

马烈光：人的生命机能随一年四季不同气候变化而变化，以适应生存，就是"天人相应"或"天人合一"。《黄帝内经》对根据四季变换而施行的常规养生方法讲得比较详细，您有没有一些特殊的因时养生方法呢？

李振华：要说特殊的养生方法，首先我特别注意躲避"虚邪贼风"，老年人腠理疏松，易受外感，所以居室要固密一些，尤其注意门缝、窗缝的遮挡，至少不能让风从缝隙直吹进来。另外，我每日早晚按摩鼻部迎香穴和脑后风池穴各80次，以增强鼻黏膜抵抗外邪之功能。此法使我远离传染病，也很少感冒。总之，人是环境的产物，环境可以改变，人也应该适应环境。这就是天人合一的养生道理。

马烈光：您第二个养生要诀是"情志安宁，气血通畅"。中医养生学一直以来就把精神情志的调养放在首要位置，认为"养生当先调神"，也发展出了诸多具体养生方法。我观您闲谈时总是笑容满面，和蔼可亲，可以看出精神状态非常好，一定有特殊的精神养生法吧！

李振华：你我都是医生，这个行业，最重要就是要求个"心安"。如果能保持坦然心安、少留遗憾，就是医生长寿的最大精神保障。"医者仁心"，医生做人、做事一定要认真，对病人要怀有同情、悲悯和满腔热情，"见彼苦恼，若己有之"，绝不能对病人漠不关心，麻木不仁，无视病人疾苦。至于喜、怒、忧、思、悲、恐、惊，是生活中难以避免的，只要生活中加强修养、爱好广泛、宽宏大量、不计得失恩怨、遇事不躁，就能心静志安，乐观宽宏。

马烈光：李老，您真是一言中的啊！当前社会医患关系非常紧张，医生的养生环境十分恶劣。其实反躬自问，医生在处理大量病患后，逐渐对疾病甚至重病、对病人产生"见怪不怪"和麻木不仁的情绪，失去了本该有的耐心，是很重要的原因。医生真要能慎终如始地常持"精诚"之心，对每个病人都付出最大的耐心和努力，也就能少留遗憾而心安了，养生环境自然会好起来。这可谓现代社会的医生，不论中医还是西医，最需要加强的精神养生法了。

李振华：唉，现实多艰啊，只能做好自己，逐渐把这种影响扩大到整个社会，才能形成良好的氛围。还是让我们说回养生吧！我的养生第三个大法是"饮食有节，保护脾胃"。饮食方面我有三个原则：定时、定量、定性。如果没有特殊情况，我坚持每日三餐按时就餐，三餐定量不过饱，以八成饱为度，尤其晚餐食少，以易于消化吸收。定性是粗细粮配合，蔬菜水果搭配，吃后以能消化吸收、腹部舒适为准。

马烈光：这几个饮食养生的原则，平淡中见真知啊，是饮食养生的根基，普通人真要能落实好这几个原则，饮食养生就已经做的比较好了。限于时间，我想向您请教我最感兴趣的第五条大法"爱好书法，修身养性"。我看您写的字颇有大家风范，平时我也喜欢练字，所以有些迫不及待，让李老见笑了！

李振华：哈哈，书画雅事，修身养性，也需知音，你的心情我非常理解啊！我爱好书法，开始是受我父亲的影响，后来上了十年私塾，更是练字不辍。这一爱好，一直坚持到现在。可以说，书法是我最重要的养生方法。

马烈光：您的字字体清秀俊逸，笔势潇洒，遒劲有力，深厚古朴，自成风格。我听说您是河南省书法协会会员，河南省卫生厅老年书法协会副会长，河南中医学院书画院院长，还曾多次参加全国、中南五省及河南省市书法展，可谓书法名人啊。

李振华：这些都是虚名了，我倒是觉得，书法对我最大的好处就是养生。练习书法讲究姿势正确，即要求头正身直、悬肘松肩，要求平气凝神、排除杂念。表面看起来挥毫起笔只有手在动，实际上是手指、腕、肘、肩带动全身的运动，将精、气、神全部倾注于笔端。整个过程酷似打太极拳，又像练气功。意力并用，动静结合，既增强了手、脑的协调能力，又锻炼了四肢的功能。可以说，书法不但是一种艺术享受，也是一种健身活动啊。

马烈光：您曾写一首诗曰："幼承庭训学岐黄，勤求博采研效方；悬壶六旬尽天职，但愿世人寿而康；传道授业毕精力，喜见桃李芬而芳；祖国医学普四海，人间处处杏花香。"确实是对您最好的总结啊！不胜感谢李老接受采访，为我传养生之道，授养生之术，播撒健康！

国医大师石学敏：
石氏养生秘诀

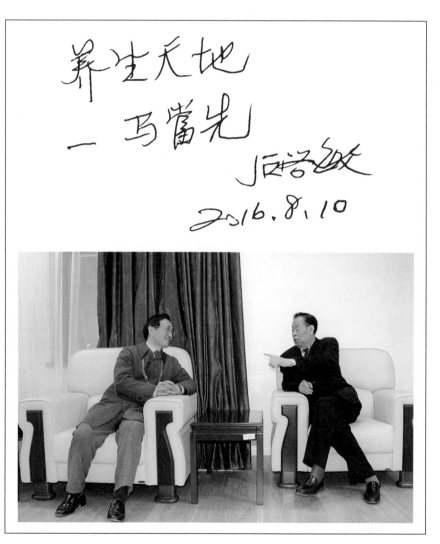

养生天地
一马当先

石学敏

2016.8.10

石学敏，1938年生。教授、博士生导师，国家有突出贡献专家、国务院特殊津贴专家，中国工程院院士、国医大师，兼任中国针灸学会副会长，天津针灸学会会长，中国针灸临床研究会副理事长，欧洲传统中医协会顾问，联邦德国巴伐利亚洲中国传统医学研究第一副院长。

2016年3月26日,马烈光教授应邀赴南京出席"世界中医药学会联合会治未病专业委员会"成立大会,并被推选为副会长。会议之余,马烈光教授与国医大师石学敏院士就养生进行了交流。

马烈光:石院士,您好!今日大会主题是治未病,而养生是治未病实现的途径,故在此望石院士能开讲养生。

石学敏:马教授,你是养生研究专家,我就不讲太多学术的内容了,只谈谈我的日常养生经验吧。人要养生保健,最重要的就是上、中、下"三位一体"。"上"保持灵敏、充沛的脑力;"中"保持通顺、畅快的胃肠消化系统;"下"保持一双强壮、有力的大腿。而达到这个目标的方法就是指针加运动。我每天坚持慢跑,到现在已经50多年了。我还喜欢游泳,爱吃蔬菜沙拉,犯困了就用自创的"指针法"为自己按摩,所以平常很少感冒咳嗽。

马烈光:确实,您虽年近80岁,但精神甚佳!刚才听您演讲,中气十足,看得出,您的身体很棒啊。

石学敏:这都是因为运动啊,是运动给了我一副好身体。运动不仅能让人精力充沛,还让身体经得起摔打。运动让我特别受益,使我在长期紧张的领导工作和科研任务中,没有因为过度的思考和疲劳而患脾胃病,也没有因为太多操心、生气、着急的事而患上高血压、冠心病等老年常见慢性病。

马烈光:我听说您从小就喜欢运动,从青少年开始,每天坚持做2个小时的体育锻炼,而且是剧烈的运动,读中学的时候,次次都拿长跑冠军。除了游泳以外,您还非常喜欢打篮球,到了大学还当了5年篮球队队长。

石学敏:那时候年轻嘛,运动非常上瘾,每天不活动活动,不出一身透汗,就感觉今天像缺少点什么,浑身不自在。运动之后,脸虽然红,心虽然跳得快,但是头脑清醒,身体舒爽,一点也不觉得累。这种锻炼对于脑力劳动者,尤其有益。

马烈光:您现在应该运动方式有所改变了吧?

石学敏:是啊,毕竟年龄不饶人。这种剧烈运动的习惯,我一直坚持到中年。到了现在这把年纪,改成了慢跑和健步走,每天至少走1万步。

马烈光:刚才我注意到您说用"指针法"做自我按摩,您能详细讲讲吗?

石学敏:指针法,即以手指按压、按摩穴位。我能保持身体健康和精力充沛,除得益于运动外,指针法也非常重要,因为我每天都坚持用指针法按摩10分钟。

马烈光:用银针刺激穴位为针灸,以手指按压、按摩穴位为指针,倒也贴切,当然,现在中医有"杵针学",与您自创的指针类似。这样看来,对于大众而言,指针简单易学,不借助其他工具,场地不限,是最实用的健身养生方法。那您的养生"指针法"具体怎么做呢?

石学敏:人老往往从脑细胞萎缩开始,因此指针法最好从"头"开始。首先坐在椅子上,靠背,头稍后仰,双目微闭,消除杂念,双手向后作抱头状,用两个大拇指在后颈部及耳垂后,依次按压天柱穴、风池穴、翳风穴,不要求寻穴精准,按压穴位周围同样有效。每次按压3分钟,每天坚持10分钟即可。此法随时随地可做,长期坚持可保护祛风健脑,预防脑中风。

马烈光:石院士,既然讲到脑中风,我想趁此请教一下脑中风的预防,毕竟这个病是老年人的大敌啊！

石学敏：老年人预防中风，最主要是控制好血糖和血压。大家平时要节制饮食，多吃粗粮、杂粮，每天定量运动，家中可自备血糖仪，根据血糖情况来调整饮食和运动量。降压药必须长期坚持吃，这是科学的控压方法。但如果要治疗高血压引起的心、脑、肾靶器官损伤，最好的方法还是请中医师帮助针灸。注意控压和治疗高血压的不同，必须在"控"的基础上"治"。

马烈光：您的养生法，有什么特别要注意的地方吗？

石学敏：指针加慢跑、游泳的健脑强体方法，最忌三天打鱼两天晒网。奢望急功近利，不能坚持者，将体会不到其中的奥妙。另外，还要保持充足睡眠，如此，与运动之间动静结合，方能保持健康。

马烈光：您这套养生法，真可谓"石氏养生秘诀"啊！感谢石院士传授宝贵的养生经验，谢谢！

院士吴以岭：
八字养生经

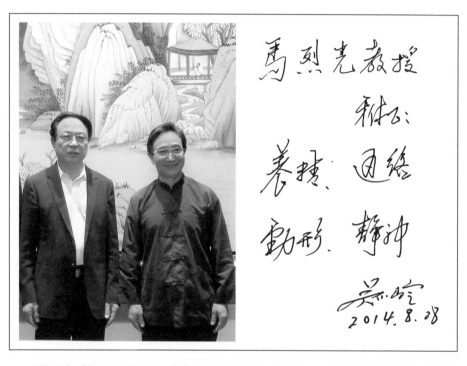

马烈光教授

雅正：

养精、通络

动形、静神

吴以岭
2014.8.28

　　吴以岭，中国工程院院士、教授、博士生导师。国家 973 项目首席科学家，中国中西医结合学会副会长，中华中医药学会副会长，中华中医药学会络病分会主任委员，中国中西医结合学会血管脉络病专业委员会主任委员，世界中医药学会联合会络病专业委员会会长。获得国家级大奖五项，省部级一等奖五项，以及何梁何利奖。

　　2014 年 8 月 28 日，我赴北京参加"以岭健康城健康教育学院"成立大会，会后应邀与吴以岭院士共论养生。

　　马烈光：吴院士，我与您相识多年。今天的会上，我还被您所创建的"以岭健康城健康教育学院"聘为"特聘教授"，深感荣幸啊！您是心血管方面的专家，您还研究出通心络胶囊、参松养心胶囊、芪苈强心胶囊等治疗心脏疾病的各种有效药物,挽救了无数人的生命。但最让我赞叹的是,您还扩展了经络理论,创立络病学,从而对中医学术发展作出了重要贡献,真是难能可贵啊!

吴以岭:其实,经络的概念已经有2000多年了,但2000多年间,中医主要是研究经,很少有人研究络。络病是指,久病入络,久痛入络,那些临床病程较长、疼痛反复发作、迁延难愈的一类疾病。从古代文献来看,包括胸痹、中风、癥积、消渴、痿证等,涵盖着现代医学的心脑血管、肿瘤、糖尿病、神经肌病等重大疾病。现在医学这么发达,都还没有解决这些疾病,解决了就没有这么高的发病率和死亡率了。所以我才萌生了研究络病的想法,并坚持至今,总算作出了一些东西,比较欣慰。

马烈光:我还听说您在养生方面总结了八字养生经,能具体谈一谈吗?

吴以岭:我的八字养生经是"通络、养精、动形、静神",这是中华几千年来儒释道医四大流派养精文化的精髓。假如能够遵循通络养生八字经,相信就能让人尽量靠近自然寿命,享受健康人生。

马烈光:精气形神,是中医养生学的理论根基,也是人体健康的根基和养生实践的着眼点,您的八字养生经可谓抓住了养生的根本啊! 您提到了"自然寿命",应该就是中医养生学中的"天年"概念。中医养生学认为人的"天年"是120岁左右,人最终的寿命只能无限接近这一寿限,而不能超越。所以您用到"尽量靠近"这个词,可以看出您在中医养生方面也是有相当造诣啊!

吴以岭:"造诣"不敢当,你才是中医养生专家啊,我只是在平常研究中有一些心得而已。其实,美国老年学专家海弗利克于1961年对人胚成纤维细胞的分裂与增殖规律研究发现,人体有50亿个细胞,从胚胎开始共分裂50次,每次分裂周期2.4年,人类的正常寿命应为50×2.4年=120岁,这与中医的认识相似。但实际生活中，受到遗传、环境、生活水平、生活方式等因素影响，人的实际寿命远远低于自然寿命。

马烈光：这几个因素中，现代研究认为，生活方式占主导地位，现在的很多"时代病""文明病"，都是由于个人不良生活方式导致的。《素问·上古天真论》就提出："其知道者，法于阴阳，和于术数，起居有常，食饮有节，不妄作劳，故能形与神俱，而尽终其天年，度百岁乃去。"可见，古代养生有术的人，都拥有良好的生活方式和习惯。

吴以岭：该篇里面也指出了不良的生活方式："以酒为浆，以妄为常，醉以入房，以欲竭其精，以耗散其真，不知持满，不知御神，务快其心，逆于生乐。"这与现代的情况多么相似啊！现在多少人30多岁就把自己身体耗得一身是病，近年来心脑血管病年轻化的趋势非常明显，这都是不健康的生活方式导致的。

马烈光：这样说来，我明白为什么您提出的养生经是"通络、养精、动形、静神"这八个字了，皆因为这些不良的生活方式，最终将导致人体精气神不足，经络不通，从而影响身体健康。也就是说，只要能让人精气神充足，经络通畅，就能达到养生的目的。那请您谈谈这八个字的具体内容吧！

吴以岭：好的，其实我也早想与你一起探讨一下。"通络"：中医讲究通络，经络气血流通，所以络通气血通，健康伴长生。"养精"：道家讲究养精，道家把精气神称为人身三宝，医家吸取了道家的观念，又提出了肾精为人体生命的来源和动力。"动形"，中国古人一直提倡适当运动，五禽戏、太极拳是古人创出的运动方法。"静神"：人神宜静，不耐烦扰，"主明则下安"，因此养神当静，让心神保持清静。

马烈光：您解释得已经比较透彻了，养生的确当遵此八字进行，这八个字可谓凝聚了养生的精华，值得推广啊！想必您所建立的以岭健康城，也是在这八个字的指导下展开工作的吧?

吴以岭:是的。我用这八个字来指导,在线上和线下,建了这个健康城,实现了医药健养一体化,满足人们在吃住购游等生活的方方面面的健康需求。所以健康城当中设有健康管理中心、健康购物商城、养生酒店和药堂,做健康状态的辨识。健康城的体检中心与一般医院不同,常规体检完之后还要进行"四辨",即辨络、辨精、辨形、辨神,然后对健康状态做一个判断,由专家给出健康建议。我们还经常做健康教育和养生科普,要让健康文化进入每一个家庭,让老百姓听得懂,用得上,把它通俗化、科普化、艺术化。另外,我们还建立了通络养生馆、静神养生馆等。

马烈光:看得出,您已经把这个八字具体化、系统化了,把这八个字发展成了一个系统工程,令人佩服啊! 您最后提到的那两种养生馆,是健康城的配套设施还是单独存在的呢,里面开展哪些项目,请您简单介绍一下好吗?

吴以岭:可以。这两种养生馆,当然在健康城中有所配套,但我们也在健康城外开设了一些单独的场馆。通络养生馆,包括了火针、按摩、五行药浴等一系列的通络方法。静神养生馆,综合运用五行音乐、器械静神、禅定打坐、心理调适、天然氧吧等方法,甚者结合我们自己研制的解郁除烦胶囊、枣椹安神口服液、酸枣仁油软胶囊等静神中药产品,让人心神安宁,恢复心理平衡。

马烈光:吴院士讲解得很详细,今天真是获益匪浅啊!

吴以岭:我还总结过几句话:"要养生补肾精,气旺神清络脉通;常动形勿过劳,忙中抽闲心神定。"今天在这里也赠送给你,希望与你一起共勉,奔向长寿!

马烈光:谢谢吴院士,也祝您健康长寿!

世界针联主席王雪苔：
中华自然疗法与养生保健

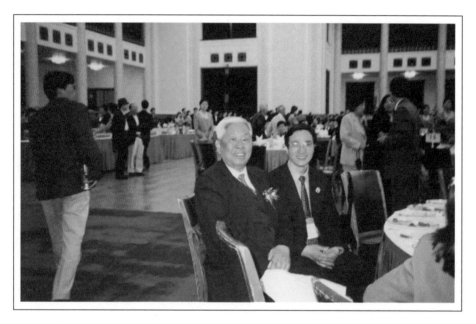

　　王雪苔，1925年生。历任中医研究院针灸研究所学术秘书室副主任、编审室副主任、文献资料研究室与医史研究室总负责人、针灸研究所所长，中国中医研究院副院长等职，兼任中国中医科学院资深研究员、学术委员会委员、世界针灸联合会终身名誉主席、中国针灸学会高级顾问等职。

　　2005年春季，王雪苔主席主持召开了"经络穴位标准化"论证会，马烈光教授应邀出席，并在会议期间与王老共论养生。

　　马烈光：王老，1991年时，得您提携，为我们出版的《中华自然疗法汇粹》一书作序，十分感谢！今日再得机会当面致谢，还能聆听您的教诲，共论养生，实偿十几年之愿啊！

王雪苔：其实，我对中华自然疗法也很感兴趣啊。自然疗法，即运用各种自然的手段来预防和治疗疾病，如食物、空气、水、阳光、睡眠以及有益于健康的精神因素等。自然疗法指导原则就是教育患者采用健康的生活方式，增强机体的自愈能力，应用自然和无毒的疗法。

马烈光：自然疗法其实起源于西方的替代医学，中医由于与自然疗法具有许多相似性，因而在中国发展出"中医自然疗法"，也有许多学者对此进行了研究。1991年时，"中华自然疗法首届国际学术大会"在成都举行，继而将大会交流论文438篇汇集成编，始有《中华自然疗法汇粹》一书。那届大会上，可谓盛况空前啊！

王雪苔：确实，中华自然疗法是当时的研究热点，其与中国医药学渊源颇深。中国医药学是中华民族在几千年的漫长历史长河中，与大自然作斗争的医学结晶。从《黄帝内经》开始形成的卓越理论就系统阐述了人应天地精气而生，适应着大自然的环境而生长壮老已。绝大部分中药都取之于天然之品，各种治疗手段都强调与大自然规律相融合而同其变化，因此积累了十分丰富的自然疗法的理论和经验。中国医药学就是最富于自然疗法特色的医学。

马烈光：是啊！中华自然疗法具有浓郁而鲜明的中国特色和中医特色，是中华民族灿烂文化中的一颗明珠，与中国传统医学有着十分深厚的血肉联系。

王雪苔：在后来的发展中，中华自然疗法又广泛吸收了现代多学科的成果，其理论与方法更有新的特色，更加丰富多彩。所以才有了中华自然疗法首届国际学术大会时，海峡两岸、国内外学者汇聚一堂的盛景，显示出了中华自然疗法的吸引力和生命力。以当时的国内条件，成功组织这么大规模的一次学术会议，又编成《中华自然疗法汇粹》一书，可喜可贺，故欣然作序。

马烈光：其实，中医在治疗方面，也符合自然疗法的原则。在中医治疗学中，不仅包含着"自然疗法"所强调的"顺势疗法"或"同类疗法"，还包含着针对疾病性质或致病邪气的"对抗疗法"或"异类疗法"。例如，在中医学中既有"寒因寒用""热因热用"的"同类疗法"治疗原则，又有"寒者热之""热者寒之""虚者补之""实者泻之"的"异类疗法"治疗原则。中医针灸疗法，也是调节经络气血阴阳，使之顺其自然。

王雪苔：我就是搞针灸的，针灸也具有自然疗法的特性。针灸是通过刺激经络而调整人体气血，最终调节脏腑功能，针灸的使用要顺应天地自然的变化和人体气血经络实时的运行特点，是法自然之道。所以《素问·八正神明论》曰："凡刺之法，必候日月星辰，四时八正之气，气定乃刺之。"针灸手法的采用，更要与四时气候相应。《灵枢·四时气》曰："四时之气，各有所在，灸刺之道，得气穴为定。"同时，针灸不能违背自然法则而施用，否则就会使气血逆乱而变生他病。所以《素问·四时刺逆从论》曰："春刺筋骨，血气内著，令人腹胀；……夏刺筋骨，血气上逆，令人善怒……"这些都可以看出，针灸也可称为一种自然疗法啊。

马烈光：中医养生更是贴近自然疗法，以饮食养生及食疗来说，可管窥之。随着现代科学的进步，生活内容与社会需要日益丰富，西方的饮食保健正面临着巨大的转变。专家们一致的看法是：食用高脂肪乳制食品须有节制，高纤维蔬菜则常食无妨；口腹之欲应迁就于营养健康而作出牺牲；食品选购以自然为佳，化学添加剂越少越好。在这种形势下，具有浓郁东方特色的中华饮食文化和中国保健食品正大踏步走向世界。

王雪苔："饮食回归自然"在全球的流行是一个重要的信息，预示着中国特色的中医食疗学及其密切联系、丰富多彩的自然疗法、饮食保健将加速发展，成为未来的热点。中医食疗学的学术思想和实践经验，是中医学的重要组成部分，是中华民族宝贵的科学文化遗产。中医食疗的重要特色是"医食同源"，将天然药物与自然食品融为一炉，将药治与食疗浑然一体。

马烈光:是啊! 中医食疗大量在运用天然药物加工配方,进行辨证论治以防治各种疾病的同时,积极强调"饮食倡导天然""饮食顺应自然"的学术思想,大量运用天然药物与自然食物相结合,进行辨证施膳,利用具有浓郁自然疗法特色的饮食保健来防治疾病,增进健康,延年益寿。

王雪苔:所以说,中医食疗是具有数千年悠久历史的中华自然疗法体系中自成一体、独具特色的重要部分。但是,由于历史的局限性,中医食疗与自然疗法的丰富理论与实践经验,尚有不少亟待整理、发掘和研究,甚至一些基础性问题都存在不明确性,令人颇感焦急啊!

马烈光:其实,这也是中医学与自然疗法间面临的问题,需要广大学者进一步努力加以研究了。非常感谢王老今天能在会议之余抽时间教诲后学,谢谢您!

国医大师刘敏如：
呵护更年期女性健康

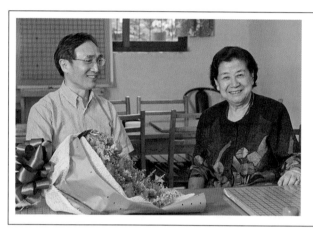

烈光学弟 惠存
养生魁楚
普济众生
刘敏如
2014.8.18.

刘敏如，女，1933年生，成都中医药大学教授、博士生导师、国医大师、国务院特殊津贴专家、首批全国中医妇科名医、中医妇科省级重点学科学术技术带头人、世界中医药学会联合会养生专业委员会名誉会长。

更年期可说是对人生态度的考验时期，是检验女性是强者还是弱者的时期，也可以说是生命历程的反思阶段和转化阶段。所以，维护健康不能被动依靠医学，要主动自我呵护，并要了解相关知识，才能做到更年期"治未病"的自我体质养生。

女性身体娇弱，而更年期身体更会发生种种的变化，在这个特殊时期，如何在才能做到知未病，进而治未病呢？针对这个话题，《养生杂志》主编、成都中医药大学博士研究生导师马烈光教授与著名中医妇科专家、首位女国医大师刘敏如教授，进行了探讨交流，为读者答疑解惑。

马烈光：刘教授好，您是著名的妇科专家，今天想跟您探讨的话题就是女性更年期的一些症状和对治方法。更年期是女性生殖能力开始减退至完全消失、进入老年的渐进的生理过渡，包括了月经完全停止前数年至绝经后约若干年的一段时期，可长达20年之久。在这个特殊生理时期，女性身体上会出现哪些"未病"状态呢？

刘敏如：一般女性更年期约在40~60岁，此年龄阶段即称更年期。现在世界卫生组织（WHO）统一称围绝经期，中医称绝经前后时期。中医学早在两千多年前便记载有女性一生不同时期的生理年龄分期及表象，如《黄帝内经·素问》记载："女子……六七，三阳脉衰于上，面皆焦，发始白；七七，任脉虚，太冲脉衰少，天癸竭，地道不通，故形坏而无子。"指出女性42岁开始出现生殖功能减退，月经不调，颜面渐憔悴，出现白发。49岁绝经，生殖器官萎缩，生育能力消失等，至今符合更年期的生理常态。

女性在更年期，生理上肾气渐虚，天癸将竭，阴阳易失平衡，所以肾虚是女性更年期的生理特点，也是更年期的体质体现和相关病证的基本病机。健康的身体常可自身逐渐适应，大多不会或时有出现一些不适，如偶有轻微腰膝酸软、易出汗、潮热、咽干口苦、夜尿多、情绪易波动、易忘等。一般不影响日常作息，这便可以视为更年期特殊生理变化的"未病"状态。其中约15%~25%的妇女，不注意调护，易受到内外因素的影响，便可出现一系列与更年期生理变化、体质变化相关的病证。

马烈光：更年期阶段，由于生理的特殊变化和不同体质的反应，容易从"未病"状态发展为与更年期生理病理相关的"既病"状态。而且，现今女性，随着社会地位的提升及生活节奏的加快，更年期病态有明显上升趋势。如何防止其从未病到既病的转变呢？

刘敏如：结合女性更年期个体素质和生理变化，运用"治未病"理念进行防治，对保障更年期妇女身心健康，顺利度过围绝经期进入老年，提高妇女的社会竞争力，具有防治疾病，保护健康的医学意义及社会意义。

认识健康和健康表现是自我调养的前提。健康不仅仅是传统的"无病、无残、无伤"，而更是"身体的、精神的健康和社会幸福的完美状态"，这是一种积极的、正能量的健康观。我概括为"神与形俱而为"（形，指体魄；神，指精神；俱，是形与神相搏；为，是人际行为）。形、神、为有机地表现出正常的生命活动，便是健康。

"形"：指体魄，体重在标准范围、身材挺拔、肌肤红润、牙齿亮洁、头发光泽、肌肉结实、关节灵活、行走步健，第二性征发育良好。

"神"：指精神，目光明亮、说话流畅、良好的个性、表情宜人、心情舒畅。

"为"：指人际行为，饱满的生活工作情趣、良好的处事能力、良好的人际关系、良好的医患关系、重视健康咨询。

更年期的女性特别要注意以下不健康的信号——

* 心慌气短、胸闷，心烦易怒，无悲想哭，不寐多梦，耳鸣；
* 自汗、盗汗、出虚汗、怕冷、稍不注意就感冒；
* 舌尖红、舌苔厚腻、口苦、咽干、大便干燥、小便频或黄；
* 乳房胀痛或有硬结；
* 面色无华、憔悴、双目周围发黑，眼皮肿胀、下垂；
* 晨起或劳累后足踝及小腿胀，月经提前或经期延长，小腹下坠感；
* 指甲粗糙有脊……

更年期还要注重自我调养，以保持健康平和体质。根据中医学健康要求，基本做到形养、神养、为养三点。

"形养"：饮食有节，起居有常，不妄劳作，虚邪贼风避之有时，广步于庭，宽衣缓行，避免"久卧伤气"、"久坐伤肉"、"久行伤筋"、"久立伤骨"、"久视伤血"。

"神养"：精神内守、笑颜常在。

"为养"：修身养性，恬淡虚无，无诱于势利。

马烈光：更年期妇女更为敏感，噪音、高楼、空调、逆时而作、练体无章等都可能影响健康，若调护不当，也很容易影响健康，出现相关疾病。在身体调护上，您觉得应该采取哪些方式？

刘敏如：我认为主要可以从 4 个方面进行——

心理调护：保持良好的心理状态，维持心理平衡，协调社会与家庭的负担，保持自信心，留意自己的情绪，培养新的兴趣，积极走入社会，参与各项活动以纾解压力来忘却症状，享受和谐家庭生活，每天给自己一个满意的微笑。

饮食调养：良好的饮食习惯，餐食规律，饮食均衡清淡，营养丰富。维持维生素摄入，增加钙质的摄取。多选食植物食品，如五谷、甘果、菜豆、苹果、黄豆、苜蓿、茄子等。少吃含胆固醇、饱和脂肪酸的食物。煮食方法科学，不要道听途说，不随意用药物煲汤等。

起居调养："慎起居、重节气、适寒温"，良好的个人卫生习惯、健康的生活方式，早睡早起，多晒日光。睡前热水浴或热水泡脚。穿着棉质吸汗衣服。

动静结合：保持午休，有规律地适时适量运动。平日应多喝水，少憋尿，有规则地肛门肌肉收缩运动，可间接强化骨盆肌肉，预防子宫、膀胱、阴道下坠。

当然，也需要掌握一些健康的标准和常见病的早期症状，提高自我检测能力，定期进行自我检测和记录，能及时发现自己身心健康的偏差，及早发现疾病，及早进行矫治，维护健康，也是非常关键的。

马烈光：营养、饮食、运动、生活、心理等的调护对女性健康和防治更年期相关疾病虽有积极意义，但是有效的药物防治也起到"治未病"未病先防的积极作用。女性身体调理有哪些药养方法？

刘敏如：西医的雌激素替代疗法（Hormone Replacement Therapy，HRT）曾经风行一时，几乎世界半数以上的更年期妇女接受了这一防治性治疗。但是在 2002 年 7 月 19 日《美国医学会杂志》编辑部社论，以"Failure of Estrogen Plus Progestin Therapy for Prevention（雌激素加孕激素疗法用作预防的败退）"为标题，认为"雌激素加孕激素的作用会增加乳腺癌的风险以及增加单用雌激素时的其他副作用"。2003 年《美国医学杂志》、《新英格兰医学杂志》在此发表多篇文章，提示 HRT 并不能防治更年期痴呆、尿失禁，也不能提高妇女生活质量，相反，可能会增加痴呆、尿失禁、中风的危险。这些评论的发表，使"HRT"的临床使用再度受到限制。所以使用中医药进行调治具有广阔前景。

"补肾气疗法"是中药里比较有代表性的一种。中医药认为更年期生理处于肾气渐虚，天癸将竭状态，当以补肾气、资天癸、养精血、营脏腑、调冲任为大法，改善体质，提高患者肾气的活力，达到"阴平阳秘，精神乃治"。

中医非激素调节，能取得激素调节的某些相似作用，避免雌激素替代治疗带来的负面影响，这是中医药的优势。

常用于更年期方药有很多：六味地黄丸（熟地、山茱萸、山药、茯苓、丹皮、泽泻）类、左归丸（熟地、山茱萸、山药、枸杞子、川牛膝、菟丝子、龟甲胶、鹿角胶）、右归丸（熟地、山茱萸、山药、枸杞子、制附子、肉桂、菟丝子、鹿角胶、当归、杜仲）、归肾丸（熟地、山茱萸、山药、枸杞子、茯苓、菟丝子、当归、杜仲）等。

马烈光：更年期妇女除了药养，食养也很重要，作为妇科方面的专家，你能给更年期妇女提一点食养意见吗？

刘敏如：可以，我下面说到的这些食养方，是从更年期的各种症状出发，提出的对应之策。

多汗潮热：乳鸽一只或墨鱼一个、沙参 30 克、麦冬 20 克、五味子 10 克。

睡眠差，多梦：鲫鱼两条、柏子仁 30 克、百合 30 克。

身痛腿软：蕲蛇 20 克、黄芪 30 克。

头昏眩晕：乳鸽一只、天麻 10 克、枸杞 10 克。

水肿：鲤鱼半斤、葱 20 克、薏苡仁 30 克、生姜 3 片。

体虚乏力，精神不振，面色萎黄、四肢不温、怕冷：羊肉 1 斤、党参 20

克、黄芪 20 克、大枣 15 克、枸杞 10 克。

健忘：大头鱼一条、核桃仁、枸杞、黑大豆各 15 克。

食欲减退：瘦肉 50 克、砂仁 6 克、白豆蔻 3 克、怀山药 15 克、山楂 6 克。

以上药方，煲汤食用，一人一日量，消化不良、感冒忌服。

马烈光：由于更年期特殊生理状态，体质偏阴虚，阴阳易偏颇，易受多种因素干扰，如果更年期未病未予合理调护，便可能发展为更年期综合征，遇到这种情况，该怎么处理？又有哪些要点和论治原则？

刘敏如：更年期综合征常见临床症状有：腰膝酸软、夜尿多或小便黄少、口苦咽干、眼干、耳鸣、腹胀、月经失调、白带异常、潮热、出汗、感觉异常、失眠、情绪波动、抑郁、多疑、眩晕、疲乏、关节痛、心悸、皮肤蚁走感、性欲下降等。这些症状或轻或重，或久或暂，三三两两不等出现。要注意与发生在更年期的内科相同症状鉴别。根据临床症状，一般无其他器质性疾病，本病诊断可以成立。但具体证候还要因人而异，临床也要随证而变，始终结合体质情况和关注有无肾虚症状及相关变证。

由于更年期阶段身体处于肾气渐衰、天癸将竭、精血渐亏的变化，因此对女性更年期防治，大法重在补肾气以资天癸，养精血以营脏腑、调冲任，从而提高患者肾气的活力，使机体达到"阴平阳秘，精神乃治"。根据素体偏阴偏阳，若偏于肾阴虚者，滋阴补肾；偏肾阳虚者，温阳补肾；肾阴肾阳俱虚者，阴阳两补。要注意证情变化，既病防变，肾虚涉及其他脏腑同病者，当以调肝、健脾、益肺、强心、壮骨等方法，健髓营脑、调理气血。

马烈光：更年期是一个较长的年龄阶段，相关病症容易反复，所以应用"治未病"理念，坚持调养才能顺利过渡，让老年健康长寿。治未病确实是一个非常重要的方面啊。

刘敏如：对，女性更年期是个特殊的生理时期，有明显的体质影响和

"未病"状态发展为"已病"的倾向。运用"治未病"理念，以女性更年期为例，探索体质、养生与健康、疾病的关系，以针对具体病种进行"治未病"3个层面程序化，有利于观察病证的发生、发展的全过程，起到对疾病较规范的程序调治，让女性的晚年更加幸福。有了好的身体，才能更充分地享受儿孙满堂的天伦之乐。

国医大师晁恩祥：
老年养生六大法则

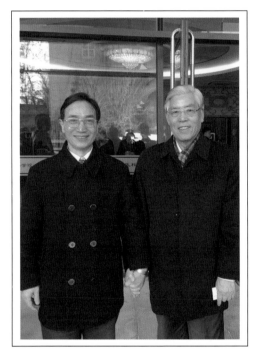

晁恩祥，1935年生，中日友好医院主任医师、教授，国医大师，中医内科首席专家，全国第三、四批老中医继承人工作指导教师，中央保健会诊专家，享受国务院政府特殊津贴。

2010年，在海峡两岸医药卫生交流协会主办的学术大会上，晁恩祥教授与马烈光教授均当选为协会学术顾问，期间，两位专家还进行了养生学术交流。

马烈光：晁教授，我跟您一样，都是搞呼吸科的。呼吸科平常事情很多，不过我几次见到您，您都是面色红润，精神矍铄，连发型、衣服都一丝不乱，真是"风流潇洒"的老人家啊！您一定有自己的养生秘诀吧？

晁恩祥："秘诀"谈不上，日常生活中我确实会特别注意遵循一些养生的法则。马教授，您是研究养生的专家，借此机会，我还想与您探讨一下。我的养生经验，总结起来就是六句话：心态需平和，锻炼自把握，饮食要调整，仪表要讲究，戒烟酒少喝，慎选保健品。

马烈光：您的养生内容涉及精神、运动、饮食、衣着、禁忌、药物等诸多方面，很全面啊！请您具体谈一谈吧！

晁恩祥：养生首先是心态，即"心态需平和"。你说的"精神"，包含的范围太广了，我的养生还做不到那么广泛，我更重视心态的调整。我认为老年人养生，最重要的就是怀有平和的心态，心胸要开阔，不能过多计较。尤其是刚刚退休的人，由于突然之间从忙碌状态清闲下来，需要一段适应时间。就是在这个适应期中，往往什么都爱管，自寻烦恼，从而影响健康。

马烈光：您说到这里，我都有些汗颜。我已经拿到退休证，虽然被学校返聘，不过事情少多了。仔细想想，我在日常生活中，确实有您说的那种情况，就是看到什么事情都想"指点"一下。平常我自己都没发觉，经您点醒，真如三国养生家嵇康所言"愧情一集，涣然流离"啊！我觉得这种情况，一方面是突然脱离工作状态的不适应，另一方面，至少对于老年男性而言，退休年龄与更年期年龄重合，雪上加霜，也是一个重要原因。那您觉得该如何调整适应呢？

晁恩祥：是的，应该与更年期也有关系。至于调整适应的方法，我建议退休的老年人可以培养一些兴趣爱好，如练练字画、听听京剧、下下棋、玩玩游戏等。我刚刚退休的那段时间，就是这样过来的，用这些方法转移注意力，可以消减由于不适应生活节奏变慢带来的烦躁，使人的心态渐渐平和宁静。

马烈光：我看您就写得一手好字，我还听说您喜欢做诗，有感之时，常常挥毫记之，现在练笔的诗册都已经很厚了。其实，我的爱好也是写字，可惜，由于各种原因，近些年练字没那么勤了。今日听您一席话，引起了我的思闲之情啊。

晁恩祥：对啊，人过60岁，养生最重要，何苦那么忙嘛！我在60左右的时候，写了四句话："人生苦短，劳累忧烦。送人情暖，自寻心安。"后来老伴在每句话后面又补了三个字，变成"人生苦短须尽欢，劳累忧烦忘为先。送人情暖心中喜，自寻心安乐陶然。"可见夫人的心地比我更宽阔、开朗，我也颇受启发。所以，老年人要有欢乐的心态，才能令人更勇于面对"劳、累、忧、烦"的现实。

马烈光：您再说说运动锻炼吧！

晁恩祥：好的，我的第二条养生经验，是"锻炼自把握"。老年人应适度锻炼，但运动的类型和锻炼的强度一定要从自身体质出发，要量力而行，不可盲从社会潮流。中国传统运动锻炼方式比较适合老年人，如太极拳、八段锦等，老年人还可以通过腹式呼吸、深呼吸等改善心肺功能。

马烈光：我看您就是现在这个年龄，身体条件也很不错，身板硬朗，少有老态。听说您年轻时是"运动健将"，曾获唐山市200米栏冠军，还曾代表唐山市参加过河北省田径运动会。进入大学后，一直是学校的军体部长，创造的校运会100米跑记录50年不曾被打破，98年去台湾长庚医院讲学、指导医疗，还应邀参加了台塑集团春季运动会的5000米长跑。真是令人羡慕啊！

晁恩祥：马教授真是博闻强识啊！我的身体条件确实是年轻时打下的底子，所以我才能在高强度的工作中一直保持旺盛的精力。不过到了老年，更应该重视锻炼，不能因为年轻时身体好，就忽视了锻炼习惯的坚持。

马烈光:确实如此啊！请您再谈谈您在饮食养生方面的经验吧！

晁恩祥:老年人要想保持身体健康,饮食调配非常重要,我总结为"饮食善调理"。老年人的饮食要多样化,不能偏食,谷薯、肉类、蛋奶、蔬菜、水果等,都要吃一点,种类宜多而量不宜多。老年人胃肠功能下降,所以要少吃过于"甜、咸、油"的食物,另外要注意食物卫生。

马烈光:确实,养生学要求老年人要倍加注意饮食调理,对营养的摄入求"全"、求"质",而不求"量"。老年人还要注意饮食卫生,饮食要"温热熟软",少吃"生冷黏腻"。这些与您所言"饮食善调理"是一致的。

晁恩祥:第四个养生要点是重视仪表,"仪表要讲究"。仪表不只是衣着,还包含气质、待人态度等多个方面。讲究仪表其实更多时候是为了让自己身心愉悦。而讲究"体面"、注意细节,是自尊自爱的一种表现,促进人们更加自觉地注意个人卫生和日常保健,久而久之,整体的生活状态和生活节奏也会更健康,最终形成良性循环。哪怕在家中,也要衣着得体,注意细节。

马烈光:每次与您接触,您都是西装笔挺、头发一丝不乱,待人热情,总给人以振奋、潇洒之感,让人不由自主地想同您亲近攀谈。看来,重视仪表,也是重要的养生法则。其实生活逐渐变好,每一个人都应当注意个人的仪表,注意仪表可以体现每个人的自信心。

晁恩祥:第五是"戒烟酒少喝"。我平常不抽烟也不饮酒,偶尔聚餐时会少喝点红酒。烟我绝对不沾,而且比较反感闻到烟味,因为长期抽烟不仅危害肺及气管的健康,而且会伤及人体正气,使抗病能力下降,甚至诱发肺癌。吸烟还是高血压等心血管疾病以及肝脏、肾脏病变的危险因素,而二手烟会危害家人的健康,应当戒除。酒倒是可以少喝,适量饮酒可活血化瘀。但过度饮酒将给肝脏带来沉重负担,还可能诱发老年人脑部退化和病变。

马烈光：我跟您都是搞呼吸科的，呼吸科的医生，特别反感抽烟。抽烟真的是"吞进去自杀，吐出来杀人"，要养生必须戒烟。对于饮酒，我与您有一点不同的看法，我认为，如果单纯从养生角度考虑，除了血瘀体质的人，一般人应该戒除饮酒，包括红酒、啤酒等低度酒。当然，如果考虑到生活情趣，倒是可以稍稍喝一点低度酒。

晁恩祥：我想，最后要说的就是保健品了，我认为，养生要"慎选保健品"。合适的保健品会对人体健康有所帮助，但选择应慎重，最好在医务人员或对保健品较为了解的相关人士的指导下选择和服用。保健品不可替代药品，这是每一个医务人员应该向社会大力传播的正确养生理念。

马烈光：好的，您所讲的养生六大法，非常全面细致。感谢晁教授传授的宝贵养生经验！

国医大师张学文：
　　　加减乘除法则整合人生

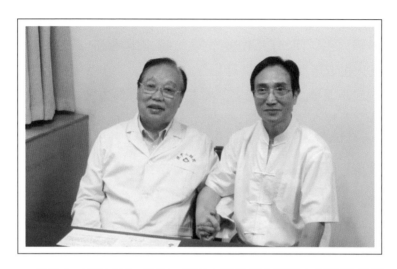

张学文，1935 年生，汉族。陕西中医学院中医科主任医师、教授，国医大师，全国老中医药专家学术经验继承工作指导老师，兼任第二届中华全国中医学会常务理事、国家中医药管理局中医急症中风协作组组长、陕西中医学会第二届副会长、陕西省中医内科学会主任委员等职。

　　人生究竟应该怎样度过？这确实是一个难以回答而又必须回答的问题。古往今来，有许许多多的哲人雅士不止一次地回答了这个问题，试图解除长期以来压在人们心头的疑问，拨开头脑中的疑云。然而，无论什么人，面对这样一个人生话题，可能都难以得出一个明确的答案，在人的一生中，到底应当抱着什么样的心态，采取什么样的方法，平安而顺利地度过呢，确实值得大家思考！

　　人生不易，我们自从降生的第一天起，便面临着种种困难和隐形杀手，面对说不尽、道不完的艰难、病痛、折磨，甚至危险，作为自身能力有限的人，只有勇敢地面对和抗争，迎着胜利的曙光前进，别无选择，确实不易！

人们常说：为了生活，四处奔波。其实这仅仅是人生最基本的付出而已，广而言之，为了荣誉，不惜累倒；为了成功，永不轻松。面对来自求学、婚恋、家庭、金钱、事业及情感等方方面面的压力，人的身心经受着一次又一次，一波又一波的严峻考验，很难将自己调在轻松而又愉快的状态之中。除了压力还是压力，除了劳累还是劳累，久而久之，则会对自己的身心健康带来极大的危害。因此，学会放松，学会减压，则是智慧人士必须掌握的一门人生学问，有劳有逸、忙里偷闲、刚柔相济、泰态相对，这才是智者们在人生道路上的正确选择。

这说起来简单，但具体该怎么做呢？首届国医大师、原陕西中医学院院长张学文教授认为，我们应该按照年龄阶段来设计自己的人生旅程，该加速的时候全力加速，应当减速的时候及时刹车，不可持续加压，直接损害自身健康！概而论之，青少年期当用加法整合人生，中年阶段应用乘法整合人生，中老年期可选择减法整合人生，到了老年阶段自然要用除法珍惜人生，究竟是不是这个道理呢？《养生杂志》主编、成都中医药大学博士研究生导师马烈光教授跟张学文教授进行了一番深入探讨交流。在此整理成文，以飨读者。

马烈光：张教授好，听闻了您关于人生加减乘除的法则，我觉得很有参考意义，能否请您具体讲一下自己的见解？

张学文：好，我们先来说说青少年，我觉得青少年要善用加法。伟大领袖毛主席曾经对青年人说过："世界是你们的，也是我们的，但归根到底是你们的……你们像早晨八九点钟的太阳。"从革命导师这段推心置腹的话中，我们便能真切地感受到青少年的活力和热情，可以不夸张地说，青少年时期是人生中最有希望的阶段。

青少年时期大约可以从七八岁算起，一直延续到30岁上下，在这20多岁的时光里，人们经常会迸发出许许多多的梦想、希望和光芒，成为人们一生中最为阳光、幸福的岁月。加之在这一阶段，绝大部分时间花在学习、婚恋之中，又是让人感到无比幸福的时间，确实太美好了，所以也称为人生的"花季"!

人生中最值得大家期待的事是什么呢?应该说是梦想成真、心想事成!我们每个人都有自己的梦想,而且都渴望能够将梦想尽早地变为现实,然而,为了梦想的实现,我们就必须为之奋斗!

青少年时期,是人生中最富有朝气的时期,在这个阶段,人们的体力旺盛,求知欲望强烈,乐于进取,特别是在求学方面,精神饱满,不知疲倦。因此,在这个时段,我们提倡用加法拨算人生,加倍珍惜求学阶段的美好时光,多付出、多劳动、多收获。举个例子而言,就像我们背了个大背篓上山采果,走一路采一路,越采越多,背上的负担也就会越来越重,手脚永不停歇地劳动也会感到异常劳累,但在心中,一定有一个信念,那就是这个阶段的收获越多,后半生的幸福程度就会越高,把自己沉醉在幸福之中,那就不会感到太累,生活也就会过得更为轻松和愉快!

无论在此过程中遇到什么样的困难或困惑,在我们自己的心中,应当建立这样几个用加法拨算人生的信条:要想成为生活的强者,就只有不停地奋斗,拿出百分之二百的努力,世上就没有做不成的事;不断地充实和完善自己,就有可能及时捕捉到良好的机遇;知识永远不会白学,汗水也永远不会白流;知识越多,人的潜能就越大,可以开发的智能就越多,离成功的距离也就会越近。凡此等等,均是青少年人理应装在心中的信念,在这些信念的鼓励下,就只有刻苦学习,勤奋上进,努力工作,不断积累,才可争取最大的成功。

马烈光:没错,青少年时期是人生打基础的阶段,基础打好了,到了中年,就是自己大展身手的时候,这也就是您提倡的中年阶段要应用乘法吧?

张学文:中年阶段是人生的黄金阶段,大约从30~45岁这一阶段,人的精力和生活经验处于较为旺盛和丰富的时期。对于绝大多数人来说,特别是对那些胸怀宏伟理想的人来说,中年阶段应当采用乘法设计人生,充分利用自己的各种优势,合理整合已形成的外在资源,抓住机遇、大干快上、勇敢冲锋,努力夺取胜利和成功!

那么，怎么样才能用好自己的人生乘法呢，也许每个人都有自己的思考和观点，综合而论，以下几个方面理应是我们用好乘法，少走弯路的关键：

其一，拥有强烈的自信，那就等于成功了一半。一个有自信的人，通常会把"不可能"三个字说成"我能行"，因为有信心的人总是敢于开始，有勇气的人永远乐于创新，拥有了自信，就等于拥有了战胜困难、奔向成功的法宝。

其二，只要敢想敢干，那就有可能做成任何大事。常言道："世上没有做不到的，只有想不到的。"确实就是这个道理！理想和现实之间，想起来很遥远，但是只要你迈开双脚，选择奋斗，理想变成现实那也是近在咫尺的事情。

其三，兴趣是成功之母，失败是成功之石。过去人们总有一句口头禅，叫做"失败是成功之母"，细想一下，这句话是不完全正确的，我认为任何大大小小的成功，均脱胎于个人在自我充分了解基础上所形成的浓厚兴趣，然后才是在具体实践过程中的失败经验，特别是借鉴别人的失败教训，所以前者当为成功之母，后者应为成功之石。只有在工作和社会生活中充分地了解自己，找到适合自己发展的兴趣点，才算握住了获得成功的手臂。

其四，人生的目标贵在专一。俗话说："样样通，样样松。"意思是说一个人如果涉猎得太多，那么什么事都难以成功，付出多而收获小，要记住，再优秀的猎人也不可能打死所有的猎物，目标太多等于没有目标。这就要求我们在确定奋斗目标时，一定要认准目标，不可太泛；另外一定要学会坚持，同时抵御其他新鲜事物的干扰和诱惑！

其五，苦干加巧干，成功在眼前。假如人生的目标已经锁定，那么如何选择最佳的实施路经便成为获得成功的关键。在这其中，埋头苦干是不可缺少的精神，但设法巧干则是多快好省的智慧。其中可供采取的方法很多，可因人因事而异地灵活选择，只有苦干再加巧干，才可快速获得成功，一定要学会借力，而且善于借力。

其六，学会放弃，掌握人生成功的大智慧。得与失，其中含有丰富、深奥的人生哲理，人到中年，已趋成熟，自当有所为亦有所不为，主动放弃是一种过人的智慧，只有学会放弃，才能轻松地躲开逆流、绕过暗礁；学会放弃，才会更好地养精蓄锐，捕捉机遇，迎接挑战。在必要的时候，要勇于承认自己是个小人物，用平凡人的心去谱写小人物的风采，同样是一件令人开心的美妙事！

马烈光：青年阶段之后，经过长达一二十年的艰苦打拼和不懈奋斗，无论从年龄上还是从心理上，人生的中年（黄金）时段便在成功的喜悦中变为过去，大约从45~60岁之间，人生的中老年阶段就如期而至了。在这一时期，体力日趋减退、家庭日益稳定、工作业已顺利、事业得以巩固，您觉得该如何安然度过太阳西移的中老年阶段呢？

张学文：联合国教科文组织的一份权威性报告指出：一般来说，44岁是一个人身体、心理盛衰变化的重要分水岭。在44岁以前，人的生理曲线呈上升态势，44岁之后则呈从峰顶下落之势，无论在体力上、心理上，还是生活上、思维上及事业上，均呈现出与44岁之前截然不同的状态，所以有人把44岁这个点称为人生的制高点，颇有道理！

过了44岁，人便真正步入了中老年期，一些令人烦恼的事情会接踵而至：从来没遇见过的脂肪肝、高血压、胃肠病，甚至心脑病，可能会频频造访；在家庭中，子女已经独立生活，夫妻之间的恋情、爱情早已成为明日黄花，只剩下一日三餐的亲情；在单位里，升职遇到"天花板"，竞争过后人与人之间的冷漠、嫉恨，成为内心痛苦的深渊；在生活中，真正能够推心置腹的朋友少之又少，只能用无奈和沉默来加以应对……，无怪乎有不少这一年龄的人用三句话形容自己的境况，那就是：腿已发软（体力衰退）、眼已发花（是非不清）、心已发凉（信心不足），所言极是！

面对这样的处境，我们建议尽快采用减法来规划自己的衣食住行和人生目标：首先要珍视自己的身体，因为只有身体是自己的，其他都是身外之物，定时体检、及时排险，保持身体健康；其次要给自己减压减负，舍弃那些无谓的牵绊，既不贪利，也不求名，真正地从内心愉悦自己，保持宽松、自由的心态；再则要明确人生的几个基本概念：官位不等于幸福、金钱不等于快乐、工作不是生活的全部、退一步天高地阔、顺利下山同样也是英雄！最后，无论到任何时候，也无论取得多大的成就，追求完美和永不停歇地工作，无疑是人生的最大悲哀，实不可取！

马烈光：步入老年，一般来说也就是退休之后，人便真正地可以放松自己歇息下来了，大约在 60 岁之后，人生的黄昏时段便来临了；彻底没有了工作压力，养护身体被提到议事日程上来，子孙满堂乐融融，然而有一个重要问题却不得不予以正视，那就是身心健康问题。在这两方面，您觉得要注意哪些方面？

张学文：首先在身体健康方面，经过大半生的艰苦打拼，起早贪黑、废寝忘食，自己的脏器或多或少地出现了老化现象，加之随着老年时期的到来，各种各样的慢性病、虚劳病、顽固病纷纷来袭，人体的抵抗力远不如从前，这就要求大家必须更加重视自身健康，积极治疗，主动养生。特别是对动脉硬化、高血压、冠心病、脑梗死、糖尿病、肥胖症等高危疾病，更应尽早防治，以绝后患。

再则，心理健康问题也是直接困扰老年人的大问题，最常见的现象是离退休时的失落感、疾病缠身时的无望感、与别人比较时的自卑感，以及子女不孝时的无奈感等，所有这些，都会给老人们的心理上带来灰色的阴影，挥之不去，痛楚难耐！

面对这样一种灰色的状态，作为智者，就应当采用除法来调整自己的人生，学会知足、学会忍让、学会以德报怨，尽可能加大自我保健的力度，从而有效地把自己的身心痛苦减少到最小状态！

尽管要真正地做到这些需要很高的智慧，但对于已经在生活、社会中经历了种种考验的老人们来说，绝不是完全难以达到的空想境界，只要能够真正珍惜所剩有限的黄昏岁月、切实执行比较合理的治疗调养方案、有效戒除"老年恐惧症"和"自残自弃心理"，同时主动积极地参与到老年群体健身强心活动中去，那么无限美好的"夕阳红"依然会晒落在自己的身上，度过那人生的快乐时光。

综上所述，可以认定：人生是一首美妙的乐曲，青少年阶段为序曲、中年阶段有高潮、中老年阶段当回落、老年阶段留余味，与此相应，我们应该分阶段按照加、乘、减、除之法则整合人生，从而使自己的一生更为美好、少留遗憾！当然，此论仅为一家之言，可供参考，具体实施，当因人而异，方为至善！

国医大师王琦：
养生有"五心"

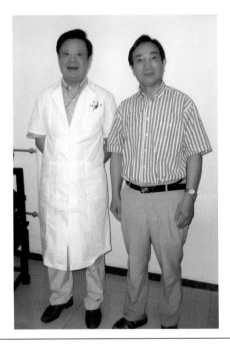

　　王琦，1943年生，江苏高邮人，教授、国医大师、国家级重点学科中医基础理论学科带头人。现任北京中医药大学博士生导师、北京中医药大学学术委员会委员、中医体质与生殖医学研究中心主任，享受国务院政府特殊津贴，兼任世界中医药学会联合会及中华中医药学会等多个学术团体的主要负责人。

马烈光：王教授，我对您慕名已久啊！您在中医男科学、中医藏象和中医体质学说方面的许多开创性成就，都已成为养生学体系中重要的指导理论。您本人虽年逾古稀，但身体健康，精神矍铄，想必也很擅长养生。

王琦：确实啊，你我有缘。我自己很喜欢养生，我研究的这些领域中，体质学说在养生中应用很广。其实，我跟巴蜀大地也很有缘分，我的恩师方药中先生就是重庆人，我又素闻巴蜀风光秀丽，环境优美，养生资源丰富，对于喜欢养生的我而言，巴蜀是一块神往之地啊！

马烈光：说起方老，记得在上世纪70年代末时，我还有幸曾与方药中先生结一面之缘，当时方老就盛赞您！他说他有一位中医基础扎实而且具有相当的传统文化功底的学生，名叫王琦。方老还预言他这个学生未来会很有出息，今果然中的，方老可谓慧眼识珠！既然如此，今日还请您不吝赐教啊！让我们的读者一起分享您的养生之缘和养生心得。

王琦：好的。我认为，要养生，首先要知道什么是养生。养生并无定式，而是要扬长补短，顺势去做。正如《庄子·达生篇》所说："善养生者，若牧羊然，视其后而鞭之。"养生的"养"字上面是一个"羊"字，养生就好比你在山上放羊，有羊掉队了，你会顺手把它再赶上去，让整个羊群达到和谐的状态。当你体内的健康天平出现了偏差，身体出现一些局部症状时，比如口腔溃疡、长痘痘，这就好像是羊群出现了掉队的羊，你要通过适当的调养，把这只掉队的"羊"，赶回到羊群里去。

马烈光：是的，养生的关键其实就在于持之以恒，坚持不懈。只要有一颗养生的心，真正把生命健康放在第一位，"若牧羊然"，处处谨慎，防范和设法祛除危害健康的因素，尽力提升生命质量，就是养生了。而且养生是一种很个性化的行为，每个人的养生应当有所不同。

王琦：所以，养生先要引导人们树立合理的养生观念。当前社会，人们对养生充满了热情。这种热情，我们一定要保护好，这是一种社会需求，是民众对健康的需求。面对这种需求我们一定要做科学的引导，并且是建立在理论根据、实践根据基础上的科学引导。其次要因人制宜讲究个性化养生，每个人都是不同的，存在着不同的状态，不一样的地域环境、生活方式、文化教养、经济状态，等等，这些不一样就构成了种种差异，如果我们抛去这些差异性，用同一个统一的模式，就违背了个性化，因此我们每个人要学会自我判断，找到适合自己的养生方法。

马烈光：那从您自身的养生经验来看，您认为养生具体应当从何入手呢？

王琦：我认为，养生当先养心。古语云：体壮曰健，心怡曰康。世界卫生组织也认为健康是身体上、精神上和社会适应上的完好状态，而不仅仅是没有虚弱或疾病。所以人们所追求的健康应该是身体上、心理上、社会上和道德上的和谐状态，养生以养心为要，养心才能达到心身的和谐，个体与社会的和谐。

马烈光：看来，养生当先养心，是古今所有养生者的共识啊！因此在我主编的历版《中医养生学》教材中，都将精神养生放在养生方法篇的首章。此次与您相谈，更求证了我之所学。请您再详细讲讲您对养心的体会吧。

王琦：关于养心，应做到"五心"：平常心、仁心、宽心、静心、开心。"平常心"的关键是"淡"。《黄帝内经》中说"恬淡虚无，真气从之，精神内守，病安从来"。真正会养生的人，能够做到心境淡泊，不以物喜，不以己悲。"心到平常即是真"，保有一颗平常心才活得真实。正所谓"若问延年何法术，一生淡泊养心机"。

马烈光：《内经》强调养生应当"外不劳形于事，内无思想之患。以恬愉为务，以自得为功，形体不弊，精神不散，亦可以百数"。仔细想来，其中就包含了您提到的"五心"。"恬""以自得为功"，更是与"平常心"相似。

您提到的第二个"心"是"仁心"，您是如何理解的呢？

王琦："仁心"的关键是"仁"，即仁慈、仁爱。《中外卫生要旨》有云："常观天下之人，凡温和者寿，质之慈良者寿，量之宽宏者寿，言之间默者寿。盖四者，仁之端也，故曰仁者寿。"而作为医生，更应该有一颗仁慈大爱之心。我常对学生说，是患者成就了医生，所以对患者要常存感恩之心。在一次游览五台山时，我曾感而撰小诗一首："佛光梵音绕五台，无边清凉远尘埃，但求慈航心中渡，不著袈衣亦如来。"这也是我从医做人的准则。

马烈光：倡仁德以养生，应当是出自儒家。对中医养生影响极深的儒家，在养生过程中，非常注意心理调整。古人言，"能以中和养其身者，其寿极命"，具有仁德者方可通向长寿之路。"养心立德，福寿康宁"，这些道理对现代人同样适用。而中医从业者，更要注重医德，这不仅关系到职业道德，更与个人生命健康息息相关。因为在身体、心理、社会适应之外，道德健康也是健康层次中的重要一环，这是现代对健康的共识。所以为医者当重视对道德的培养和提高。

王琦：三要宽心，关键在于"宽"，即宽容、豁达。豁达是一种超脱，是自我精神的解放。人肯定要有追求，追求是一回事，结果是另一回事。事物的发生发展都必须符合时空条件，有"时"无"空"、有"空"无"时"都不行，不可强求。豁达是一种宽容，恢宏大度，胸无芥蒂，肚大能容，吐纳百川。以风清月明的态度，从从容容地对待一切，待到廓清云雾，必定是柳暗花明。我们要按生活本来的面目看生活，而不是按着自己的意愿看生活。豁达是一种自信，人要是没有精神支撑，剩下的就是一具皮囊。自信就是力量，自信给人智勇。豁达是一种学养，一种理念，是一种至高的精神境界，说到底是对待人世的一种态度。

马烈光：俗话说："宽心是福。"古今不少名人均具备豁达的品质，这也是他们养生的秘诀。例如，苏东坡言"卒然临之而不惊，无故加之而不怒"，因此其生活即使颠沛流离，磨难不断，仍然能泰然处之，委实可贵。历史上的一些伟人，对于人生的种种不平、不幸，都能以其博大胸襟、乐观态度和知识学问加以包容，并能守持正道而克服战胜之！可见"宽心"对于养生的重要性。

王琦：第四是"静心"，关键在于"静"。陶弘景在《养性延命录》中主张调神养形、"小炷留灯"，过去所用的油灯，所能容纳的油是有限的。如果灯内留三根灯芯草，则灯炷大而光线亮；如果留两根，则灯炷较大光线亦较亮；如果留一根，则灯炷小而光线昏暗，很难辨别灯前人之面目。然而，留三根灯芯草，亮则亮矣，却只能照明一个夜晚；留一根灯芯草，暗则暗矣，却能照明三个夜晚。这个现象告诉我们：每个人的生命历程都有个极限，就像油灯内的油量有个燃烧时间极限一样。如果大喜大悲，酗酒纵欲，则如大炷燃灯，很快就油尽灯干；如果情绪稳定，清心节欲，则犹如小炷留灯，虽不太亮，却可长久。这个比喻，很形象地阐明了养生之道。平常为了怡情修心，可以开展琴、棋、书、画等养生活动，帮助我们做到心静。

马烈光：三国时诸葛亮言："静以修身"，又曰"非宁静无以致远"。古代许多养生家也认为，养心就是以"静"为特点的情志修养，或曰"养静"。唐朝大医家、养生家孙思邈也说过："灯用小炷，节爱精神。"看来，您提到的"小炷留灯"，确实是古今相传的养生法则。

王琦：养心的第五个要点是"开心"，就是要保持心情愉悦。会养生的人，能够化"门前冷落车马稀""人走茶凉"的悲观为"停车坐爱枫林晚"的独特意境，陶渊明"采菊东篱下，悠然见南山"是一种人性的达观境界。做到这些，便是进入到养生的佳境了。常言道，"人生不如意十之八九，当常思一二"，要看得开、放得开，适度的"阿Q精神"有助于减轻心理压力，保持心理平衡。

马烈光：说到"开心"养生，我想到了唐代大诗人白居易，其养生的要领就是善于寻找生活中的快乐。面对常有忧愁事件发生的现实生活，他总是积极排忧解愁，乐观以待，这大概就是被称作"白乐天"的缘故。他的很多诗句，如"不开口笑是痴人""府中欢笑胜寻医"等，都充满了乐观主义精神。这大概就是他得寿74岁的原因吧！

王琦：是啊，古人风范令人向往！我也曾写《感悟舍得》："大道至简不须繁，参悟舍得二字禅。放眼风物皆淡定，你过这山我那山。"也算是对我养生心得的一种概括。

马烈光：我看您也颇有古风啊，这真是"一笑容天下，顿然无所居"！今日与王教授谈养生，不亦乐乎，不亦快哉！我谨代表《养生杂志》及广大读者，再次谢谢您！

国医大师孙光荣：
大医传岐黄　合则登寿域

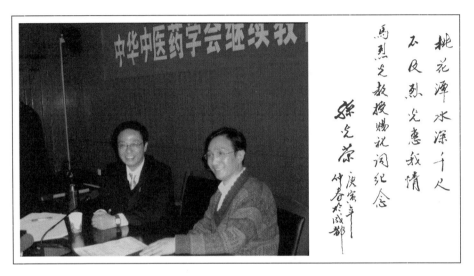

孙光荣，1940年生，我国著名中医药文献学家和中医临床家，北京中医药大学主任医师、研究员、教授。国医大师，国家级名老中医，中医药现代远程教育创始人之一，北京同仁堂中医医院特聘专家。

马烈光教授于北京赴会期间，偶遇国医大师孙光荣教授，遂相邀对把茶盏，畅叙衷情，纵论养生。孙教授于医、教、文、养四途皆为大家，且事亲至孝，可谓胸中有丘壑，仁德比圣贤。与高人相谈，其乐无穷，妙亦无穷！

马烈光：孙教授，我们相识于上世纪80年代初在成都召开的《黄帝内经太素整理与研究》课题论证会，不觉已三十余载矣！您是中医思想家、临床家、文献学家，几十年来，更一直奋斗在中医教育第一线，是中医教育家。近闻您当选第二届国医大师，可谓实至名归。我知道您还是北京中医药大学远程教育学院的创始人，也是《中国中医药现代远程教育》杂志主编，能否先请您谈谈应该如何培养造就新一代真中医、名中医？

孙光荣："家"可不敢当啊！我只是一个普通的中医教师和医生，对中医教育，尤其是继续教育，有一些自己的想法而已。中医药学术进步与中医药事业发展的兴衰，取决于是否培养、储备、使用真正的中医人才。中医人才，就是中医的未来。做强中医药队伍是做强中医药事业的根本，而做强中医药继续教育是做强中医药队伍的根本。要培养真中医，就必须理清中医药继续教育的基本思路。中医药继续教育应分为4个层次：一是"高精教育"，重点对象是高层次的中医人员，目的是使培养对象掌握成为新一代名中医的学术思想、临证思辨特点、医德风范、传承方法；二是"就业教育"，即"毕业后教育"，重点对象是中医药专业的本科、专科毕业生，目的是通过专科技术培训和分级测评，为中医药专业的本科、专科毕业生的就业增添一块"敲门砖"；三是"增进教育"，重点对象是执业中医师和执业助理中医师，目的是促使培养对象牢固掌握中医药四大经典和新理论、新知识、新技术、新方法；四是"规范教育"，重点对象是准入后的从业人员，目的是使培养对象牢固掌握中医药四大基础、执业规范和中医临床基本技能、中药识别与炮制技能。

马烈光：总结起来，培养新名医的关键是什么？

孙光荣：我和国医大师陆广莘老教授一致认为：培养新名医的关键，是要使中医学术继承人在"读经典、做临床、跟名师"的过程中追求和达到"六明"，即明志、明德、明理、明术、明法、明业。

马烈光：当前医学的重心已由疾病转向预防，"亚健康"受到越来越多的关注，而中医的"治未病"也在蓬勃发展，您对两者有什么看法？

孙光荣："治未病"是中医的学术思想，具有强调以人为本、防重于治，强调形与神俱、和谐平衡，强调天人合一、效法自然的"三强调"特征；具有针对性突出、多样性突出、天然性突出的"三突出"优势。"亚健康"是疾病预警综合征，中医学"治未病"思想与干预"亚健康"不在一个层面，前者在学术层面，后者在技术层面；前者是主导，后者是实施；前者是顶层覆盖,后者是基础支撑;前者限于中医范畴,后者普适医学领域。两者是共存互补的关系。

马烈光:我知道您事亲至孝,是当代大孝子。中医养生的发端之一便是上侍父母,故又有孝亲、寿亲、奉亲等别称。这样说来,您在养生方面一定有不少独到见解吧?

孙光荣:你才是专门研究中医养生的专家啊,我这些养生经验,谈不到"见解",只能叫"理解"。先来说说中医养生的根本,就在于保养"精气神"。健康生活方式的养成必须与精气神相结合,不管何种养生方法,保养精气神才是真正的养生之道。正如《黄帝内经·上古天真论》所说:"恬淡虚无,真气从之;精神内守,病安从来。"精气神是人身三宝,是活力的源泉、健康的基础。在这"三宝"中,养精是养生的基础,养气是养生的途径,养神是养生的关键。以"不妄作劳"的运动养生为例,古人锻炼身体时,不光是活动肢体,还要加入精神修炼,做每个动作时调整到最佳精神状态。而西方人养生是心神分离的,比如说在健身房一边跑步一边聊天,这无法达到心神合一。运动中"养神"是关键,可以从呼吸入手,静坐、吐纳、调神、调吸等,把杂念收住,是很好的养生方法。

马烈光:确实,中医养生是以"精气神"理论为根基的,"精充、气足、神旺"是正常人的健康状态。

孙光荣:中医养生还可以分为6个层级:德、道、学、法、术、器。养生之德引领养生之道,养生之道主导养生之学,养生之学统领养生之法,养生之法指导养生之术,养生之术选择养生之器。养生首先要养德,要持有仁爱、平和之心,而后行养生之道,人法于天地,顺应自然,效法自然。养生并不要求立竿见影,而是要求日久见功,中医养生讲求"合则安",身心舒畅、天地人和。食养、药补在养生之术中,仅是辅助手段。

马烈光:"合则安"? 这个我很感兴趣,您再详细说说吧!

孙光荣："合则安"，合适就平安。不论是药养、食养，或是术养，不管用什么方法，养生总则就是"合则安"。因为人是千差万别的，个体差异很大。比如说，我的夫人每天晚上喝一杯牛奶，她就睡得安安稳稳。因此她反复动员我一定要喝牛奶，我喝了以后，一晚上睡不着。这就是"不合"，"不合"则不养生。

马烈光：以什么标准判断"合"与"不合"呢？

孙光荣：主要就是自身的感觉。不管吃了什么，做了什么，有几点要把握：第一是小便不黄；第二是大便不结不泄；第三食欲不降低、肚子不涨、胸不闷；第四是头脑清醒，精力充沛；第五是眼睛有神。有了这几点就是"合"适了，否则就"不合"适。

马烈光：怎样做到"合则安"呢？

孙光荣：养生之"合则安"的关键在于"上静、中和、下畅"。"上静"，就是保持头脑清醒、心态平和。这就要求人们修炼养生之德，保持良好心态，不急不躁、不骄不傲，日常要注意疏肝理气、平心静气。"中和"指脾胃要安和。脾胃为后天之本，内伤脾胃，百病由生。因此，在养生中始终要注意保护好脾胃，一定要规律饮食，不暴饮暴食。另一方面，"中和"还寓意待人处事要中和，忌肆意妄为、伤人害己。"下畅"，是指二便通畅。肾主水、主纳气，主骨、生髓，日常养生中尤其要注意大小便的通畅，注意其色、质、量，如有明显异常，就要及时就医。我把人体正常的舒畅状态总结为"十不"：头不晕、咽不痛、心不慌、胸不闷、腹不胀、力不乏、尿不黄、便不结、月经不乱、性能力不减弱。可以与"合则安"的标准对照而应用于养生。

马烈光：有趣有趣！中医养生经您这样一总结，变得简单而有趣了。那么，在养生方法上，您有何心得？

孙光荣：我非常赞同南京中医药大学干祖望教授提出的"童心、蚁食、猴行、龟欲"八字养生法。第一是要有童心,对什么都感到新鲜,对什么都感到好奇,保持不老的心态。第二要蚁食,吃东西要吃得细吃得精,不要暴饮暴食,更不要酗酒。第三要猴行,动作要活跃一点,不要太呆板。该走的时候要走,不该走的时候就静,不要跑。猴子很活跃的,但是它是量力而行。猴子绝对不会去扛一棵大树去爬一座山,让自己累得出汗。就如有的人坚持突破极限的跑步,不跑到大汗淋漓不罢休,说生命在于运动。我看不尽然,适当的跑步可以,过度的跑步就不养生了,过度的劳动和运动反而是消耗生命。第四是龟欲,像乌龟那样很少有欲望。

马烈光:太好了!这些方法简单实用,施行方便,坚持使用,定能收到理想的养生效果。我记得老革命家王首道曾为您题词:铁肩担道义,妙手著文章,忠言商国是,仁术济民康。我再"续貂"两句以赠:合则享期颐,大医传岐黄。感谢孙教授今天能在百忙中抽时间传授养生妙法!

国学大师饶宗颐：
风正艺精　神怡寿长

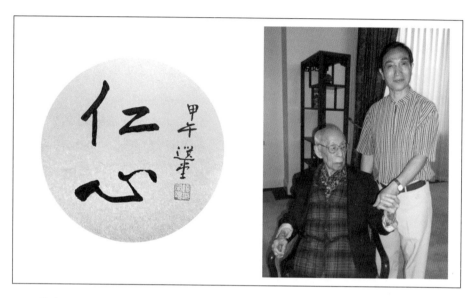

饶宗颐，1917年生于广东潮安，字固庵、伯濂、伯子，号选堂，是享誉海内外的学界泰斗和书画大师。他在传统经史研究、考古、宗教、哲学、艺术、文献以及近东文科等多个学科领域均有重要贡献，在当代国际汉学界享有崇高声望。

社会上一直流传着"北季南饶"之说，所谓"北季"，指的是北京大学的季羡林，"南饶"，即指香港的饶宗颐。他们都是当代国学宗师，文坛巨擘。因此，我对他们早已"心向往之"。幸甚的是，2012年8月13日这一天，藉道家养生大师朱鹤亭先生引荐，我得以在香港半岛酒店拜见了饶宗颐老先生，更巧的是，这一天正是饶老97岁寿诞吉日。白发、清瘦、平和、淡定、儒雅，这是第一眼看到饶老先生时油然而生的感觉。

幼承家训，勤研不辍

饶宗颐老先生对国学的笃好是有家学渊源的。饶家世代经商，在当时堪称潮州首富。饶父尚喜买书、藏书，有书达十万卷，且工于诗文，精于考据,著有《佛国记疏证》《潮州西湖山志》等书。在此熏陶下,幼时的他更多地对国学表现出了强烈的情趣爱好和钻研精神。他的父亲不到50岁便过世了,于是,他毅然将父亲生前未完成的《潮州艺文志》编撰成书,完成了父亲的遗愿。后来此书得以登载,产生了广泛影响,也确立了饶老的学术地位。

饶老就此曾说,"我父亲一面做生意,一面也读书做学问,因此家里有很多书,大概有几万本。我小时候就在这些书里,很早就念了很多书。后来,我对钱越来越没兴趣,父亲的钱到我手里变得越来越少。看来,我只能做好一件事,就是把他的学术研究继续下来。后来我就变为纯粹向学术方向发展了。可以说是家庭教育,是家学,使我走上这条路的。"看来,家训的引导、对国学的强烈兴趣和自身的不辍努力,再加一点人生的因缘际会,造就了一位在经学、宗教学、佛学、文学、词学、甲骨学、敦煌学、考古学、史学、目录学等领域均取得极高成就,在诗词、书法、绘画、音乐诸领域均有极高造诣,精通六国语言,著作逾千万言的一代国学大师饶宗颐。

治学严谨,精益求精

饶老在学术上与艺术上的造诣均达到一定水准,他集学问与艺术为一身,以其博洽周流、雅人深致的境界,成为当代罕有的国学名人。同时,他的文化世界具有自信、自足、圆融、和谐的特点。整个20世纪,一般知识人士都觉得一定要在东方与西方、传统与现代、"新派"与"旧派"之间做选择的时候,他却没有一点焦虑与困惑。在他的眼界里,东方与西方没有鸿沟,古代与现代之间没有裂罅。饶老的学问、艺术与文化人格、与香港一地有极为重要的相似性,是特殊的地缘所造就的学术文化史现象。

饶老做学问的方法与他人从点做起不同,他是从上下左右来找连带关系。其丰富的想象力,在别人看着没关系的地方探究出其中的关系。这或许可以解释他何以能够在诸多学术领域和艺术领域取得常人难以取得的成就。他对学术研究有着十分广泛的兴趣,这使得各个领域能够互相联系、互相启发、相得益彰。饶老治学的另一个特点是敢于否定自己,不断修正、自我改进。他认为,怀疑精神是做学问的基本条件之一,学术上就是要敢于怀疑。国学大师季羡林先生在评论饶老时说:他最能发现问题，最能提出问题。饶老认为这说出了他的心里话。

饶老治学中还严格要求自己。他说，写出来的东西不愿意马上发表，一般要先压一压。他的许多文章是几年前写的，有的甚至有十几年、二十几年，都不发表。比如《郭子奇年谱》，写的时候年方二十，可50年以后才拿出来发表。

另外，饶老认为，他长期生活在香港，是他能够取得成就的一个天赐良缘。香港是一个国际化的大都市，对外交流十分频繁，国际汉学界的各种新资料和新观点都能及时掌握。这使得他可以到各国游学，学术足迹遍及世界，当然眼界大开，所以他写下了"天地大观入吾眼，文章浩气起太初"这一气势磅礴的对联。

淡泊宁静，神怡寿长

拜见饶老时，因为饶老声音低沉，又操闽南语，有些话难以听懂，但是饶老的动作还是让我明白了许多。我特意向饶老请教养生问题，饶老以手指心，我顿时明白，就问："您是指养生重在修心吧？"饶老点头称是。我接着说："饶老啊，养生重在修心，也难在修心啊！"饶老伸出大拇指，表示十分同意。

之前，也曾有其他人问及饶老的养生之道，他说，"我对自己的身体很珍重！珍重，就是做学问时，我完全投入，疲倦了，我会停止；吃东西，饱了就马上停止，自己克制自己。自14岁起，我学'因是子静坐法'，早上会沐浴和静坐，然后散步，晚上9时必宽衣就寝"。再结合饶老一生的经历，他长寿的秘诀总结起来主要有三点。

其一，饶老在治学中深刻践行着"读万卷书，行万里路"。国内山川地域自不必说，他的足迹实已遍及世界，并在其中获得了乐趣。饶老曾说：行游天下最大的乐趣，就是我从书本上得知的东西，在所到的那个地方做了亲自的验证。我会满意地说，原来如此；或者是又受到新的启发，产生了新的疑问。回来后，就继续查书、研究，追寻问题的结论。可能因为我的求知欲太强了，经常忘我地走、忘我地想、忘我地读、忘我地追寻，但是我觉得这是一种极大的乐趣。

其二，饶老精擅书画，但中国书画的创作，很讲究一个"气"字。作画时,身姿、呼吸、心神都必须有法度,才能"一气周流"。用饶老的话来说,气不贯通,就好像一个人没有生命。写字、做学问,实际上是把一个人的生命都摆在里面,有"气"、有生命,才会源源不绝。而"气贯"就能神"定",不受外界的干扰。更何况,饶老曾经长年修习气功定坐,养出了一身"浩然之气"。他也精研佛学,对佛学的"定"有着自己的理解。他说,佛教讲这个"定",就是提倡心力的高度集中,培养定力,外出闲云野鹤,返家静如处子。多年来,他养成了一个宁静的心态,排除掉各种烦恼,保证了内心世界的干净和安定,并将这种"定"用在了做学问上。

其三,饶老淡泊名利,甚至时有童心显露。他认为,"和"表现了中华文化的最高理想,在科技领先的时代,更当发扬光大,以免把人沦为物质的俘虏。他对"名"更是看得很淡。有人将他与清末大学者龚自珍、王国维并提。他说,与他们二位比较,自不敢当,但我的好处是活得长命,龚自珍只活到49岁,王国维先生50岁,以他们50岁的成绩,和我多活几十年的成绩比较,是不够公平的;但龚自珍也的确"火气"大了一点,要不,可以更长命,成就更大;学问其实是积微之功,在于点滴之积累;人的生命如同蜡烛,烧得红红旺旺的,却很快熄灭,倒不如悠悠火苗更长久地燃烧来得经济。这其实也契合了养生宜"灯用小炷,节爱精神"的思想。

饶老身上充分体现着中华文化中的"君子"风骨,他是一位长寿的鸿儒,更是一位快乐的达人。与他的短暂面晤,是一次身心的愉快体验。最后,以饶老的《一剪梅·花外神仙》作结,让我们一同体味其中蕴含的一位年近百岁老人的养生情怀:

"荷叶田田水底天,看惯桑田,洗却尘缘。闲随浓艳共争妍,风也倏然,雨也恬然。雨过风生动水莲,笔下云烟,花外神仙。画中寻梦总无边,摊破云笺,题破涛笺。"

道家养生大家朱鹤亭：
性命双修　医道同源

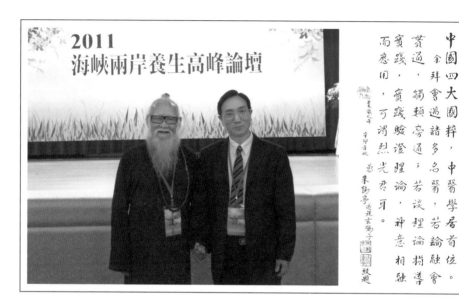

　　朱鹤亭道号玄鹤子，国际著名道家养生学家、中华医学家、食疗学家、玄学家、武学家。幼承家教，熟读四书五经，习医、武、堪舆，学道家养生学术。著有《中国秘传宝典》《养生之道锦囊》《养生益寿秘法》《道家养气生气功》《经络与运动医疗》《运程与养生》《生肖与养生》等书。

　　马烈光：十分有幸，今天能与朱老在宝岛台湾的圆山饭店相聚，一同参加"第二届海峡两岸养生高峰论坛"，为中华文化的普及及养生的发展贡献力量。2010年广州第一届两岸养生论坛上，与朱老失之交臂，引为憾事，今天能面晤朱老，聆听教诲，真是得偿所愿啊！

　　朱鹤亭：马教授的演讲，旁征博引，通达古今，使我也颇有收获，你可说是当代养生界的一大代表人物，希望我们以后能有更多的交流和合作的机会。

马烈光：早就听说您是养生大师，尤精道家养生术，这几日相处之中，发现您虽然近九十高龄，仍健步如飞，银髯飘拂，宽袖摆摆，恍如古之"列子御风"，没有半点老态，真可称得上是"却老而全形"的养生达者。能否请您首先谈一下在运动养生方面的心得，您是如何保养出这样老而不衰的好体格呢？

朱鹤亭：这主要得益于长期的武术修炼，尤其是对道家养生功的修炼。家父在我少年时，就请了两位老师教我《周易》《黄帝内经》《本草纲目》等古籍经典，同时习医练武，学习道家养生术及风水堪舆知识。武术和道家养生术的习练，从我六岁开始，一直持续至今。几十载的坚持锻炼，我对武术和道家养生术有了更多理解，更有诸多感慨和赞叹。

马烈光：古人说"引挽腰体，以求难老"，武术与养生的关系应该是很深了。

朱鹤亭：武术，乃是富有中国传统文化的、具有民族形式的一种锻炼身体，增强体质，增进健康的功法运动、套路运动、搏击运动。中华武术，根源于中国传统文化土壤中成长、发展，故它与传统哲学、医学、兵法、养生、气功、武打、武舞、宗教等，都有着密切的关系。武术精要中的"动中求静、静中求动、以动为本、刚柔相济、内外合一"等，无不包含着养生、强身、克敌、制胜的道理。中华武术、中华气功、中华医理、道家养生等，无不讲求意与气、静与动、刚与柔、内与外、精与神、劲与力、身与形的和谐统一。其旨在增强体质、增进健康、增长寿命，以求福乐。而习武练功，能让人身手灵敏、举止快捷、进退无形、内外兼修、动静相依、精气相随、筋骨劲强、心神合一、刚柔相济、攻防自如等，养生之道，实已蕴藏其中。

马烈光："身手灵敏、举止快捷"，您老真是楷模。武术，对习练者有没有什么要求呢？

朱鹤亭：首先，对人的身体有一定要求。以太极拳术为例，虽然它是防病防衰的良法益术，但是，患有肺气肿、肺癌、心力衰竭、肝硬化腹水、严重高血压、肾衰竭、血压低、美尼尔综合征、帕金森氏症、肝癌等患者，不宜习练。其次，需要有一定经济能力。常言道，穷文富武。穷者，寒窗苦读，以求闻达，自能有"书中自有黄金屋"的收获；富者，习武练功，拜师授徒，访友比武，样样事情，无不需要一定的经济基础，才能有所作为。最基本的来说，练拳，饮食为先，要吃饱、吃好；练武，兵械为要，须拥有刀、枪、剑、戟、斧、钺、钩、叉、铲、棍、鞭、铜、锤等。一美食，二器械，无不需要具有相当的物质基础。另外，还要有恒心，并要坚定和坚持练武的意义。

我幼年随父习套路，练器械，仅是学和仿，所以对家父所练的拳术、功法，所习的兵械、技艺，既不知其然，更不解其所以然。因而至今深知"学会三天，练好三年""欲学惊人艺，须下苦功夫"的习武道理，同时也明白了"学艺先识礼，习武先明德"的练武意义。这些都是有志于习武强身的朋友需当谨慎的。

马烈光：您出身于道、武家庭，令尊又是崂山道士，请您谈一谈您对道家养生的心悟。

朱鹤亭：道家，是主张"清静无为、养生益寿"的一种老庄学派。道家在悠久的中华民族历史中，对研究、传播养生学与养生术，起到了重要的促进作用。道家对人的精气神形、饮食起居、房事、疾病等理论，也皆合于养生益寿，所以道家习气练功，道饮、道膳、房中、服食药饵等，皆基于物质生活。

马烈光：养生，就是根据人体的生命健康规律所采取的一切有益身心的物质和精神的行为。而中国的养生学术，受道家的影响最深，至今，道家养生也是各种养生流派中极其重要的一支。

朱鹤亭：中国道家思想之核心，乃向往长生不老，基于这一思想，形成了道家对养生学的研究和养生术的追求。虽说长生不老是违反自然规律，甚至是无法实现的,但道家热衷追求长生不老的历程中,却探索、研究、领悟了许多益寿延年行之有效的方法,丰富和发展了道家的养生学。

马烈光:道家的养生体系如何呢?

朱鹤亭:道家养生学,遵循的原则有三:一是养生与自然的结合,使养生与天地环境之统一;二是养生与形神的结合,使养生与精神形态之统一;三是与生活的结合,使养生与饮食七情之统一。因而,道家的"性命双修"和"精气神合修"的学说,便形成了道家的养生体系。

马烈光:道家讲求效法自然,想必养生实践也是从这个角度出发的吧?

朱鹤亭:道家养生,提倡"性命双修"。修性,在于炼心、炼意、炼性;修命,在于炼精、炼气、炼神。道家养生,讲求静动之互涵,神静,以求身心泰然,而益健康;身动,以求气血协调,而养脏腑。道家养生,讲求七情协和,人生之喜怒忧思悲恐惊七情,过之则成害,调和则益寿。道家养生,讲求顺应季节。春,宜活动肌肤,舒展筋骨,以助身体功能之生发;夏,宜疏泄肌肤,强化脏腑,以促进气血之周流;秋,宜收敛神气,润养肺气,以增强血脉之贯通;冬,宜防避寒冷,活动肢节,以养筋骨。

总之,道家养生学,注重养生与自然的结合,提倡养生与形神的结合,故善养生而求益寿者,应涵养精神,益养形态,修养情志,懿养德行,从而使内养心性与外练形体,臻于合一、达到升华。养生之道,寓于其中矣。

马烈光:道家对膳食养生有哪些要求呢?

朱鹤亭:养生之道,重视客观物质性,即应善饮善食。道家以"饮""食"为养的养生观,在几千年中,始于黄帝问道于崆峒山广成子,启于夏商殷周之祀神祭典,基于周代老子作《道德经》,继之战国时庄子宗黄老之道，汉代张道陵组成道教，道家学说，遂益广大，形成了广博的养生体系。

《黄帝内经》说："五谷为养，五果为助，五畜为益，五菜为充，气味合而服之，以补精益气。"民以食为天的道与理，饮食为生命之源的意义，蕴寓其中。道家养生学和养生术，本于健身益寿，防病疗疾，基于饮膳养生，饮食有节。晋代道家代表人物葛洪曰："不欲极饥而食，食不过饱；不欲极渴而饮，饮不过多。"

道家经典说："食欲无过，去肥浓，节咸酸，能中和者，必久寿也。"由此可见，道家对饮膳之益、饮膳之养、饮膳与健康、饮膳与寿命，有着合理而实际之论。取饮膳而养生，择饮膳而疗疾，此乃道家养生学内容之要。精，人身之本，人命之宝。善养生者，当先宝其精。养精之要，在于身，安身之要，在于食。

马烈光：气功，在中医养生中有着十分重要的地位，是中华民族特有的运动方式，也是中国独特的文化现象。气功与道家有着密不可分的关系，您是如何看待气功的呢？

朱鹤亭：我来谈一谈道家气功吧。道家气功，以静养神，重静贵柔，以动养身，动静相合，以养精固本，养气兴力，养神益生为主，有益于协和生机。所以内养功法，以静协调脏腑、气血、脉髓和神志。外动功法，以动强健筋骨、肌肤、肢节和形态。习之有常，练之有法，气功之物质功能作用，功法之客观规律效果，自然可见。在几十年的道家气功修炼中，我一直在思考一个问题，气功的科学性在哪里？我认为，从道家气功的习练过程和结果来看，气功之科学性，基于其呼吸之物质性，呼吸之物质性源于吸收氧气入体内，呼出二氧化碳与体外。气功之调节呼吸，锻炼呼吸，增强呼吸系统之功能，表现着呼吸节律之规律性和客观性。习气练功，增进健康，养益生命，可谓气功的精华所在。

《黄帝内经·灵枢·刺节真邪》有："真气者,所受于天,与谷气并而充身者也。"所以,呼吸吐纳之术,在于强化生理功能,促进新陈代谢,增强生命活力。

马烈光:您的话语中时常提到《黄帝内经》的原文,而且我得知您的医学造诣十分深厚,恰好我对《黄帝内经》养生学术也略有研究,自古"医道同源",您觉得道家医药学和中医有何联系呢?

朱鹤亭:中华医学在形成和发展的历程中,受到了道家和儒家的深远影响,尤其是道家。

在中华医学的历史中,对中医学产生深远影响的医药学家葛洪、陶弘景、孙思邈等,均是道家名士。典型者如孙思邈,世称"孙真人",善读老庄,博通经史百家,隐于太白山习道,是道家的代表人物。而孙思邈又是唐代著名医药学家,被称为"药王",对中医药学的发展有很重要的贡献,其所著《千金要方》及《千金翼方》,对中医学之基础理论与临床实践都做了系统而全面的论述。所以"医道同源"这几个字,可谓道尽了中医药学与道家的根本联系。

马烈光:《诗经》云:"高山仰止,景行行止。"聆听朱老谈经论道,感佩万千,特拟诗一首,诚表敬慕:

自古华夏重养生,当下首推鹤亭翁;
曾踏千山论老庄,更涉重洋传岐黄;
古闻崂山道祖庭,今出玄鹤追彭铿;
拳不离手筋骨健,仙风道骨气如虹;
深根固柢怀至德,却老全形有真功;
知君素抱神仙志,大德长留在乾坤。

国学大家许嘉璐：
国学之春就是国医之春

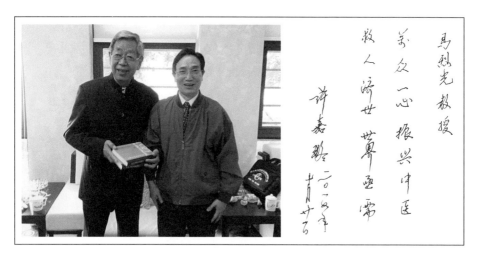

许嘉璐，1937 年生，字若石，民进成员，北京师范大学教授，博士生导师。中国著名语言学家、教育家、社会活动家，中国文化院院长、山东大学儒学高等研究院院长兼理事会理事长。第七届、第八届全国人大代表、全国人大常委会委员、全国人大教育科学文化卫生委员会委员，九届全国人大常委会副委员长。

2014 年 10 月 19 日，"第二届中医养生论坛"在成都召开。值此之际，本刊主编马烈光教授有幸采访了中国著名语言学家、教育家、社会活动家许嘉璐教授，与许教授就国学与国医的问题进行了深入交流。

马烈光：许教授，我记得上次拜谒您已在 20 世纪 80 年代初了，是因我的恩师李克光老师主持的"黄帝内经太素校注与研究"课题申报评审，我去北京给您送评审书，那时就能与您促膝长谈，聆听教诲，真是幸甚至哉！此后一直没有机会再次晤面，颇为遗憾，然心实向往之！听说今天能见到您，我特地把《黄帝内经太素校注》这部书带来了，敬赠给您，也了却我一桩心愿啊！

许嘉璐：看到这部书，我也是感慨颇多！算来匆匆三十余载，一轮甲子都已过半，真是"逝者如斯夫"。当年李克光先生率领团队，从训诂、医理等各方面校注《黄帝内经太素》，使这部失传千年的典籍能方便地被现代人阅读理解和学习，这不仅填补了《黄帝内经太素》研究的空白，也对中华文化的繁荣做出了贡献。

马烈光：这项研究能得到您的肯定，我也"与有荣焉"！您是中华传统文化研究大家，又是中国文化院的院长，这次来成都主持召开以中医养生为主题的"第二届中医养生论坛"，是否说明，中医养生与中华文化之间有着密切的联系呢？

许嘉璐：中医养生学是中华民族精神与中华文化的缩影，国运与医运息息相关。几千年的历史证明，中医养生学的兴衰，与国家的兴衰有着内在的联系。国力强大、社会稳定，可以为医学的进步发展提供有利条件，医学的兴盛也为造就一个兴旺的时代提供重要前提保障。

马烈光：许教授，听您这么一说，我突然想起习近平总书记曾指出："中医药学凝聚着深邃的哲学智慧和中华民族几千年的健康养生理念及其实践经验，是中国古代科学的瑰宝，也是打开中华文明宝库的钥匙。"您觉得该怎样理解呢？

许嘉璐：中华民族的历史、品格、哲理深刻地体现于中医之中，也创造了中医的根本优势。哲理上，天人合一、和而不同、二元辩证、整体论等中华文化核心概念，都体现出中华民族特别重视世界上所有事物彼此之间的关系，并以"中和"作为处理各种关系的原则。"中"即不走极端。"和"即不对抗。这种哲理形成了中医具有独特的个性和优势。也让中医成为中华文化最系统、最生动、最具体、最切身的载体，打开中华文化宝库的钥匙。

马烈光：东西方文化的不同，孕育出了中西医不同的医疗体系。两者除了治疗疾病的根本目的相同外,其他从学科特质、理论根基、治病理念等方面均有很大的不同。西医重视明确诊断,消除病因,铲除疾病;中医重视辨证求本,扶正祛邪。也就是说,西医讲对抗,中医讲平调,所谓"谨察阴阳所在而调之,以平为期"。

许嘉璐:两者的差异确实非常明显。品格上,中华民族是开放、包容、与时俱进的。西方文化的核心则是二元对立论,是封闭、排他的。希伯来文化的宗教,无论是犹太教、基督教、基督新教、东正教以及伊斯兰教,都是一神论。"一神"意味着是排他而非包容的,是拒绝对话而非相互学习的。这种基本理念带来了西方历史上多次的种族屠杀与宗教战争,也形成了以对抗疗法为核心的西医。可以看到,西方的开放仅仅在于商品流通层面,在精神领域却极端封闭。反观东方,中华民族开放的品格不仅带来了儒释道之间的融合,也形成多种宗教并存于中国而从未发生过宗教战争的奇迹,并在不同文化的相互碰撞与辩论中得到丰富,使得中国哲学站到了全世界哲学的顶峰,也让中医在历史上很长一段时期站在全世界医学的顶峰。14世纪,欧洲爆发的黑死病断送了欧洲三分之一的人口;一战期间,欧洲爆发流感造成了4000万人死亡。历史上,中国也发生过500多次见于正史的瘟疫,但中医对于瘟疫的控制显得更为及时有效,也在病灾中产生了著名的温病论。

马烈光:是呀,文化的影响甚至决定了整个民族及其发展出的文明特质,真是深远而又奇妙啊!

许嘉璐:文化的本质是多元的,不同文化之间必然产生碰撞,但具有开放、包容、与时俱进的品格,才能在碰撞中相互学习,吸纳对方优点,产生文化发展的外动力。民族内部各亚文化之间的相互碰撞与融合形成了文化发展的内动力。源源不竭的内外动力,使得中华文化成为几千年来唯一没有断绝的古老文明。遗憾的是,自明代中叶到清末,中国经历了短时间的封闭,造成了中华文化的衰落。

马烈光：看来，封闭就会落后，近代中国屡被列强叩关直入，就源于此，也造成了国人的文化不自信，其影响一直延续至今。这种情况下，中医在现代医学体系中，客观上处于劣势，西医称中医为替代医学，有些中医人竟然以此自喜，认为被西医认可是取得了巨大的成功，这大概就是源于文化不自信了，真是令人痛心啊！

许嘉璐：是的，百年来，西方文化给我们带来好处的同时，所产生的副作用不是短时间能够消除的。就医疗而言，西医更善于借助现代科技发展的成果发展自身，其优点是明显的，但局限性也逐步显现，并已渗透到中医教学、施治和种药制药等所有方面，甚至与其他领域一起，形成范围甚为广泛的西式固定理念。

马烈光：看来要想复兴中医，首先要让中华文化在全世界范围得到普及学习。只有中华文化春意盎然，中医才能迎来春天。

许嘉璐：现在中国已经迎来了国学的春天，但离它真正蓬勃发展至少还需要50年。优秀传统文化要做到可持续发展，有两个条件：一是以喜闻乐见的形式向大众展示文化魅力。中华传统文化的纯学术化是一件极为可怕的事情。只有深入，才能浅出；唯有浅出，才能继续深入。现在人已经习惯了看电视、看卡通、吃快餐，我们能不能用人们喜闻乐见的形式，用现代的方式，把传统文化生动活泼地呈现在男女老少面前？要做到这一点，需要有越来越多的人走进基层，用贴近大众、深入浅出的语言和生动的形式，将传统文化的魅力充分展示出来，取得国人的文化共鸣。

马烈光：那另一个条件呢？

许嘉璐：另一个条件是，文化要跟上时代。自古以来，对本民族经典的阐释，都是阐释者以他所处的时代观念和需求为出发点和归宿的。虽然由于时代的不同，从儒学经典中不可能找出解决当前社会问题的具体办法，但古今的社会准则和处世原则是相通的。因此文化要创新，不能原封不动照搬意思。只有解决当前的问题，传统文化才能长青。

马烈光：中医发展也需如此，必须要有大批中医人才投身于中医科普事业，让更多的人认识中医、享受中医、学习中医，甚至为中医而着迷。同时，中医自身还要保持时代性，不断完善自己，持续向前发展。而健康是全人类共同关注的热点和焦点，那么中医养生显然就是中医走向世界的突破口。

许嘉璐：让中医真正成为医疗系统的主体，让中医治病救人、强身健体的作用被广泛认同，进而为世界做出贡献，还需要多方面的努力。一是从数量和质量上，加强保障中医药的数量与质量。二是需要加强中医药养生队伍的建设，以精干的"先知"队伍培养"后知"，以"后知"宣教"无知"。当大众更深入地认识中医，才能更好地享受中医。三是要在中医养生方面开展引导性、公益性的工作，例如编写《中医养生学》《常用中药解读》《家庭中医手册》等普及性读物。四是中医养生要走出去。我们需要让世界人民享用中医，改变世界对中医的偏见。这样一个中医养生之梦，是中国梦的重要内容，希望有一批深刻领悟中华文化、抱着为中华民族，为世界人民谋福利信仰的医者不断努力，促成中医春天的真正到来。可喜的是，今天我们在"天府之国"成都举办第二届中医养生论坛，并有如此多的各界人士从始至终地参与论坛，是"国兴医将兴"的先兆。

我相信，在国学大兴的春风吹拂下，国医大兴，必将到来！

国学大师汤一介：
儒道生死观

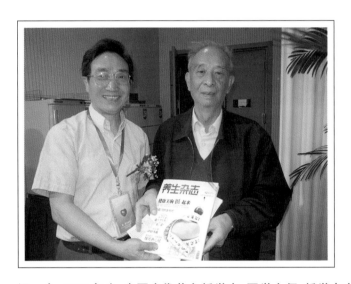

汤一介,1927年生,中国当代著名哲学家、国学大师、哲学史家、哲学教育家。曾任北京大学哲学系教授、博士生导师、中国哲学与文化研究所名誉所长、中央文史研究馆馆员、中国文化书院院长。

2011年5月20日,在北京大学举办的第一届诚信大会上,国学大师汤一介教授作了题为"诚实守信　返本开新"的主旨报告,马教授在会议期间,与汤教授就养生相关问题进行了探讨。

马烈光:汤先生,今日能在会上见到您,并与您共论养生,何等幸甚啊!您学贯古今,是国学研究大师,而养生不仅限于中医领域,与传统文化具有极为密切的关系,因此今天我想请教养生与儒、道等中国文化元素之间有何联系?

汤一介:你的问题很好啊!但是养生范围太宽了,有些没有研究过的内容我不敢妄言。我曾经思考和整理过儒道释三家对生死的认识，我想，养生既然带有"生"字，生死问题应该归于养生研究的内容，我就简略谈谈儒道二家的生死观吧。

马烈光：好啊！生命就是一个从生到死的自然发展过程，有生必有死，有死必有生，养生贯穿于整个过程中，所以生死其实是养生最基本的问题，但当前对其研究相当匮乏，请您开示！

汤一介：先论儒家。儒家生死观的基本观点是"死生有命，富贵在天"，因此，它重视的是生前，而非死后，孔子说："未知生，焉知死。"生时应尽自己的责任，以努力追求实现"天下有道"的和谐社会的理想。人虽是生活在现实社会中的有限之个体，但却能通过道德学问之修养而超越有限之自我，以体现"天道"之流行，"天行健，君子以自强不息"。孟子说："存其心，养其性，所以事天，夭寿不贰，修身以俟之，所以立命也。"一个人如果能保存自己的本心，修养自己的善性，以实现天道的要求，短命和长寿都无所谓，但一定要修养自己的道德与学问，这样就是安身立命了，可以达到"天人合一"的境界。

马烈光：中医养生也重视"天人合一"，重视人与自然相通应，最终达到与自然的和谐共存，从而却病延年，这与儒家的"天人合一"有何异同呢？

汤一介：中医强调的"天人合一"，似与道家更近。而儒家的这种"天人合一"的境界，是一种"不朽"的人生境界。因此，古之圣贤认为，虽然人的生命有限，但其精神可以超越有限以达到永存而不朽，所以有所谓"三不朽"之说："太上有立德，其次有立功，其次有立言。虽久不废，此之谓不朽。"圣贤不同于一般人只在于他生前能在道德、事功和学问上为社会有所建树，虽死，其精神可"与天地并久，日月并明"。

马烈光：这样看来，儒家的"天人合一"似乎更偏重于精神或道德层面,与自身的存继关系不大。

汤一介:这种不朽只是精神上的,它只有社会、道德上的意义,而和自己个体的生死没有直接联系。宋代大儒张载《西铭》的最后两句:"存,吾顺世;没,吾宁也。"人活着的时候应努力尽自己的社会责任,那么当他离开人世的时候是安宁的,问心无愧的。

马烈光:那么,儒家的生死观,可以总结为"道德超越,天人合一,苦在德业之未能竟"。但是我有一个不成熟的想法,儒家的生死观,其实也渗透着一些物质层面的养生内容。"有诸于内必形诸于外",这不仅可以用来诊断疾病,还可以用来对人进行判断。一个人,要想"三立"而不朽,没有具体的行为,德、功、言都不可得立。古之人,为"三立"而能为他人所不能为之事,且欣然为之,那么,追求不朽的行为对这个人而言,就是养生。

汤一介:正因为儒家对生死持有这种认识,所以才有无数贤者甘为大义欣然赴死。我想,在大义之前,如果选择苟活,对他们而言,反而不是养生了。

马烈光:是啊,对于一个人而言,精神的满足与形体的存续,究竟哪一个更重要,一直也是养生研究的难题。那么,道家生死观又如何呢?

汤一介:你对儒家生死观总结的很好,我也先用一句话总结,道家的生死观精要在于"顺应自然,与道同体,苦在自然之未能顺"。

马烈光:道家是养生的主要起源,他们的生死观,我更要认真聆听了!

汤一介:道家生死观的基本观念是"生死气化,顺应自然"。道家看来,生和死无非都是一种自然现象。老子认为如果人不太重视自己的生命，反而可以较好保存自己。他还说："死而不亡者寿。"三国时的经学家王弼注说："身没而道犹存。"

马烈光："身没而道犹存"的境界，与儒家的"三立而不朽"似乎颇为相似啊！

汤一介：看似同，实则大有区别。老子认为，"道"是超越万物的永恒存在，而人的身体的存在是暂时的，如果人能顺应自然而同于道，那么得道的人就可以超越有限而达到与道同体的境界，所以老子说："从事于道者，同于道。""同于道"即是"与道同体"。它是一种极高的人生境界，是对世俗的超越与升华。

马烈光：看来，儒家所重之不朽者为德、功、言等事迹或典范，而道家所重者之"死而不亡"者为大道，儒家重精神，道家重客观规律，其中意味，颇值玩味，有趣啊！

汤一介：其实，老子对生死的讨论还较少，而庄子讨论生死问题就比较多了。《庄子·大宗师》中说："夫大块载我以形，劳我以生，佚我以老，息我以死，故善吾生者，乃所以善吾死也。"生、老、死都是自然而然的，死不过是安息。进而庄子认为生死无非是气之聚与散，所以《知北游》中说："人之生，气之聚也；聚则为生，散则为死，若死生为徒，吾又何患？"如果死和生是相连属的，我对之有什么忧患呢！

马烈光：中医认为，气聚则生，气散则死，这与庄子的理解何其相似啊！庄子对生死的问题，看得太透彻了。庄子有"鼓盆而歌"的典故，认为生死就像春夏秋冬四时运行一样，所以"生之来，不能却，其去，不能止"。这种夷然面对生死的态度，一般人很难做到啊，不愧为"大宗师"。

汤一介：其后，西晋的玄学家郭象对庄子的生死观有一重要的解释，他认为，生和死只有相对意义，只是事物存在的不同状态，因此，说"生"、说"死"只是不同的立场所有的不同看法，故应"生时安生，死时安死"，这样就可以在顺应自然中得到超生死，而与道同体了。

马烈光：汤先生一席话，诚可谓"高人点悟"啊！只恨时间太短，否则真想再听您对佛家生死观的精辟认识啊！感谢您耐心讲解儒、道生死观，使我受益匪浅！

院士王陇德：
饮食与锻炼的误区

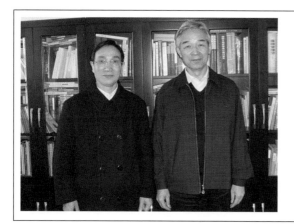

王陇德，1947年生，原国家卫生部副部长、党组副书记，第十二届全国人大常委、中国工程院院士、北京大学公共卫生学院院长，兼任中华预防医学会会长、中国老年保健医学研究会会长、世界卫生组织结核病控制技术和策略专家组成员、UNAIDS亚太地区艾滋病控制和发展领导论坛指导委员、原卫生部"健康中国2020战略研究组"首席专家、中国疾病预防控制中心健康教育首席专家等职。

当前，许多人已认识到饮食和锻炼对自身健康的重要影响，不少人都会采取很多办法，以改善自己的健康状况。但由于对科学保健知识的了解不够，大家往往自发地采取保健行为，因而部分人进入了养生保健的误区，使得所付出的努力事与愿违，有些甚至得不偿失。本期主编访谈栏目，马烈光教授与中国工程院院士、主任医师王陇德教授，针对当前保健中的常见误区，进行了深入交流。现将部分内容整理如下，以期读者在养生保健活动中，能够避免不正确的行为。

马烈光：王院士好！现在大家都越来越注重养生保健，但其中的误区也不少，我们先谈谈饮食方面的问题。我听到过一种说法，"鸡蛋内含有大量胆固醇,中老年人不宜食用",这大概是因为很多人知道,血液内胆固醇含量过高,是动脉粥样硬化的危险因素,但却不明白,胆固醇也是维持人体生存所必需的的物质。这个问题您怎么看?

王陇德:要防止膳食中胆固醇的过量吸收,主要应控制膳食中脂肪的含量,少进食脂肪含量高的食物。鸡蛋内虽然胆固醇含量较高,但它也含有很多人体必需的营养成分,如优质蛋白、多种维生素、矿物质,还含有具有重要生理功能的卵磷脂。卵磷脂内含有合成神经活动传递物质的原料,对维持记忆力、思维和分析能力有重要作用,而这些重要的能力恰恰是中老年人非常必需的。以上重要部分,绝大部分都存在于蛋黄内,因此,不吃鸡蛋或只吃蛋清不吃蛋黄的做法是"因噎废食",不利于身体健康。建议正常人每天吃一个鸡蛋;低密度脂蛋白高、患糖尿病、心血管病者每两天吃一个鸡蛋比较合适。

马烈光:还有人认为,植物油主要含不饱和脂肪酸,不会造成动脉硬化,多吃点没关系。这其实也是个很大的误区,许多人知道不能多吃肉,却忽略了过多食用植物油造成的问题。其实,相同重量的植物油所提供的热能高于猪肉的一倍多,是圆白菜的 40 倍。

王陇德:对,现在人民的生活条件有了很大改善,但很多人还保留原来的一些生活习惯。如在家吃完饭后剩的一点饭菜,总要把它吃掉。特别是一些家庭主妇,就是剩的一点菜汤,也要把它喝掉。殊不知每餐多一口,体重往上走。

有位糖尿病患者,家属为其准备夜宵,为了让他少吃半个馒头,给他煎了两个荷包蛋。这两个油煎荷包蛋比那半个馒头要多出 500 千卡的热能,相当于一天应进食量的 1/3~1/4。采用这种食谱,糖尿病就无法控制。出现这种情况,一是对植物油认识的误区;二是对粮食进食的误区。

因此,中国营养学会推荐的居民平衡膳食宝塔中油脂类在最顶层,每天每人不应超过 25 克(半两)。据北京调查,北京居民平均每天食用植物油 83 克,大大超过了推荐的摄入量。按此统计,北京的居民每天从植物油中多摄入 500 千卡的热能,而要消耗这 500 千卡的热能,每天必须快走一个半小时或慢跑一个小时。否则,这些多余的热能就会变为脂肪储存起来,引致肥胖。因此,必须注意植物油的摄入量。

马烈光:另外,运动方面的认识误区也不少,我们都知道,好的行为习惯重在坚持,但难也就难在坚持,因此很多人认为,每周一次大量剧烈运动,就可替代其他几天的运动锻炼。您觉得怎么看待这个问题?

王陇德:平常采取静息生活方式的人,短时间内大幅度的体能付出有损身体健康,还有可能造成突发事件。如果空腹或者偶尔进行大运动量活动,还可能造成低血糖、心脑血管意外或猝死。美国最大的一家健康俱乐部,研究了 325 家健康俱乐部 2 年内 71 例正在运动时死亡者的医学和法律记录,发现一般会员来健康俱乐部锻炼一年 20~25 次,而死亡者锻炼次数均不足一月一次。研究发现,惯于静坐生活的人突然做出大力气的体力活动时,发生急性心肌梗死的危险性更大。因此,锻炼必须坚持循序渐进,必须经常坚持。

马烈光:多数人还认为,哪个部分肥胖就集中锻炼哪里,集中锻炼一个部位可以局部减肥。

王陇德:锻炼是改变整个身体代谢的过程。锻炼首先消耗内脏脂肪,然后才是皮下脂肪。皮下脂肪是血流多的地方先消耗,如四肢、脸颊部等。所以,锻炼减肥要看出身体外形的变化,尤其是腹部脂肪的减少,效果相对滞后。必须坚持锻炼一段时间后,才能看出明显变化。局部锻炼可以增强局部肌肉的力量(使肌纤维增粗),但不能局部减肥。如只是过多地做腹部锻炼,腹部的肌肉增强而皮下脂肪没有减少的话,反而看上去肚子会更大。

另外,也有人认为控制饮食即可达到减肥目的。过分减少进食量会造成必需营养素缺乏，从而影响机体功能和免疫力。靠节食减轻体重的人，90%以上会反弹。因为过分控制饮食不可能持久，只是短时间内少吃，而未改变饮食习惯。

马烈光：现在减肥是个很普遍的话题，大家都知道运动是最健康的减肥方式，但很多人把运动等同于出汗，懒得运动，就去洗桑拿等，以为大量出汗即可减肥，这显然是一厢情愿的想法。

王陇德：人体中的水分主要在体液和肌肉细胞中，而不是脂肪和其他细胞中。大量出汗后出现口渴感，导致大量饮水，迅速恢复原体重。排出汗液的好处是可带走体内的部分代谢产物，但不坚持长期适量运动，只想通过大量出汗实现快速减肥则不可能。

马烈光：中国人比较勤奋，俗话说"一日之计在于晨"，一些爱锻炼的人，尤其是老年人起得很早，甚至天不亮就起床，出门晨练。您对这种行为怎么看？

王陇德：锻炼是好习惯，但其实清晨并不是中老年人较适宜的锻炼时间。首先，我们来看看外界因素。一是植物在夜间也吸氧，呼出二氧化碳。因此，树木多的地方，早晨集聚二氧化碳较多。二是夜间逆温差层出现较多，致使清晨空气不佳。三是寒冷刺激本身可诱发血管痉挛，在原有病变基础上，引发血管栓塞或梗死。北京地区人群脑卒中发病情况研究表明，元月份发病最多，7月份发病最少。

其次，我们再看看人体内在因素。由于一夜没有饮水，清晨血液很黏稠，增加了血管堵塞的危险性；起床后交感神经兴奋性增高，心率加快，心脏本身需要更多的血液；早晨9~10点还是一天中血压最高的时刻，因而早晨是中风、梗死的高发时间，医学上称之为"魔鬼时间"。因此，中老年人，特别是具有心、脑血管病危险因素的人和心、脑血管病患者，不宜在早晨做较大运动量的体育锻炼。

政协领导张连珍：
思患而豫防之

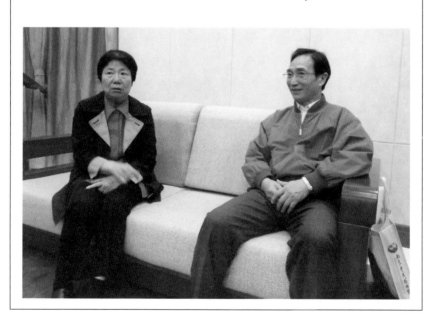

尊敬的马烈光教授和全家人：
新年大吉
幸福在身旁
张连珍 2013.元月

　　张连珍，1951 年生，现任江苏省政协主席。为党的十五大、十七大、十八大代表，十七届中央候补委员，十届、十一届全国人大代表，十一届全国政协委员。

2013年3月下旬,马教授应江苏省政协邀请,作养生学术报告,张连珍主席亲自主持,余暇之时,马教授与张主席深入探讨养生。

马烈光:张主席,首先感谢您及江苏省政协的邀请! 您在主持演讲报告时指出,江苏省政协要建设成"学习型、文化型、健康型"机关,真是切中肯綮啊。我对"健康型机关"的提法,感悟尤多。从养生角度来看,健康应该是全面的健康,而道德健康,是其中重要的一环。所以对于政府机关,倡为官之德,是关系到官员全面健康的重要内容。为官不讲德,就会被人民唾弃,谈何养生。另外,只有工作人员身体健康,家庭健康和谐,公务员都有了健康的体魄,才有精力干好工作,更好地为人民服好务。

张连珍:养生是一门生活艺术,应从科学养生做起。养生的目的是为了大家的身心健康,身心更加和谐,生命更加厚重。因此,建设健康型机关,让每一个公务员都学会全面养生,可以使人充沛精力,干好工作,促进事业发展,促进社会和谐。大而言之,科学养生,节约资源,减少医药费用,于己于国都有利。近些年来,通过建设"三型"机关,机关人员体会到,自觉学习是快乐的、优秀文化是高尚的、身心健康是完美的,机关为工作大局服务、为履行职能服务、为政协委员服务的水平和能力都有了新的提升。

马烈光:对于大众而言,健康与长寿紧密相连,身心健康是长寿的前提,长寿是身心健康的标志。现代社会,不少人腰带越长寿命越短;有的人吃不愁,穿不愁,可能有点血黏稠;有的人,人到四十五,肚皮向外鼓;还有的人是生活在进化,身体在退化,真是悲哀啊!

张连珍:其实,党和政府始终高度重视人民群众的身心健康。当前,人口老龄化已成为全社会共同关注的问题,而江苏的老龄化还早于全国。老年人是社会的宝贵财富,让越来越多的老年人欢度晚年,是全社会共同的责任。马教授,您是养生学的专家,您认为养生有没有一个根本性的原则,以便我们对大众进行宣传呢?

马烈光：我认为有，养生要旨当以"不伤为本"。因为人的身体变化有个从量变到质变的过程，因此要注意不要使其受到伤害。彭祖说过，养寿之法，莫伤而已；东晋大养生家葛洪列举了"寝息失时、沉醉呕吐、欢呼哭泣"等容易使人心神受伤的现象，告诫大家"积伤至尽则早亡"的道理。古人还列举了对人体造成伤害的多种原因，如环境之伤、饮食之伤、房事之伤、疾药之伤、运动之伤、情志之伤、习惯之伤等。针对这些伤损，养生要学《易经》之"天行健，君子以自强不息"，发挥主观能动性，有针对性地加以避忌或消除。

张连珍：马教授讲得太好了，受您启发，我又萌生了许多想法，现提出请指正：养生，一是要不断学习实践，探索养生之道。二是要重视健康教育，倡导文明生活方式。现代化不等于复杂化，简约、简便、简单就行。三是要加强环境保护，改善生活质量。雾霾飘在天上，根子却在地上。保护生态环境，就是保护自己的健康。四是要尊重客观规律，顺天应人。人生也有四季，夏天要戴草帽，冬天要穿棉袄，讲的就是一个"顺"字。五是提升道德素质，恪守正道做人。养生要养德。我们要做一个有道德的人，不虚伪的人，这就是养生。

马烈光：张主席堪称学者型领导啊，这种即兴总结，没有深厚的功底和日常的反复思考，是很难在如此短的时间内得出的。我知道您对《易经》颇有研究，其实养生与"群经之首"的《易经》也渊源颇深。

张连珍：是啊。《易经》是中华民族最古老的文化典籍之一，儒家尊为"五经"之首，道家奉为"三玄"之冠。《系传》中曰："易为天地准，故能弥纶天地之道。"即是说，《易经》的学问包括天地之道。《易经》是天人合一的宇宙观，是太极阴阳的哲学体系，它构成了中华民族文化的根干，成为中华文化的源头活水。几千年间，易学思想有形无形地影响着中华民族的社会生活、政治生活以及人生哲学，养生也概莫能外。

马烈光：自古以来就有"医易相通"和"医易同源"之说，在养生学方面,《周易》蕴含着丰富的养生思想,奠定了中医养生学的基本观点,对中医养生学的形成和发展起了积极的作用。

张连珍:《周易》是我们祖先生活及生产斗争实践的产物,是对自然界发生、发展、变化规律的总结。《周易》的核心是阴阳的对立和统一,它把宇宙看作一个大天地,而把人体看作一个小天地,两者有着共同的本质与属性,且遵从统一的发展规律,因此,它主张人应该主动适应自然,顺从自然规律活动,即要达到"天人合一"的状态。而协调阴阳,把握阴阳平和,保持体内阴阳二气的和谐,正是中医养生整体观的基本原则。

马烈光:《周易》中注重情志修养,强调了凡事要心平气和、专心致志,且要等待时机、谨小慎微,不可恣意妄为,失去理智。这是养生学"精神内守"观点的理论源头。

张连珍:"君子以思患而豫防之"是《周易》的另一重要思想。事物的发展总是由量变到质变,而要防止事物向坏的方面转化,就要"未雨绸缪""居安思危",成语中"履霜冰至"就是出自《周易》之中,中医"治未病"正是来源于这一思想。《周易》还注重道德修养,在多篇中强调了道德修养是人们事业成功的保证,也是趋吉避凶的法宝,更以卦象为喻,为人们的社会行为准则提供了道德规范。我提出的建设"三型"机关,其灵感也是得之于此。

马烈光:所以,当前我们学习、研究《易经》,目的是要从"易道"中寻求和弘扬蕴含于其中的深刻的智慧因素,重新理解和认识以易学为代表的中华优秀传统文化的现代价值,并将其与养生实践结合,更好地为个人、社会、国家乃至世界的健康发展做出贡献。

中医科普名家马有度：
妙谈养生四字经

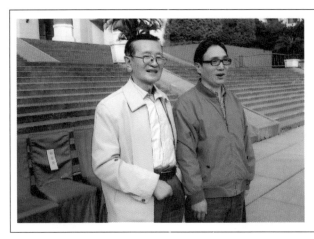

马有度，回族，1937年出生于北京。重庆医科大学教授、主任医师，科普作家。国务院政府特殊津贴专家，全国新药评审专家，全国科普先进工作者，中医中药中国行活动先进工作者，全国首席中医健康科普专家、全国优秀中医健康信使，重庆市优秀科技工作者，重庆市促进中医发展先进个人，重庆市首届十佳写书人。

　　天地万物之中，最宝贵的是什么？当然是人。两千多年前的《黄帝内经》已说得明明白白："天覆地载，万物悉备，莫贵于人。"对人来说，最宝贵的又是什么呢？当然是命。对于只有一次的生命，又是什么最宝贵呢？当然是生存的质量。随着生活质量提高，人们越来越注重养生保健，但与此同时，社会上又存在一些养生误区，更多地将注意力放在了饮食和运动上，却忽略了精神调适。尤其是如今的商业时代，不少人醉心于名利，以命换钱，这是很不明智的，正如医圣张仲景所言，这是"崇饰其末，忽弃其本……蒙蒙昧昧，蠢若游魂"。

　　马有度教授，致力于中医养生保健的普及久矣，早在1983年，人民卫生出版社就出版了他的中医科普著作《家庭中医顾问》，专章论述了"防病要诀与长寿之道"。除了著述颇丰,马教授更亲自深入基层,宣讲中医养生之道。经过多年的实践和感悟,结合中医经典,他提出了中华养生保健的新理念,并归纳为"养生四字经":四有、四贵、四童、四乐、四善。读来朗朗上口,字字珠玑。就此主题,本刊主编、成都中医药大学博士研究生导师马烈光教授采访了马有度教授,两位中医"马家军"展开风趣对话,以期读者对养生保健的认识更加全面和科学!

马烈光:马教授好,您2009年在《奇妙中医药》中提出了"养生四有"的概念,请为我们具体阐述一下"四有"的内容。

马有度:1992年,世界卫生组织在维多利亚宣言中提出了健康四大基石:合理膳食、适量运动、戒烟限酒、心理平衡。经过近20年的推广和宣传,这一说法已广为人知,而我们中华养生之道源远流长,却知之者少,这让我这个毕生致力于中医科普工作的老中医感慨万千。对照西方的健康四大基石,我总结了"中华养生保健四大基石",简单来说,就是"养生四有"——心胸有量、动静有度、饮食有节、起居有常。

中医养生既重养形,更重养神,所以我把"心胸有量"排在首位。《内经》的"恬淡虚无"似偏消极,"心胸有量"则是倡导人们要有豁达开朗、宽怀包容、海纳百川的心态。西方健康四大基石,只讲"适量运动",忽略了"适当静养",因此我提出"动静有度",强调养生保健要动静结合,而且贵在适度。

健康四大基石的"戒烟限酒"则被我融合到了"饮食有节"之中。"饮食有节"的"节",首先就是量的节制。第二就是调节饮食,合理安排。很多人早餐不吃,午餐少吃,晚餐大吃,夜宵乱吃。正确的做法应该是:早餐要吃好,午餐要吃饱,晚餐要吃少,还应做到谷肉果菜的合理搭配。最后,我照录了《内经》提出的"起居有常",强调生活起居要有规律,这对很多黑白颠倒的现代人来说尤为重要,也弥补了西方"健康四大基石"对生活规律这一重要养生之道的缺失。

马烈光:继"养生四有"后,您又提出了"养生四贵"——怡情养生贵恬静,饮食养生贵平衡,动静养生贵适度,起居养生贵规律。这算是对"四有"的进一步阐释说明吗?

马有度:没错,心胸如有量,凡事必然不会斤斤计较,常常能保持一种恬静的心态,对养生大有好处。在人的一生中,每时每刻都保持恬静的心境和欢乐的情绪,几乎是不可能的。从来不忧愁、不生气的人,在世界上绝无仅有。然而,很少生气和忧愁的人,却为数不少,在寿星中尤其多见。

关于饮食,有些养生节目过分地夸大了某些食物或是药物的作用,其实妄想只需几种食物或药物来养生保健是绝对不可能的。我特别提出有关饮食的诀窍:"莫劝多吃点,劝君多尝点。"意思是说每天所吃食物的种类要多,量要少。另外也不要刻意去追求大米多少克,肉食多少克,蔬菜多少克,水果多少克,太死板了,老百姓也无法实施。对于蔬菜和水果,要做到"餐餐有蔬菜,每天有水果"。

在运动和宁静两个方面,则要注意协调适度。有人以为运动越多越好,越强越好,这是不恰当的。《博物志》说得好:"常小劳、勿过度。"过度的动和过度的静,都会影响身体健康。因此,我认为运动有两个切忌:一忌过量运动,二忌爆发运动。运动量一定要因人而异,"运动要适量,各人不一样"。对于老年人而言,适度的概念尤为重要。我主张老年人最好进行轻缓的运动,逍遥散步的效果最好。

起居规律,一是说睡觉作息时间要大致规律,二是要根据季节和时辰不同,顺应自然规律。《黄帝内经》已经给世人提了醒,"起居无常"会使人"半百而衰也"。这当然是人人都懂的健康常识,关键是大家能不能去调节和遵守。

马烈光:您虽年近八旬,身边人却戏称您"小马哥",您也自称是"老顽童",可见您一直保持着天真快乐的童心,这也是您提出"养生四童"的原因吧?

马有度：对，这是我自己的亲身体会，保持一颗童心，才能轻松生活。我写过一首小诗，"人生贵有缘，淡化物与钱，轻松来相见，大家不麻烦"，淡泊名利，保持幽默，此为养生要义。

"养生四童"为"童心生童趣，童趣享童乐，童乐养童颜"。鹤发童颜从何来？妙在童心、童趣、童乐！青年葆童心、中年葆童心、老年葆童心，就能永葆青春。要保持童心，快乐是源泉，因此我又提出了"养生四乐"——心善自乐，知足常乐，助人为乐，劳逸享乐。这已经不仅仅是养生，更是做人的问题了。

马烈光：没错，包括您前面提到的"怡情养生贵恬静"，要达到恬静的心境，谈何容易，这几乎需要终生的修炼。您后面提出的"养生四善"也一样，善心做善事，已经是一个人的修养问题，但反过来，这又有益养生，所谓"大德者寿"，就是这个道理。

马有度：关于善良仁爱对养生的好处，我总结了四句话：一颗善心，多办善事，必结善果，共享善乐。

人类生活在宇宙大地，理想的追求是没有污染的优美天地。人生是一个小天地，理想的追求是没有污染的善良心地。心地善良，心胸自然宽广。心地善，说善言，行善举，助人为乐事，助人心自安；心胸宽，宽容为怀，最易理解人，善于谅解人，人际关系自然就和谐。古人说得好，"人之初，性本善。"有善心，做善事，是人性最美好的一面。尤可贵者，善人善行，是真诚的发自内心，十分自然。浙江省宁波市的慈善机构，连续多年收到一个人的捐款，数目越来越大，累计117万。这位捐赠者既没有留下地址，也没有留下真名，落款就是"顺其自然"。善哉，好一个"顺其自然"啊。

"天善地善，还要人善""天宽地宽，还要心宽"。心地善良，心胸宽广之人，常能保持平和心态，处于愉悦状态，时时能够享受善心带来的乐趣。心情好，情趣高，这心理的健康，会带来生理的健康，五脏六腑协调运转，免疫力、抗病力明显增强，疾病也就难以发生，正如药王孙思邈所说："性既自善，内外百病皆悉不生。"孙思邈自己就是个例子，他看重人的生命胜过千金，认为解除患者的病痛，挽救病人的生命，是医生最大的功德，所以无论寒冬酷暑，狂风暴雨，他都义无反顾，诚心赴救。善心结善果，在人生七十古来稀的年代，他仍能安享百岁高龄。古往今来，许多寿星都是心好心善，好心得好报，善心结善果，所以活得长，老得慢。

国外有人对80岁以上的老人做过调查，发现96%的寿星都是心胸宽广，性格开朗，富于人生乐趣。郑官应在《中外卫生要旨》中说："尝观天下之人，气之温和者寿，质之慈良者寿，量之宽宏者寿。"性格温和，不急不躁，最易保持情绪稳定；为人善良，心中坦然，心底无私天地宽，自然情绪乐观；心胸宽广，自然豁达，不为小事纠结，逍遥过生活。这种善良的心地，平和的心态，快乐的心情，当然有益于身心健康，益寿延年。

马烈光：这让我想起成都文殊院墙壁上的几句话，"说好话，存好心，行好事，许好愿，做好人"，跟您的"养生四善"有异曲同工之妙。明代四川大文豪杨慎有诗云："古今多少事，都付笑谈中。"如此淡泊心境，背后透出的是诗人豁达的胸怀。

马有度：哈哈，"古今多少事，都付笑谈中"。妙哉妙也！借古谈今，我对应四句：养生之道，和善最妙；热爱生活，笑对人生！

首席健康教育大家洪昭光：
健康不仅靠医和药

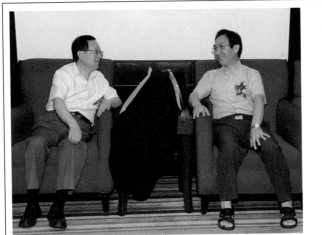

马烈光养生大家

留念。

健康是本

养生是根

养生胜医生

洪昭光

2016. 11. 6日
于北京

　　洪昭光，1939 年生，首都医科大学附属北京安贞医院教授、主任医师，我国著名心血管专家，中国首席健康教育专家。中国老年保健协会心血管专家委员会主任委员、全国心血管病防治科研领导小组副组长，被聘为中央文明办、卫生部组织"相约健康社区行"首席健康专家。

　　在生活中，有的人身体稍有不适就赶紧往医院跑，不检查出点毛病不算完，就好像和自己过不去似的，这种人应该叫"健康的病人"；还有一种人，虽然机体上得了病，但看上去和正常人一样，工作、学习、娱乐什么都不耽误，治疗疾病对他而言也不过是一件平常事，这样的人我们姑且称之为"带病的健康人"。"健康的病人"可能在郁郁寡欢、疑神疑鬼中真得了病，而那个"带病的健康人"则可能在快乐和豁达中变成一个真正的健康人。

　　你是"健康的病人"还是"带病的健康人"？其实健康没有想象中的那么复杂，本期主编访谈，马烈光教授与我国著名心血管专家、中国首席健康教育专家洪昭光教授就健康问题进行了对话，整理如下，以飨读者。

马烈光：洪教授好，在过去的一个世纪，如果说医学是以疾病为本，以医疗为中心，但在越来越重视健康的今天，老百姓更看重的是"未病先防"，也就是通过一些方法，让自己不生病，少生病。那么，医学就应该以人为本，以健康为中心。也就是说，"健康"这个着眼点要提前，而不是生了病再去关注。您认为，一个人能否获得健康，主要取决于什么？

洪昭光：其实健康往往取决于人们的观念正确与否，健康就在人们心中，关键是很多人没有行动起来，明知不可为而为之。比方说，大家都知道吸烟有害健康，但很多人还是照抽不误；明知道酗酒不好，可还是放纵狂饮；知道生活应该有规律，饮食应该平衡，可还是做不到。如果我们光是心里想着健康，没有实际行动，那也是空谈。所以我们不但要有正确的健康认识，还得付诸行动。

那到底该怎么做呢？其实很简单，就是"合理膳食、适量运动、戒烟限酒、心理平衡"，这是健康的四大基石。如果人们能做到这四点，应该不容易得什么疾病了。不过任何事情说起来容易做起来难。比如现在很多人感觉压力大，想去放松一下，可是却误解了"放松"的意思，把"放松"理解成了"放纵"，叫上三五好友出去撮一顿，酒桌上暴饮暴食，喝得酩酊大醉，最后还要搓一通宵麻将。这样的"放松"，当然会适得其反。

所以说，一个人要保持健康，绝不能靠上医院和吃药。大自然赋予我们生命，我们就应该顺应大自然的规律，顺应生物钟。中医重视阴阳平衡，更看重人的心理状态，实际上就是在顺应自然。

马烈光：对，您提到的顺应自然规律，其实也就是中国传统哲学中所讲的天人合一、天人互补的道理。老子说天就是"道"，这个"道"就是自然。人一定要去适应这个"道"，而不是强扭它。这些道理听起来有点玄乎，其实落实到生活里很简单，该吃饭时吃饭，该睡觉时睡觉，精神不好的时候就要休息……不过是些常识罢了。

洪昭光：我觉得说去说来，健康的本质是和谐，也就是中医讲的平衡。古人曾说，"适者有寿"，这句话的核心是一个"适"字，可以从几方面来理解。

第一是适应，人是大自然的儿女，所以要适应阴阳平衡，春夏秋冬，还有就是要适应外界环境的变化。世界每天都在变化，如果适应不了，就会得病，生理的或是心理的，要不就是处于亚健康状态；如果适应好了，就会自然而生，自然而走，生如夏花绚烂，走如秋叶静美。

第二就是适度，包括营养的适度、运动的适度、心理的适度。比如现在很多人每天吃一大堆维生素片，说这个好，一小片就可以补充很多营养。其实未必。如真是这样，那就可以不吃饭了，只吃维生素片就好了。我觉得和谐第一，任何东西少了不行，但并不是说多了就好。比如维生素C，成人每天的需要量是100毫克，如果你摄取了200毫克，多余的就会从尿液中排出，不会有其他问题。可是如果你摄取维生素A、维生素D超过了日常所需，它就会通过肝脏先储存起来，然后再一点点释放。如果你摄取的量过多，肝脏储存过多，就会导致中毒症状，头晕头痛，恶心呕吐，甚至肝细胞坏死。

心理的适度也就是心态平衡，这并不是让你心如止水、心如枯井，更不是麻木不仁。心态平衡的人也有喜怒哀乐，这很正常，但不要过度。比如你今天评上先进了，请朋友吃饭，本来挺高兴，结果你大喜过望，酗酒过度，没准回家就脑出血了，变成乐极生悲；再比如你不小心丢了个钱包，本来没什么大不了，吸取教训就是了，可是你为此捶胸顿足，寝食难安，就会造成自主神经功能紊乱，甚至变成了抑郁症。所以我的意思是，不要大喜大悲，大惊大恐，尽可能保持理性、适度的情绪。

马烈光：面对疾病的时候也是一样，如果能够豁达乐观，充满信心，那对疾病的治疗是非常有帮助的。世界卫生组织认为，如果把健康元素按照百分比划分，可以分为以下几个部分：父母占15%；环境占17%，其中社会环境占到10%，自然环境7%；接下去就是医生占8%；自己占60%。父母的15%和环境的17%是我们控制不了的，而剩下的60%是个人因素，所以说健康其实掌握在自己手里。

洪昭光：心灵的力量确实是不可估量的，人可以战胜细菌、病毒、癌症……但有一个前提条件。人体的抵抗力分各种不同层次，由各个系统组成，它需要一个总指挥——心理。如果这个"总指挥"乐观向上，积极稳定，那么它就可以调动全身所有抵抗力协同作战，形成强大的攻击力。如果心里没信心，感到恐惧，那整个"指挥部"就崩溃了。这就和打仗一样，指挥部如果很坚定，那就能赢。如果连自己都不知道该怎么打，指挥部先乱了，一定会全军覆没。很多人体格健壮，肌肉结实，但心理很脆弱，这样不行。我们必须明白，精神乐观、情绪稳定可以调动一个人全身各个系统的力量来对抗病魔。有人说，癌症病人有三分之一是吓死的，那是因为疾病先把人的精神击垮了。所以说，面对疾病，首先在战略上藐视它，咱们自己不怕；战术上要重视它，该治的治，该做气管镜就做，积极配合治疗。

人如果有了精神的力量，就会变得强大。拿破仑有一句名言——在世界上只有两种力量，一个是剑，一个是精神，归根到底，人的精神力量会战胜剑的力量。在打仗上是这样，在癌症上也是这样。当然了，咱们还要相信科学。

马烈光：说到保持健康和对付疾病的方法，就不能不提到运动。谁都知道多运动对身体好，但很少有人能够坚持，比如白领，经常加班加点，他会说没时间去运动。对此您有哪些意见可以给大家？

洪昭光：如果有这样的心态，那我们谈了那么多健康的方法，等于白谈，因为他把运动当成了一个任务。运动不是任务，我们应该把运动当成自己的习惯，甚至当成快乐和享受。有些人可以把运动当成抽烟，抽烟是不需要人提醒的。我们不会忘记吃饭、忘记睡觉，是因为我们把它当成必须做的事情去完成的。如果我们用同样的态度去运动，我们也不会忘记的。有的人做了计划，说我从今天开始要坚持运动，计划做得挺好，从星期一到星期天,可运动了一星期就坚持不下去了。家里买了一堆健身器材,什么健骑车、哑铃,最终都落满了灰尘。

其实只要我们养成了运动的习惯,任何运动都可以达到锻炼的目的,走路也行、骑自行车也行、爬山也行,都可以把它变成自己生活中不可分离的一部分。并不是只有打高尔夫才是运动,关键还是执行。就像吃饭喝水一样,运动是一种需要,因为要健康,所以必须锻炼。到后来可能会变成你不跑步比跑步还难受。

老子讲大道至简,健康其实很简单。健康在你的心中,健康在你手里。最好的医生是自己,最好的处方是知识,最好的药物是时间,最好的心情是宁静。

马烈光:健康很简单,可是很多健康的书弄得很复杂,有的书动辄几十万字,想读完都不容易,更别说照做了。如果要给大家一些简单的健康方法,您觉得可以怎样总结?

洪昭光:我们就拿人们最关心的饮食来说吧,要我说,记住 10 个字就好了,那就是"1、2、3、4、5,红、黄、绿、白、黑"。10 个字还记不住,那就再减两个字,变成 8 个字,就是"什么都吃,适可而止"。8 个字还记不住,6 个字也行,就是"一荤、一素、一菇",这是世界粮农组织提出来的概念,是 21 世纪最科学的膳食搭配。一荤是指肉、蛋、鱼,人体需要补充动物蛋白;一素指的是纤维素、维生素或者矿物质,没有素菜不行,纤维素不够就会便秘,容易患结肠癌等病;一菇是指蘑菇、香菇、黑木耳等,其实就是食用菌。食用菌有三大好处,可以使胆固醇降低,血脂下降、动脉硬化减少,心脑血管病减少。另外还有三类食物值得多吃,燕麦、瓜果和豆腐,燕麦是粗粮中最好的代表,豆制品是好东西,应该多吃,瓜果的好处就不用说了。

食物没有好坏,食物的搭配才有好坏。中国营养协会建议,食物应该多样化,食物品种越多越杂就越好。人类要想健康,需要摄取的营养素有

40多种，粗粮、细粮、肉、菜、蛋、奶、鱼、虾、鸡、鸭、豆腐、果仁，每种食品富含不同的营养，因此我们要多吃不同的食物。2004年国家卫生部公布了中国人营养健康调查结果，发现有些人群严重缺碘、铁、锌；另一些人群的问题是肥胖，高血压、高胆固醇、高血脂。其实，第一种毛病是偏食造成的，而第二种毛病则是贪吃造成的。

过去困难时期，营养不良的人很多。现在生活条件好了，又走了另一个极端，就是吃得太多，容易出现肥胖、超重等问题。也有一些人粗粮吃得很少，这样特别不好，人类就是吃粗粮过来的，玉米、小米、高粱、南瓜、土豆、红薯都是很好的食物，含有非常丰富的天然营养。所以东西要搭配着吃。另外要注意的是，吃到七八分饱就可以了，适可而止。七八分饱，百岁不老。人为什么要吃七八分饱而不是全饱呢？老虎生活在山林里，吃的东西不是每天都有，抓到猎物就要吃个够，接下来的两三天不吃都没事。而我们人类天天都有吃的，如果吃得过饱就容易过量。从生理学的角度看，我们吃完东西后，要等血糖上升的时候，一定又会觉得撑了。所以吃得快的人一定容易发胖。

马烈光：说到肥胖，现在很多广告提到了多种多样的减肥方法，有吃药的、喝茶的、吸脂的……一些女性为了漂亮什么方法都愿意尝试，甚至在自己身上动刀子。可她们不明白，肥胖其实并不仅仅是体重超标的问题，也不是不美观的问题，而是一种病。如果真的爱护我们的身体，应该从新陈代谢上去改善，从根源上治疗肥胖，而不是单从体内抽掉多少脂肪，那样并不能治好肥胖引起的代谢病。

洪昭光：肥胖确实会带来很多疾病，心血管疾病、内分泌系统的疾病等。最有效的减肥方法只有一个，那就是适当少吃。热量也遵守自然界的能量守恒定律。只要消耗大于摄入，自然就减肥了。"三年自然灾害时期"哪有胖人啊？因为摄取的热量不够，想胖都胖不了。

适当的运动也能帮助减肥。要想让运动真正有效，一定要持续20分钟以上，这样才能帮助消耗脂肪。现在经常提到"有氧运动"这个概念，其实一般的运动都是有氧运动。很少有人做无氧运动，无氧运动就是跑100米、速滑或者举重，再者就是憋着气做俯卧撑。

想健康地活到100岁，就要坚持三个"平"字——平常饭菜，平和心态，平均身材。平常饭菜也就是一荤一素一菇；平和心态指不争、不恼、不怒，宽容、大度、有爱心；平均身材就是说不胖不瘦。

著名科普学家周孟璞: 以动求健,康乐养生

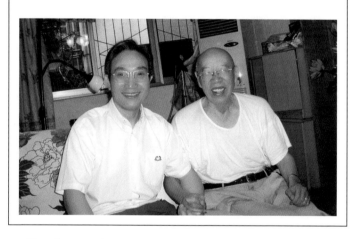

周孟璞,1923年5月出生于法国蒙彼利埃市,成都人,华侨,中共党员。编审、教授、高级工程师。曾为四川省科学技术出版社第一任社长,四川省科普作家协会第一至第四届全国理事、第二届常务理事、第五届顾问,被聘为四川省科技顾问团成员。现为世界华人科普作家协会名誉主席。在科普领域成果颇丰,编撰科普图书13部,发表科普研讨论文40余篇。是著名科普理论家、科普学主要奠基人、中国科普界标志性人物。

2015 年 7 月 18 日，"第二届世界华人科普奖"颁奖典礼在四川省成都市科技馆举行。本刊主编、博士研究生导师马烈光教授与马有度、宁蔚夏、海霞共同主编的《走好中医科普路》一书也荣膺奖项，故此参加了典礼。在典礼之余，马教授有幸采访了世界华人科普作家协会名誉主席、中国科普界标志性人物、93 岁高龄的周孟璞老先生，与老人家共同交流了养生心得。

马烈光：周老，很高兴在这次大会之余，能采访您，与您共话养生。在科普创作方面，您是我的领路人。30 多年前，我就曾聆听您的教诲。前些年，听说您著成《科普学》一书，让科普上升为一门学科，可谓科普巨匠。刚才又见识了您在会上的风采，90 多岁仍然身骨硬朗，声音洪亮，令人佩服和羡慕啊。一般九十岁的老人家，还真没有您这样的劲头，您在养生方面肯定有很多心得和密法吧？

周孟璞：马教授，你是养生专家，见到你我更应该感到高兴啊。这几十年来我越来越感觉到，人年纪越大，才越能体会生命的珍贵，越需要主动养生。这些年，我真的有不少养生感悟，想跟你探讨印证一下。

马烈光：太好了！周老啊，能明生命的珍贵，才是养生真知音哪！我们这次可谓有缘，那您更要好好谈谈养生了！

周孟璞：好的！我觉得，对于老人来说，首先要有一种养生的精神。人年龄虽老而意志不能衰老，孔子说过"发愤忘食，乐以忘忧，不知老之将至"；曹操在他所作的《龟虽寿》中云："老骥伏枥，志在千里，烈士暮年，壮心不已。"可见古人就有这种老而弥坚的精神。另外，延缓衰老可以为国家社会多做贡献；对自身来说，勤于用脑可以增强大脑的供血量，提高脑力活动效率。例如，被誉为中国"小麦之父"的金善宝教授，享寿 102 岁，他在出席全国第四届科技大会时已是 82 岁高龄了，但他戏称自己是 28 岁，他长寿的经验就是"不服老"。其实，很多长寿老人都不服老，"不知老之将至"。所以老人要养生，先要具备这种精神。

马烈光:我体会,您说的"不服老",还包含乐观豁达的意思。四川省绵竹县的老中医罗明山,享寿116岁,他的长寿经验就是不患得患失,他一生经历曲折,但一直豁达乐观,无忧无怨。他说:"心胸宜开不宜闭,闭则百病生,开则百病除。"他应该也算一个"不服老"的长寿老人例子了。不过仔细想想,您已90多岁高寿,还来参加颁奖会,更上台致辞,大声疾呼,这也是"不服老"啊!

周孟璞:别人给我总结过一个"三乐"养生,即助人为乐、知足常乐、奉献求乐。前面两个倒也罢了,"奉献求乐"我很赞成。对这个社会,我觉得自己还是作了一些贡献的,但是,总觉得做得不够,所以还要努力。虽然我早已到赋闲退养的年龄了,但我的脑子还够用,就在养生中工作,在工作中再为社会奉献一点余热吧。

马烈光:说到这里,我想请教您一个问题。我国是一个拥有13亿人口的大国,又是一个多民族的国家,科学文化水平、宗教信仰,各有不同,对于养生究竟该静养还是动养,一直存有争议。您作为过来人,最有资格论定。您对此有什么看法和经验呢?

周孟璞:我赞成"生命在于运动"这个观点,但对于"静养"也不完全反对。老年人要注意动静结合,既要运动,也要合理安排休息时间,松弛肢体与神经,休息好才能更好地运动,但应该以动为主。"生命在于运动"是主题,动胜于静,动是根本。

马烈光:何以言之?

周孟璞:从我自己的经历感觉,老年人长期坚持运动锻炼,至少有5个方面的好处:一是能防止全身和腹部脂肪沉积发胖,从而预防和延缓高血压、心脏病、糖尿病的发生。这些疾病来得越晚、甚至不来,老人就能保持身体健康,愉快地享受晚年的幸福生活。二是能增强肺功能,提高肺活量,减缓呼吸系统退化,防止肺炎、肺气肿、肺结核、肺心病的威胁。三是能使脑血流增加,大脑中枢神经控制功能增强,使老年人长期情绪稳定,心情舒畅,精神状态良好。四是能保持机体的灵活性、平衡能力和反应能力,因而有助于保持体形的美观,避免晚年时弯腰背驼,老态龙钟的状态。五是能增加全身血液循环,改善新陈代谢,增加组织细胞的供血、供氧量,保持血管正常的紧张度和弹性,使血压在正常范围内波动,并能降低胆固醇。早年我为此还查阅资料,写过一篇关于运动养生的文章,你是这方面的专家,也帮我看看我摘记总结的这几条有没有问题。

马烈光:没有问题,都总结得很好,尤其是第四条,是我都没想到的。一直以来,都认为老人形体已衰,不必追求身姿形态的保持,看来这种认识有待商榷。尤其随着时代的发展,老年人也应当通过一定的方式积极追求形体美,延缓"老态"。运动锻炼,对此帮助很大。您觉得老年人适合哪些运动呢?

周孟璞:有几种运动都比较适合老年人,一个是中国传统运动项目,如太极拳、太极剑、八段锦等,动作舒展、柔和,节奏感强,动作与呼吸相配合,思想集中,是调节老年人神经系统功能最理想的运动方式。另一个是步行、慢跑等,有利于提高心脏功能,防治冠心病、高血压、脑动脉硬化等疾病,运动时间以一个小时为宜,使身体出微汗时为止。老年人还可以把一些力所能及的体力劳动作为一种运动锻炼,包括家务劳动和种花、外出旅游等活动,能减少身体脂肪的堆积,维持合理体重,减少和预防疾病的产生。

马烈光:周老,您平常喜欢哪种运动锻炼呢?

周孟璞:我推荐一个运动项目,也是我一直坚持的,可以说是我的养生运动,就是游泳。

马烈光:我对游泳不精通,因此虽然知道游泳确实是一种很好的运动方式,也曾听说毛泽东认为"游泳是一项最好的运动",但并没有作过深入研究,您给讲讲吧。

周孟璞：对于游泳，喜爱之余，我也作过一番研究。游泳运动对推迟衰老有七大方面作用。一是长期坚持游泳能提高大脑皮层中枢神经系统的调节功能，由于冷水的刺激，大脑必须作出迅速反应，调节全身神经系统和其他各系统来适应这种突然的变化，以达到新的平衡。二是由于游泳是在冷水中进行，是以口吸气、鼻孔呼气，呼吸频繁，故此长期游泳对增强心脏、心血管的功能作用很大，并能增大肺的容积，增强肺活量、肺功能，使心脏跳动更有力，使毛细血管的韧度也得到增强。三是长期游泳能使肌肉发达，体形健美。游泳是一项全身运动，能有效锻炼身体的各个部位肌肉运动，它可以使腰围变小，腰部、背部、腿部肌肉发达，身材匀称，能够避免过早出现老态龙钟现象。四是长期游泳能使人思维敏捷，反应灵活，能预防老年痴呆症的发生，因游泳的每一种姿势，都是节奏感很强的运动，每一个动作都很舒展、飘逸、柔和。五是游泳运动是一种体育疗法。游泳是一种水平运动，水的浮力支撑，能使全身肌肉放松，在游泳进行中，水对皮肤进行摩擦，对腰痛、背痛、骨质增生、拉伤、扭伤等疾病能起到舒筋活血等治疗作用。六是游泳是一种精神上的享受。这是因为在游泳时全身心处于宁静状态，能使人忘掉疲劳，忘掉忧愁，有一种"心旷神怡，宠辱皆忘"的感觉。七是游泳在江河湖海，明媚的阳光下进行，还能享受到日光浴、空气浴、水浴的健身作用；在蓝天白云下，挥动双臂，水花飞溅，给人带来童年的乐趣，使老年人有返老还童之感。

马烈光：周老，您总结得很全面啊。我给您的第三项补充一点，游泳减肥作用显著。当今社会上不少人由于身体肥胖而烦恼，尤其女性更是如此，而长期坚持游泳锻炼就能起到减肥的作用。其原因在于，游泳在冷水中进行，耗热量大，据测试，蛙泳、仰泳每小时耗热量为300~500卡，自由泳为800卡，通过游泳锻炼，能使热量消耗达到3500千卡／周，即可收到明显的减肥效果。

周孟璞：好啊，这条补充得很有必要！人到中年，往往"发福"。所以减肥可真的不一定是年轻人的专利呦！就连伟人对游泳也是情有独钟啊。毛主席一生最喜欢的就是游泳这项运动，无论在韶山、漓江、湘江、长江、北戴河都有他随波逐浪的游踪。1966 年 7 月 16 日,73 岁高龄的毛泽东从武汉长江大堤下水,一直游到武汉钢铁公司附近上岸,从而创造了他一生先后 12 次横渡长江的游泳纪录;邓小平同志一生对游泳的喜好和毛泽东也有相似之处,他一生热爱大海,热爱祖国大自然、热爱游泳,1992年,他已是 88 岁高龄了,在北戴河住的一个多月期间,每天上午都要下海坚持游泳。无论是水温低、风浪大,一游就是一个多小时,从不间断。上述这两位伟人的游泳实践,对我国全国性的体育和有用的普及和发展起了很大的推动作用。

马烈光:游泳的运动量其实不小,老年人游泳锻炼需要注意点什么呢?

周孟璞:游泳健身确实必须遵循科学锻炼的原则,否则不仅达不到预计的目的,甚至还会带来一些副作用。一是因人、因时、因地制宜原则。因人制宜就是说参加游泳的人,有年龄、体质的不同,不能强求一致。人年轻身体好可多游一些时间,速度也可加快一些,不会游的人必须先进行学习,学会再游;无论何人,游泳前必须进行体检。有严重疾病的人不能游泳,必须将疾病治好后才能游泳。第二是循序渐进的原则。初学游泳者最好是从夏季开始,因夏季水温气温都高,一般在 20 度以上,初学者能较快适应,然后从夏至秋冬才能完全适应。反之,若冬季开始,则身体很难适应,会导致半途而废,甚至诱发其他疾病,被迫中断或带来不良后果。第三是必须持之以恒,不能"一曝十寒""三天打鱼两天晒网"。若因工作或业务分不开身不能每天去游,也应妥善安排,每周至少要游上 3 次,一年四季都不要间断。特别是冬季气温和水温在十几度甚至几度时,更要有坚强的意志来支撑,绝不能"打退堂鼓",要拿出高度的勇气和毅力。所以游泳既是一项健身运动,也是很好的意志锻炼。

马烈光:痛快啊,我也已步入老年,今日聆听周老讲养生,给我的养生也提供了方向啊！最后,祝愿周老"以动求健,老当益壮;康乐养生,百龄其昌"！

中医温病学大家张之文：
夏季养生　应天顺时

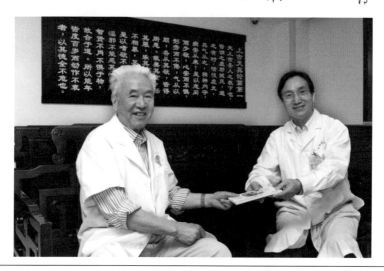

　　张之文，1937年生，成都中医药大学教授、主任医师，四川省学术和技术带头人，全国老中医药专家学术经验继承导师、中华中医药学会感染分会副主任委员、四川省中医学会常务理事、四川省温病专业委员会主任委员、四川省中医药科教集团专家委员会委员、全国名词审定委员会中医药学名词审定委员会委员，享受国务院政府特殊津贴。

夏季是阳气最盛的季节,气候炎热而万物生机旺盛。此时的大自然以及人体功能本身,阳气外发,伏阴在内,气血运行亦相应地旺盛起来,活跃于机体表面,但此季节同样也是感冒、胃肠道疾病高发的季节。因此,怎样在夏季养护好身心,更好地度过秋收冬藏的下半年,无疑应该成为我们在炎炎夏日需要思考的问题。

本期,通过本刊主编、博士研究生导师马烈光教授与全国著名温病学家、全国第二三批中医药老专家学术经验继承导师张之文教授的对话,希望能给你一些帮助。

马烈光:夏季阳气盛于外。从夏至开始,阳极阴生,阴气居于内,所以夏季养生也就变得极为重要。从预防的角度来说,应注重预防夏季的哪些疾病?

张之文:中医病因包括内因、外因及其他原因。外因致病者包括六淫之邪(风、寒、暑、湿、燥、火)及疠气。夏季常见的致病邪气有暑邪、湿邪、热邪及疠气等。暑,即热邪之一种,可以说,夏季的主气为热,但有一阶段呈现出湿热交蒸的气候特点,不仅气温高,而且雨水多、湿度大,最为潮湿闷热,即天暑下逼,湿气上腾,人在气交之中,易受暑又感湿。中医把这一阶段称为长夏。并且,夏天汗液大量排泄,易耗损津气,容易受到暑热邪气的侵犯,出现伤暑、冒暑,甚至中暑。

马烈光:夏季炎热的气候常常容易让人出现感冒的症状,但我们中医讲究辨证施治,夏季感冒是否同样需要如此?

张之文:是的,根据中医辨证对感冒的理解,夏季感冒,称为冒暑。夏季感冒,还多因贪凉饮冷,兼受寒湿,如过度吹冷风,空调房呆得时间过长等。一般来说,病程大约有3~7天,刚开始常表现为鼻咽部的不适,鼻塞、流清鼻涕,畏风,一身拘急,头沉、乏力,随病程进展,鼻涕变稠,继而出现发热、咳嗽、咽痛、肢节酸重不适等。

预防夏季感冒，不宜过度疲劳，防暑不宜将空调温度降得过低（尤其是老年人），特别是劳动后，汗出量多，不能直接面对风扇吹冷风。日常食物中，适当食用大蒜、姜、葱、鲜紫苏叶、食醋也有防治感冒的功效。同时，寒凉蔬菜配点大蒜，可以中和寒气。黄瓜、空心菜、苦瓜、茄子、菠菜都是夏天常吃的蔬菜，这些菜都有同一个调料，即大蒜，如蒜泥茄子、蒜蓉空心菜、蒜蓉苦瓜等。这些清一色的寒凉之品，佐以温性的大蒜，能避免寒凉食物损伤脾胃。而且大蒜具有很强的杀菌作用，在民间有"天然抗生素"之称。

马烈光：中医学认为，脾胃是脏腑气化升降的枢纽，但夏季却又是肠胃疾病的高发期，这究竟是什么原因导致的？人们夏季又该如何养护自己的脾胃？

张之文：很多人在夏天容易出现各种各样的胃肠道问题，其中的原因，一方面是由于入夏后受天气影响，暑湿困脾，人体胃口相对变差；另一方面，由于人们的贪凉嗜好，如嗜食冰凉食品，寒湿伤及胃肠，导致生理功能失调。同时夏季湿邪困脾，食欲不佳，又喜食辛辣凉菜，若饮食不洁，或无节制，使胃肠受伤，会出现胃胀、腹痛、腹泻等胃肠道症状。

从养生方式来说，夏季养护脾胃时，最好能多进稀食，吃粥喝汤，既能生津止渴、清凉解暑，又能补养身体。此外，新鲜蔬菜水果能补充足够的维生素、水和无机盐。在食物中，解暑利湿的食物有西瓜、丝瓜、荷叶、莲子、冬瓜、苦瓜、绿豆、豆卷等。而从冰箱里取出来的食物，最好不要急着吃，应在常温下放一会儿再吃，且一次不要吃得太多，特别是老年人、儿童及有慢性胃炎、消化不良的人更应少吃或不吃。

马烈光：中暑应该算得上是夏季的常见病和高发病症，那它的发病原因究竟是什么，又该如何预防？

张之文：中暑是夏季的常见病，在正常情况下，人体的产热和散热处于动态平衡中,当周围温度低于体温时,人体散热以辐射方式为主;当周围温度高于体温或接近体温时,人体散热主要通过排汗,但是排汗又会受到空气湿度的影响,湿度越大,出汗就越少。因此,处在高热、高湿、低风速状况下,人体调节体温的能力会失调,极易导致一系列不适反应而中暑。

其中,年老体弱者、婴幼儿、产妇、心脑血管疾病患者、营养不良者,以及较长时间处于高温环境下的人最容易中暑。尤其是心脑血管疾病患者更要预防中暑,因为炎热会使人交感神经兴奋,加重心血管系统的负荷,心脏功能不全的病人,体内的热量不能及时地转移至皮肤而在体内积蓄,便容易中暑。

此外在平时的生活中,应减少高热环境劳作,同时易中暑人群应该多喝水,适当补充淡盐水。如有发热,头晕,心烦,即应离开高热环境,通风降温,如打开电扇,加速空气流通,但不要直吹身体,空调使用温度不要太低。同时,可以常备一些祛暑化湿的药物,比如藿香祛暑软胶囊(水)等。

中医治未病专家陈涤平：
静则神藏，躁则消亡

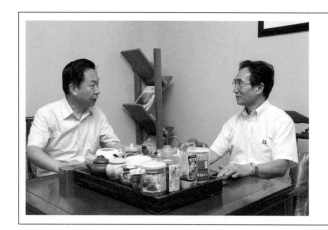

马烈光教授：
中医大家
养生大家
功勋卓著
功德无量
陈涤平
2014.8.24于南京

　　陈涤平，1958年生于五代中医世家，自幼上学之余即随父学习中医。现任南京中医药大学党委书记、研究员、博士生导师，兼任国家中医药管理局"中医养生学"重点学科带头人，国家中医药管理局"治未病人才培养协作组"负责人，世界中医药学会联合会中医治未病专业委员会会长、养生专业委员会副会长、消化病专业委员会副会长，中华中医药学会养生康复专业委员会副会长、脾胃病分会常委、医史文献分会常委，中国中医药信息研究会养生分会副会长，江苏省中医药学会脾胃病专业委员会副主任委员，江苏省保健养生业协会常务副会长，世界健康促进联合会会长等职务。

　　中医养生有数千年的传统，历史悠久，内容丰富多彩，博大精深。历来仁者见仁，智者见智，理应兼收并蓄。然而历代养生经典和养生家，无不强调养心对养生的重要性。心藏神，养心实指养神，就是要调整心态。中医所说的心主神明，是指发于心的情志或者人脑的思维功能。中医学认为心的功能主要有两方面：一是主持全身血脉的运行，二是主持整个人的精神思维活动。故有"心为十二官之主"的说法，表明养生首先必须养心。

　　心是保持全身五脏六腑功能正常活动的基础，如果心的功能不正常，就会影响到各个脏腑的功能发生紊乱，气血运行的道路闭塞，脏腑之间失去协调,整体性遭到破坏,损伤形体,人的生命就会遭到严重的危害。那如何养心呢?养好心后,关于饮食、运动等其他方面,又该如何来养生?针对这些问题,本刊主编、成都中医药大学博士研究生导师马烈光教授对南京中医药大学党委书记、国家中医药管理局重点学科"中医养生学"学科带头人陈涤平教授进行了访谈。

马烈光:陈教授好,我们都知道养心对养生的重要性,所谓"静则神藏,躁则消亡",那您认为我们应该如何养心?

陈涤平:您刚才提到了"静则神藏",就说明要养心首先要做到心静。心喜静,所以历代养生家把清心寡欲、调养精神作为养生的主要内容。静是一种心态,如老子所说:"致虚极,守静笃。"是指不为名利困扰的自然静,有助于神气内守。反之,神气的过用、躁动,为名利诱惑,往往容易耗伤人的元气。因此,心静则神清,心定则神宁,心虚则神浮,心安则神全,有利于身体健康。如果一个人终日心烦气躁,顾虑重重,异想天开,想入非非,总觉得自己高人一等。一旦达不到个人的欲望,就心神不安,烦躁不定,焦虑失眠,精神衰弱,则高血压、冠心病等慢性疾病将随之而来,严重影响身体健康。所以就需要我们调养情志,保持良好的心态。近年来国内外兴起的"静坐法",确实可以驱除疲劳,消除疾病,恢复体力,净化心灵,沐浴精神,是静以养心的好方法。每天午后稍睡片刻、晚上静坐闭目养神,也有利于神清心安。

其次是寡欲养心。养心需"少私寡欲",少私,是指减少私心杂念;寡欲,是指降低人们对名利和物欲的奢望。奢欲不止则会扰乱精气,不利于健康长寿。所以应避免外界事物对心神的不良刺激。故中医认为"恬淡虚无,真气从之"。在社会中,人与人相处,耳目接触,都要反映在大脑里,从而影响心神。故而耳目清净,不让烦恼的事扰乱心神,心情自然舒畅放松。凝神敛思,少私寡欲,并非无知无欲、无奋斗目标,也不是无所作为、虚度年华。而是指在学习工作时专心致志,设法克服困难,不断进取,才能消除名利欲望,思想清净,心神内守。在工作学习之余放松思想,听听音乐，看看报纸、电视，练练字等，自得其乐，兴趣盎然，自可凝神定志，不受琐碎烦事所干扰，有利于安定心神，此即所谓"动中求静，以静养动"法，这对那些离退休在家自我感觉无所事事的老年人尤为适合。

另外，潜心阅读也能养心。作为一个现实的人，欲解除诸般烦恼，莫过于求知，而读书则是求知的重要途径之一。况且看书本身对身心非常有益，一是看书必须静下来，沉浸在书海中，这时候人的思想无忧无愁、无悲无喜；二是身体坐直，有益于气血调和及头脑静养，人体营卫气血，脏腑精气互相调和，从而提高机体的抗病能力。

马烈光：病从心中来，人们已经越来越深刻地认识到大多数亚健康状态都和不良心态有关。"喜怒忧思悲恐惊"，七情变化是正常的生理反应，但七情过激超出了身体的承受能力，就会导致疾病发生。孔子说"乐而不淫，哀而不伤"，可见调心养心，豁达宁静，是重要的养生前提。在此前提下，对于养生中大家非常关注的饮食，您有什么看法呢？

陈涤平：关于饮食，我的感受总结一句话就是：物以喜为补。经常有朋友咨询我平时吃些什么"秘方""补药"，但实事求是地说，我平时是从来不吃什么补药的，俗话说得好："药补不如食补"，此话绝非妄言。关键是如何通过饮食达到进补，从而有益于健康呢？近年来，见诸于报端、电视等媒体的饮食养生知识可谓是"铺天盖地"，但都是仁者见仁智者见智，令老百姓无所适从。

什么是"补"：所谓"补"，当然是补充、补其不足的意思，身体需要什么营养物质就补充什么营养物质。这就比如一个中暑或严重吐泻的患者，身体最需要的是水和无机盐，经过补液和补充盐分就可以恢复正常；不吃早餐而出现低血糖晕厥的病人身体最需要的当然是葡萄糖，立即给予灌服适量糖水就可以恢复正常等等，诸如此类，说明一个道理，最"补"的食物往往就是身体最需要的东西。这从喜好上就能反映出来，人们则根据喜好摄入相应的必需食物元素，就能起到补益的效果。也可以说这是人自我保护的一种本能，依靠这种本能，人们才能适应复杂多变的生态环境。

古代陶弘景擅于养生，他曾说过："不渴强饮则胃胀，不饥强食则脾劳。"意思是，人若不渴而勉强饮水，会使胃部胀满，若不饿时而勉强进食，则会影响脾的消化吸收，使脾胃功能受损。

马烈光：我很赞同您这一观点，一个人对某种食物喜好，通常表明机体需要该类食物，满足了身体所需即为补。而对食品的喜恶，首先反映在"胃口"上。脾胃的消化功能对养生保健起到极重要的作用，中医称之为"后天之本"。如果对某种食品喜好，食后消化吸收良好，对机体自然会有好处。相反，如本身就对某些食品厌恶，食后脾胃不运，那就对身体不利。

陈涤平：对，比如少部分人不喜欢吃葱、姜、蒜或香菜之类的调味品，尽管这些调味品在中医看来都是"良药"，阳虚寒盛体质或冬天寒冷季节，在菜肴中添加不仅可以提高食欲，还可以提高御寒抗邪能力，但这些人闻到或吃到这些食物就会感到"恶心"，当然也就谈不上吃进口而有"补益"作用了。

人们对某些食物的喜恶也是人体自我调节的一种反应。比如肝胆功能不佳者多厌食油腻，食之则口苦、胁痛，胃寒者喜食辛辣，得寒则见胃脘或胀或痛。食欲是机体生理需要所引起的心理欲求，必需食物的获得，既补充了生理上的需要，还满足了心理上的欲求，有利于人体的心身健康。

对食物的个人喜好不能强求。一个人的饮食习惯是在相当长的时间渐渐形成的，既有种族、遗传、气候、环境因素，更有家庭及其生活条件等多种因素的影响。如果明确与致病因素直接有关，最好顺其欲求与习性，不要过分强调忌口，否则易造成生理与心理平衡失调而加重病理反应。来自不同地区、不同家庭的人对食物的喜好大不相同，甚至完全相反，但各自身体都能保持健康。尽管目前许多调查长寿人群的饮食习惯如何如何，长寿地区人群的偏好如何如何，我认为结合自己习惯，个人的饮食按照自己的喜好、需求与习性选用则更有益身体。

此外，对于食物的忌口，要有辩证观点。比如胆固醇对机体的利与弊，与人们的心理状态与体质有很大关系，不可将所有高胆固醇食品均视之为大敌，不敢越雷池半步。过分讲究饮食的宜忌，将自己封闭在单调乏味的食谱中，心理反而受到抑郁，同样不利于健康。各人的饮食喜好常因人与时空变化而有较大差异，不可东施效颦，应采取"顺势平衡"进行调养。

当然，"物以喜为补""按需进食"是适应生理、心理和环境的变化而采取的一种饮食方式。但不能理解为"随心所欲"，毫无节制地随意进食。

马烈光：养心要静，饮食要"喜"，养身要动。请问在运动养生方面，您有什么心得？

陈涤平：《张子正蒙注》有云："动而不离乎静之存，静而皆备其动之理，敦而不息，则化不可测。"可见动和静是宇宙间事物运动中对立统一的两个方面，有动必有静，有静必有动，静极生动，动极复静。静是相对的，动是绝对的。必须动静相育，形神并存，才会一派生机。

在养生实践中，要做到动静相宜，润养身心。流水不腐，户枢不蠹，就是动；恬淡虚无，精神内守，就是静。人们常说生命在于运动，如果绝对化就是不恰当的，生命还在于静养。有意识地做到身动心静，动中静心，才能达到形神共养。当然，动要适度，讲究科学，过度运动有损健康，长期的剧烈运动更会破坏生命的自然节律，不会延长寿命，还会加速人体的损耗与退化，很多国家级运动员退役后身体不好也说明了这一点。古人养生功"八段锦""太极拳"和"易筋经"，就是动中寓静养生的典范。

静中有动，则是中医养生的重要理念和追求，绝对的静，则是死寂。静而乏动，容易导致精气郁滞、气血凝结，久则损寿。《寿世保元》记载："养生之道，不欲食后便卧及终日稳坐。"只静不动是有失偏颇的，只运动不知道好好休息就更不对。正确的养生方法应该是动静相兼，刚柔相济，亦动亦静，缺一不可。但到底偏于动养还是静养？我主张因人而异，有些人特别好动，阳气又偏旺，就必须加强心的静养，否则身动、心动、气动，就会出现上火、伤阴等热性病。相反，有的人喜欢静，如睡得太多，静坐工作，时间长了，则会耗散真气，人也会萎靡不振。但大家要注意，这和中医所说的静养是不同的，气功以静养生，强调心神静虚而气动，气动借助于心静。实际上，人体内仍然处于动势，借助于心静，静极复动，人体内是一派活泼的生机动象。

人体生命运动始终保持着动静和谐的状态，维持着动静对立统一的整体性，从而保证了正常的生理活动功能。因此，动静相宜是呵护生命的重要原则。

马烈光：有句谚语说得好，"基本吃素，坚持走路，遇事不怒，劳逸适度"。这包含了饮食、运动、心态、作息各方面，很是值得借鉴。

陈涤平：这句话还是出自毛主席的口中呢，他接见日本原首相田中角荣时，谈到养生，就总结了这四句话。"基本吃素"，是指多吃新鲜蔬菜和水果，少吃油荤，尤其少吃那些富含胆固醇的动物内脏。但少吃不等于不吃，"过犹不及"，胆固醇多了固然有害，但少了也不行。保持正常胆固醇水平，对身体是有益的。"坚持走路"，生命在于运动，而走路就是最简便易行的运动方式。走路可以活动全身，扩张血管，加速血液循环，对防治心脑血管疾病十分有利。

"遇事不怒"，现代医学研究证明，人在心情愉快时，机体内可分泌较多有益的激素和酶。这些良性物质，能促进机体血液循环，而内脏器官得到充分的氧气和营养供给，有力地促进组织器官的新陈代谢，能使神经细胞兴奋，延缓大脑的衰老进程。与此相反，人在情绪恶劣时，体内常常分泌出不良的激素，对人体很有害。特别是大怒伤肝，经常发脾气对身体十分不利。"劳逸适度"，人老了，身体的各个器官都处于退化衰老的过程，不像血气方刚的年轻人那样充满弹性和活力，如果劳累超过了一定限度，就可能出问题，所以说休息和劳作一定要适度。

马烈光：说得好，最后让我们用一首养生律诗来做结束语吧"惜气存精更养神，少怨寡欲勿劳心。食唯半饱无偏味，酒止三分莫过频。每把戏言多取笑，常含乐意莫生嗔。炎凉变诈都休问，任我逍遥过百春。"

陈涤平：哈哈，"炎凉变诈都休问，任我逍遥过百春"。这种达观的胸怀，宽以待人，宠辱不惊，心底无私天地宽，不止是有益健康长寿，更是快意人生啊。

附录：马烈光 21 世纪主编书目 ⬕

一、养生类

	书名	出版社	出版时间	备注
1	养生康复学	中国中医药出版社	2005 年	国家级规划教材
2	汉英双语·中医养生学	人民卫生出版社	2007 年	卫生部"十一五"规划教材
3	中医养生保健学	中国中医药出版社	2009 年	国家中医全科医师培训教材
4	中医养生学	中国中医药出版社	2012 年	"十二五"国家规划教材
5	中医养生保健研究	人民卫生出版社	2016 年	"十三五"研究生规划教材
6	中医养生学	中国中医药出版社	2016 年	"十三五"国家规划教材
7	五分钟家庭保健方	人民军医出版社	2004 年	
8	春季养生汤	中国轻工业出版社	2004 年	
9	月子保健百问	中国人口出版社	2004 年	
10	不宜养成的饮食习惯	中国妇女出版社	2004 年	
11	五分钟家庭降脂方	人民军医出版社	2007 年	
12	好吃有好孕—孕妈妈必读	中国中医药出版社	2008 年	
13	黄帝内经饮食养生宝典	人民军医出版社	2008 年	第 2 版
14	中华实用养生宝典	中国旅游出版社	2008 年	
15	黄帝内经养生宝典	人民卫生出版社	2009 年	
16	黄帝内经饮食养生宝典	人民军医出版社	2010 年	第 3 版

续表

	书名	出版社	出版时间	备注
17	养生保健丛书	人民卫生出版社	2010 年	总主编，共 10 分册
18	养生保健丛书·食	人民卫生出版社	2010 年	
19	养生保健丛书·乐	人民卫生出版社	2010 年	
20	百病生于气治病必先调气	人民军医出版社	2011 年	
21	中医养生大要	中国中医药出版社	2012 年	
22	看体质喝汤	化学工业出版社	2013 年	
23	茶包小偏方速查全书	化学工业出版社	2013 年	
24	超对症速效神奇养生茶包	台湾绘虹企业股份有限公司	2013 年	
25	汉英双语·中医养生康复学	上海中医药大学出版社	2016 年	
26	喝了就有效的 200 道健康茶方	化学工业出版社	2016 年	

二、其他类

	书名	出版社	出版时间	备注
1	药性歌括四百味新编	中国人口出版社	2004 年	
2	实用美容大全	人民军医出版社	2004 年	第 2 版
3	五分钟家庭美容方	人民军医出版社	2004 年	
4	黄帝内经补法治疗宝典	人民军医出版社	2005 年	
5	黄帝内经读本	化学工业出版社	2006 年	
6	黄帝内经·素问	四川科学技术出版社	2008 年	中医经典导读丛书
7	黄帝内经·灵枢	四川科学技术出版社	2008 年	中医经典导读丛书
8	实用美容大全	人民军医出版社	2008 年	第 3 版
9	黄帝内经通释	人民军医出版社	2009 年	
10	白话黄帝内经素问篇	台湾大尧文创出版社	2011 年	
11	白话黄帝内经灵枢篇	台湾大尧文创出版社	2011 年	

续表

	书名	出版社	出版时间	备注
12	最简明黄帝内经	香港中和出版有限公司	2014 年	香港版
13	走好中医科普路	中国中医药出版社	2014 年	
14	黄帝内经通释	人民军医出版社	2014 年	第 2 版
15	巴蜀名医遗珍	中国中医药出版社	2016 年	系列丛书
16	国医大师验方精选	人民军医出版社	2016 年	
17	黄帝内经精要九讲	化学工业出版社	2016 年	
18	彭宪彰伤寒六十九论	中国中医药出版社	2016 年	

养 生 颂

1 = C 4/4

马烈光词
胡廷江曲

```
3 5 5̄ 3 3   -  | 2  3̇ 1  —  | 6 i̇ i̇ 6 5 3.2 | 2 — — — |
天地 茫 茫     何为贵      人活百岁古难     求
```

```
3 5 6̄ 5 5   -  | i̇ 7.6̄ 5 6 — | 6 5 6 1 2  3̇ | 1 — — — |
彭祖 岐 黄     授宝 典      仁慈博爱万 民     佑
```

```
‖: 3 5 5̄ 3 3   -  | 2  3̇ 1  —  | 6 i̇ i̇ 6 5 3.2 | 2 — — — |
天地 茫 茫     何为贵      人活百岁古难     求
```

```
3 5 6̄ 5 5   -  | i̇ 7.6̄ 5 6 — | 6 5 6 1 2  3̇ | 1 — — — |
彭祖 岐 黄     授宝 典      仁慈博爱万 民     佑
```

1.
```
0 0 0 5 3 | 6̄ 5 5 0 5 i̇ | 6̄  7̇6̇ 5 — 3 5 | 6 i̇ i̇ 6 i̇ 6 5 |
   中华    瑰 宝 养生之    道   千年 文化蕴深基百炼
```

```
6 5 3 5 2 5 3 | 6̄ 5 5 0 5 3 | 2̄ i̇ i̇ — 5 6 | 1̄ 6 6 5 6 6 5 |
理论最精妙 广纳 万 法 济  天  下  恩泽 贵庶无老少修得
```

```
3̄ 2 2 i̇ 2 5 6 | i̇ 3 0 2 6 | i̇ — — — :‖ 0 0 0 5 3 |
身心都谐调何叹 青春  不永 葆              中华
```

```
6̄ 5 5 0 5 i̇ | 6̄  7̇6̇ 5 — 3 5 | 6 i̇ i̇ 6 i̇ 6 5 | 6 5 3 5 2 5 3 |
瑰 宝 养生之    道   探究 千年的诀窍炼成  长寿的秘药历史
```

```
6̄ 5 5 0 5 3 | 2̄ i̇ i̇ — 6 5 | i̇ i̇ i̇ i̇ 3.2 | 2 — — — | 2 — 0 5 3 |
遥 遥 长河 滔滔 古今 天骄传承创 造        中华
```

```
6̄ 5 5 0 5 i̇ | 6̄  7̇6̇ 5 — 3 5 | 6 i̇ i̇ 6 i̇ 6 5 | 6 5 3 5 2 5 3 |
瑰 宝 养生之    道   华夏 繁衍之灵宝四海  健康可彰昭中华
```

$\widehat{6\ 5}\ 5\ 0\ 5\ \dot{3}\ |\ \dot{3}.\ \widehat{\dot{2}}\ \dot{1}\ \dot{1}\ -\ |\ \widehat{\dot{2}\ \dot{2}}\ \dot{2}\ \widehat{\dot{1}\ \dot{1}}\ \dot{6}.\ |\ 0\ \dot{6}\ \dot{5}\ \widehat{\dot{3}\ \dot{3}}\ \widehat{\dot{2}\ \dot{1}}\ |$

瑰　宝　养生之　　道　　今日再放异彩　　仁术全球光

$\dot{1}\ -\ -\ -\ |\ \dot{1}\ -\ -\ -\ |\ \widehat{\dot{2}\ \dot{2}}\ \dot{2}\ \widehat{\dot{1}\ \dot{1}}\ \dot{6}.\ |\ 0\ \dot{6}\ \dot{5}\ \dot{3}\ \dot{3}\ |\ \dot{3}\ -\ \dot{2}.\ \dot{1}\ |$

耀　　　　　　　今日再放异彩　　仁术全球　　光

$\widehat{\dot{1}}\ -\ -\ -\ |$

耀